"十二五"职业教育国家规划立项教材

国家卫生和计划生育委员会"十二五"规划教材

全国中等卫生职业教育教材

供营养与保健专业用

中医食疗药膳

主　编　顾绍年

副主编　伍利民　朱文慧

编　者（以姓氏笔画为序）

王丽岩（大庆医学高等专科学校）

王晓春（重庆渝东卫生学校）

朱文慧（河南省郑州市卫生学校）

伍利民（广西桂林市卫生学校）

祁青娥（河北省秦皇岛市卫生学校）

李新玥（肇庆医学高等专科学校）

林家廉（广东省湛江中医学校）

顾绍年（河北省秦皇岛市卫生学校）

人民卫生出版社

图书在版编目（CIP）数据

中医食疗药膳/顾绍年主编. —北京：人民卫生出版社，
2015

ISBN 978-7-117-21615-9

Ⅰ. ①中… Ⅱ. ①顾… Ⅲ. ①食物疗法 - 食谱
Ⅳ. ①R247.1②TS972.161

中国版本图书馆 CIP 数据核字（2015）第 252665 号

人卫社官网　　www.pmph.com 人卫医学网　　www.ipmph.com	出版物查询，在线购书 医学考试辅导，医学数 据库服务，医学教育资 源，大众健康资讯

中医食疗药膳

主　　编：顾绍年

出版发行：人民卫生出版社（中继线 010-59780011）

地　　址：北京市朝阳区潘家园南里 19 号

邮　　编：100021

E - mail：pmph @ pmph.com

购书热线：010-59787592　010-59787584　010-65264830

印　　刷：北京铭成印刷有限公司

经　　销：新华书店

开　　本：787×1092　1/16　　印张：14

字　　数：349 千字

版　　次：2016 年 2 月第 1 版　2023 年 1 月第 1 版第 11 次印刷

标准书号：ISBN 978-7-117-21615-9/R·21616

定　　价：78.00 元

打击盗版举报电话：010-59787491　E-mail：WQ @ pmph.com

（凡属印装质量问题请与本社市场营销中心联系退换）

为全面贯彻党的十八大和十八届三中、四中、五中全会精神,依据《国务院关于加快发展现代职业教育的决定》要求,更好地服务于现代卫生职业教育快速发展的需要,适应卫生事业改革发展对医药卫生职业人才的需求,贯彻《医药卫生中长期人才发展规划(2011—2020年)》《现代职业教育体系建设规划(2014—2020年)》文件精神,人民卫生出版社在教育部、国家卫生和计划生育委员会的领导和支持下,按照教育部颁布的《中等职业学校专业教学标准(试行)》医药卫生类(第二辑)(简称《标准》),由全国卫生职业教育教学指导委员会(简称卫生行指委)直接指导,经过广泛的调研论证,成立了中等卫生职业教育各专业教育教材建设评审委员会,启动了全国中等卫生职业教育第三轮规划教材修订工作。

本轮规划教材修订的原则:①明确人才培养目标。按照《标准》要求,本轮规划教材坚持立德树人,培养职业素养与专业知识、专业技能并重,德智体美全面发展的技能型卫生专门人才。②强化教材体系建设。紧扣《标准》,各专业设置公共基础课(含公共选修课)、专业技能课(含专业核心课、专业方向课、专业选修课);同时,结合专业岗位与执业资格考试需要,充实完善课程与教材体系,使之更加符合现代职业教育体系发展的需要。在此基础上,组织制订了各专业课程教学大纲并附于教材中,方便教学参考。③贯彻现代职教理念。体现"以就业为导向,以能力为本位,以发展技能为核心"的职教理念。理论知识强调"必需、够用";突出技能培养,提倡"做中学、学中做"的理实一体化思想,在教材中编入实训(实验)指导。④重视传统融合创新。人民卫生出版社医药卫生规划教材经过长时间的实践与积累,其中的优良传统在本轮修订中得到了很好的传承。在广泛调研的基础上,再版教材与新编教材在整体上实现了高度融合与衔接。在教材编写中,产教融合、校企合作理念得到了充分贯彻。⑤突出行业规划特性。本轮修订紧紧依靠卫生行指委和各专业教育教材建设评审委员会,充分发挥行业机构与专家对教材的宏观规划与评审把关作用,体现了国家卫生计生委规划教材一贯的标准性、权威性、规范性。⑥提升服务教学能力。本轮教材修订,在主教材中设置了一系列服务教学的拓展模块;此外,教材立体化建设水平进一步提高,根据专业需要开发了配套教材、网络增值服务等,大量与课程相关的内容围绕教材形成便捷的在线数字化教学资源包,为教师提供教学素材支撑,为学生提供学习资源服务,教材的教学服务能力明显增强。

人民卫生出版社作为国家规划教材出版基地,有护理、助产、农村医学、药剂、制药技术、营养与保健、康复技术、眼视光与配镜、医学检验技术、医学影像技术、口腔修复工艺等24个专业的教材获选教育部中等职业教育专业技能课立项教材,相关专业教材根据《标准》颁布情况陆续修订出版。

营养与保健专业编写说明

2010年，教育部公布《中等职业学校专业目录（2010年修订）》，将卫生保健（0803）更名为营养与保健专业（100400），目的是面向医院、社区卫生保健机构、养老机构、学校、幼儿园以及餐饮、食品与保健品等行业，培养具有基础营养、公共营养、临床营养知识与技能，服务于健康人群、亚健康人群、疾病患者的德智体美全面发展的高素质劳动者和技能型人才。人民卫生出版社积极落实教育部、国家卫生和计划生育委员会相关要求，推进《标准》实施，在卫生行指委指导下，进行了认真细致的调研论证工作，规划并启动了教材的编写工作。

本轮营养与保健专业规划教材与《标准》课程结构对应，设置公共基础课（含公共选修课）、专业基础课、专业技能课（含专业核心课、专业选修课）教材。其中专业核心课教材根据《标准》要求设置共9种。

本轮教材编写力求贯彻以学生为中心、贴近岗位需求、服务教学的创新教材编写理念，教材中设置了"学习目标""病例／案例""知识链接""考点提示""本章小结""目标测试""实训／实验指导"等模块。"学习目标""考点提示""目标测试"相互呼应衔接，着力专业知识掌握，提高专业考试应试能力。尤其是"病例／案例""实训／实验指导"模块，通过真实案例激发学生的学习兴趣、探究兴趣和职业兴趣，满足了"真学、真做、掌握真本领"的新时期卫生职业教育人才培养新要求。

本系列教材将于2016年2月前全部出版。

全国卫生职业教育教学指导委员会

总序号	适用专业	分序号	教材名称	版次
1	护理专业	1	解剖学基础 **	3
2		2	生理学基础 **	3
3		3	药物学基础 **	3
4		4	护理学基础 **	3
5		5	健康评估 **	2
6		6	内科护理 **	3
7		7	外科护理 **	3
8		8	妇产科护理 **	3
9		9	儿科护理 **	3
10		10	老年护理 **	3
11		11	老年保健	1
12		12	急救护理技术	3
13		13	重症监护技术	2
14		14	社区护理	3
15		15	健康教育	1
16	助产专业	1	解剖学基础 **	3
17		2	生理学基础 **	3
18		3	药物学基础 **	3
19		4	基础护理 **	3
20		5	健康评估 **	2
21		6	母婴护理 **	1
22		7	儿童护理 **	1
23		8	成人护理（上册）- 内外科护理 **	1
24		9	成人护理（下册）- 妇科护理 **	1
25		10	产科学基础 **	3
26		11	助产技术 **	1
27		12	母婴保健	3
28		13	遗传与优生	3

续表

总序号	适用专业	分序号	教材名称	版次
29	护理、助产专业共用	1	病理学基础	3
30		2	病原生物与免疫学基础	3
31		3	生物化学基础	3
32		4	心理与精神护理	3
33		5	护理技术综合实训	2
34		6	护理礼仪	3
35		7	人际沟通	3
36		8	中医护理	3
37		9	五官科护理	3
38		10	营养与膳食	3
39		11	护士人文修养	1
40		12	护理伦理	1
41		13	卫生法律法规	3
42		14	护理管理基础	1
43	农村医学专业	1	解剖学基础 **	1
44		2	生理学基础 **	1
45		3	药理学基础 **	1
46		4	诊断学基础 **	1
47		5	内科疾病防治 **	1
48		6	外科疾病防治 **	1
49		7	妇产科疾病防治 **	1
50		8	儿科疾病防治 **	1
51		9	公共卫生学基础 **	1
52		10	急救医学基础 **	1
53		11	康复医学基础 **	1
54		12	病原生物与免疫学基础	1
55		13	病理学基础	1
56		14	中医药学基础	1
57		15	针灸推拿技术	1
58		16	常用护理技术	1
59		17	农村常用医疗实践技能实训	1
60		18	精神病学基础	1
61		19	实用卫生法规	1
62		20	五官科疾病防治	1
63		21	医学心理学基础	1
64		22	生物化学基础	1
65		23	医学伦理学基础	1
66		24	传染病防治	1

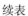

续表

总序号	适用专业	分序号	教材名称	版次
67	营养与保健专业	1	正常人体结构与功能 *	1
68		2	基础营养与食品安全 *	1
69		3	特殊人群营养 *	1
70		4	临床营养 *	1
71		5	公共营养 *	1
72		6	营养软件实用技术 *	1
73		7	中医食疗药膳 *	1
74		8	健康管理 *	1
75		9	营养配餐与设计 *	1
76	康复技术专业	1	解剖生理学基础 *	1
77		2	疾病学基础 *	1
78		3	临床医学概要 *	1
79		4	康复评定技术 *	2
80		5	物理因子治疗技术 *	1
81		6	运动疗法 *	1
82		7	作业疗法 *	1
83		8	言语疗法 *	1
84		9	中国传统康复疗法 *	1
85		10	常见疾病康复 *	2
86	眼视光与配镜专业	1	验光技术 *	1
87		2	定配技术 *	1
88		3	眼镜门店营销实务 *	1
89		4	眼视光基础 *	1
90		5	眼镜质检与调校技术 *	1
91		6	接触镜验配技术 *	1
92		7	眼病概要	1
93		8	人际沟通技巧	1
94	医学检验技术专业	1	无机化学基础 *	3
95		2	有机化学基础 *	3
96		3	分析化学基础 *	3
97		4	临床疾病概要 *	3
98		5	寄生虫检验技术 *	3
99		6	免疫学检验技术 *	3
100		7	微生物检验技术 *	3
101		8	检验仪器使用与维修 *	1
102	医学影像技术专业	1	解剖学基础 *	1
103		2	生理学基础 *	1
104		3	病理学基础 *	1

续表

总序号	适用专业	分序号	教材名称	版次
105		4	医用电子技术 *	3
106		5	医学影像设备 *	3
107		6	医学影像技术 *	3
108		7	医学影像诊断基础 *	3
109		8	超声技术与诊断基础 *	3
110		9	X 线物理与防护 *	3
111	口腔修复工艺专业	1	口腔解剖与牙雕刻技术 *	2
112		2	口腔生理学基础 *	3
113		3	口腔组织及病理学基础 *	2
114		4	口腔疾病概要 *	3
115		5	口腔工艺材料应用 *	3
116		6	口腔工艺设备使用与养护 *	2
117		7	口腔医学美学基础 *	3
118		8	口腔固定修复工艺技术 *	3
119		9	可摘义齿修复工艺技术 *	3
120		10	口腔正畸工艺技术 *	3
121	药剂、制药技术专业	1	基础化学 **	1
122		2	微生物基础 **	1
123		3	实用医学基础 **	1
124		4	药事法规 **	1
125		5	药物分析技术 **	1
126		6	药物制剂技术 **	1
127		7	药物化学 **	1
128		8	会计基础	1
129		9	临床医学概要	1
130		10	人体解剖生理学基础	1
131		11	天然药物学基础	1
132		12	天然药物化学基础	1
133		13	药品储存与养护技术	1
134		14	中医药基础	1
135		15	药店零售与服务技术	1
136		16	医药市场营销技术	1
137		17	药品调剂技术	1
138		18	医院药学概要	1
139		19	医药商品基础	1
140		20	药理学	1

** 为"十二五"职业教育国家规划教材

* 为"十二五"职业教育国家规划立项教材

前　言

　　《中医食疗药膳》是根据教育部《中等职业学校专业教学标准》的要求,修订的适用于全国中等卫生职业学校三年制营养与保健专业的核心课程,同时也适用于护理、助产、农村医学等专业选用。本教材是"十二五"职业教育国家规划立项教材、国家卫生和计划生育委员会"十二五"规划教材。

　　《中医食疗药膳》是在中医药学理论指导下,研究中医食疗药膳起源、发展、理论、应用的一门学科。本教材在编写中,坚持遵循"三基、五性、三特定"的原则,其任务是使学生掌握中医药膳学的基本理论、基本知识与基本技能,熟悉及了解常用作药膳的食物及药物,一些药膳的配方、制法、功效主治、方解等,使中职医药卫生类专业的学生能运用药膳食疗,更好地服务于健康人群、亚健康人群和疾病患者,成为适合各层次医疗、保健机构需求的实践能力较强的实用型卫生专业人才。

　　针对中职层次学生的就业方向,不求大不求全,体现知识、技能、素养并重,实现教材内容的好教好学。认真研究高职高专教学标准及相关教材,从理论知识、技能培养等方面体现出中职医药卫生类专业教育的特点,需与高职高专层次教材有联系、有区别,实现有机衔接与过渡,为中高衔接与贯通人才培养通道做好准备。

　　本书根据教育部最新公布的《中等职业学校专业教学标准》,坚持立德树人,对接职业标准和岗位需求,重视行业对技能人才的客观要求和学生职业生涯发展需要,由来自全国七所中高职医学院校的一线专业教师联合编写。全书共分八章,每章节前有案例引入,章后有本章小结和目标测试,书中穿插考点链接,内容简洁生动。编写时,编者间团结合作,互相审定,力臻完美,其各章执笔者分别为:第一章中医食疗药膳的概念及发展简史由顾绍年编写;第二章中医食疗药膳的特点、分类和应用原则由顾绍年编写;第三章中医食疗药膳的基本理论由林家廉编写;第四章药膳制作的基本技能由李新玥编写;第五章食物类原料由王晓春编写;第六章药物类原料由朱文慧编写;第七章食疗药膳配方由王丽岩编写;第八章常见中医病证的药膳食疗由伍利民、祁青娥编写。本书在编写过程中,得到了各参编学校和人民卫生出版社的大力支持和帮助,在此一并表示感谢!

　　本教材在继承的基础上进行了改革与创新,但尚在探索中,由于编者水平有限,时间仓促,难免有不妥之处,恳请使用教材的师生、读者和各位同仁指正,以便重印或再版时予以修正。

顾绍年

2015 年 10 月

目　录

第一章　中医食疗药膳的概念及发展简史

案例

　　王某,女,30岁,平素体健,一日外感风寒,恶寒,发热,无汗,头痛,鼻塞,流清涕,舌苔薄白,脉浮。嘱避风寒,将生姜5片捣烂加红糖,煮沸1分钟,趁热温服,服后盖被取微汗出。每天1次,连服3天而愈。

　　请问:1. 王某所患的病证为何证?

　　　　　2. 为什么感冒未服药而能痊愈?

第一节　中医食疗药膳的概念

　　中医食疗药膳是在中医学、烹饪学理论指导下,研究食物的性能、食物与健康的关系,将食物与中药或某些具有药用价值的食物相配伍,采用我国独特的饮食烹调技术制作而成的具有一定色、香、味、形的美味食品,以维护健康、防治疾病的一门学科,它是中医学的重要组成部分,包括食物疗法和药膳疗法。

　　我国自古就有"医食同源"之说,唐代孙思邈《千金要方》"食治"一卷分类介绍了果实、菜蔬、谷米、鸟兽及虫鱼的性能和应用,之后的《食疗本草》等饮食疗法专著相继问世。药膳与食疗最早

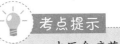

考点提示

中医食疗药膳的概念

没有严格区别,混称为食养、食治、食疗。食养,重在"养",主要应用于健康人群以达养生的目的,或应用于疾病恢复期的人群以促进痊愈;食疗,重在"疗",主要应用食物于患病人群,以达到治疗疾病的目的。这种在中医理论指导下,将药物与食物相配伍,采用一定烹调技术制作的具有保健防病作用的特殊食物,被称为"药膳"。从现代意义上讲,药膳与食疗是有差异的。食疗中"食"的概念远比药膳中含有的"食"广泛,它包含了药膳在内的所有饮食。故

食疗不一定是药膳,但药膳则必须具备食疗功效,药膳与食疗既有区别,又有联系,两者不能绝对划分。因二者的目的一致,严格细分似乎意义不大。卫生部2002年公布的《关于进一步规范保健食品原料管理的通知》中,规定了80多种既是食品又是药品的物品,及110多种可用作保健食品的物品。因此,历代食养、食疗所涉及的膳食,主要也是药食。药膳发挥防病治病的作用就是食疗,食疗通过药膳的形式来实现。药膳是一种含有药物成分的膳食,使苦口的药物变成美味的佳肴。

药膳与一般中药方剂不同的是,普通中药方剂虽有治病的功效,但不具备药膳的美味和艺术造型,药膳食疗既是一门科学也是一门艺术。但中医药膳食疗的作用机制和药物疗法基本一致,主要表现在扶正和祛邪两方面,正如《本草求真》所说,"食物入口,等于药之治病,同为一理"。但食疗主要是维护健康,辅助药物防治疾病,扁鹊曰:"为医者当须先洞晓病源,知其所犯,以食疗不愈,然后命药。"

第二节 中医食疗药膳的发展简史

一、萌芽阶段

中医食疗药膳源于远古时期,人们"药食同源"的认识说明在中医学起源时就已伴随药膳的萌芽,这一阶段应在殷商之前。

人类在最早的茹毛饮血时期,为了生存,发现并总结出许多食物既可饱腹充饥,又能减轻疾病痛苦或治疗疾病。这样将那些治疗作用显著的药物分离出来,称为药物,故有"药食同源"之说。至今民间广泛流传的喝鹿茸血可补肾壮阳,蛇胆能清肝明目,就保留了上古食疗的痕迹。火的应用是人类的一大进步,使人类的食物由生食到熟食,缩短了消化的过程,减少了胃肠道疾病,扩大了食物的范围,体质得到了增强。火的使用,使人类的饮食谱发生了根本变革,开创的各种食物烹饪方法,为中医药膳的制作奠定了重要基础,也为药膳的形成开辟了新途径。

自夏朝发明了发酵酿酒后,酒不仅是饮料,也成为了治病的药品。殷商时代,宰相伊尹著《汤液经》,记录了采用烹调技术,制药疗疾的过程,将医用汤液从烹调中分离出来。"神农尝百草"的传说表明远古时期的人们已经有意识、有目的地寻找可食用、可治病的物品,为后世食疗药膳的发展奠定了基础。

二、奠基阶段

自西周至秦汉时期,中医食疗药膳基本理论初步形成。

《周礼》中记载了"食医"。食医主要负责掌理调配周天子的"六食"、"六饮"、"六膳"、"百馐"、"百酱"的滋味、温凉和分量。食医所从事的工作与现代营养医生的工作类似,同时书中还涉及了其他一些有关食疗的内容。《周礼·天官》中还记载了疾医主张用"五味、五谷、五药养其病",疡医则主张"以酸养骨,以辛养筋,以咸养脉,以苦养气,以甘养肉,以滑养窍"等。这些记载表明,中国早在西周时代就有了丰富的药膳知识,并出现了从事药膳制作和应用的专职人员。

《黄帝内经》的问世为食疗药膳的发展奠定了理论基础,如《素问·脏气法时论》所说:"毒药攻邪,五谷为养,五果为助,五畜为益,五菜为充,气味合而服之,以补精益气。"说明人体需要摄取各类食物才能健康,和现代膳食均衡的观点基本一致。《素问·痹论》所说:"饮食自倍,肠胃乃伤"。《素问·宣明五气篇》载"辛走气,气病无多食辛;咸走血,血病无多食咸;苦走骨,骨病无多食苦;甘走肉,肉病无多食甘;酸走筋,筋病无多食酸。"指出饮食过量易导致肠胃疾病发生,饮食五味偏嗜对人体疾病康复亦有较大影响。

战国秦汉时期,人们对食疗治病防病有了广泛应用,如秦始皇寻求长生不老药;汉代张骞出使西域,带回核桃、胡瓜、西瓜、无花果等食物;东汉马援从交趾带回薏苡仁……如此大大增加了食物的品种,促进了食疗的发展。

《汉书·艺文志》收有《神农食经》,虽已亡佚,但"食经"说明是食疗药膳的专著;收录的《汤液经法》三十二卷、《神农黄帝食禁》七卷,说明人们极其重视饮食宜忌,已总结出食疗药膳应遵循的普遍规律。现存最早的药物学专著《神农本草经》中收录中药 365 种,其中药用食物多达 50

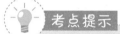

考点提示

现存最早的药物学专著

种,上品中有酸枣、橘柚、大枣、葡萄、海蛤等 22 种,中品中有干姜、赤小豆、粟米、黍米、龙眼等 19 种,下品中有杏仁、桃仁等,说明当时对于一些食物的药用价值已经给予了重视和肯定。

东汉张仲景《伤寒杂病论》中不乏有食疗药膳的有关内容,进一步发展了中医理论。在治疗上除了用药还采用了大量的饮食调养方法来配合,如白虎汤用粳米,百合鸡子黄汤用鸡蛋,黄芪建中汤用饴糖,十枣汤用枣,甘麦大枣汤用枣、小麦等,这些食疗方至今还常用于临床。张仲景说:"所食之味,有与病相宜,有与身为害,若得宜则益体,害则成疾。"他对食物疗法在治疗过程中的重要作用,已经说得相当明确了。汉代以前虽有较丰富的食疗药膳知识,但仍不系统,为中医食疗药膳的理论奠基时期。

三、发展阶段

晋唐时期的药膳理论有了长足的发展,出现了一些专门著述,是中医食疗药膳的发展阶段。

晋王朝建立,直至隋唐,政治渐趋稳定,经济逐渐繁荣,医学和食疗保健得到较大的发展。晋代葛洪的食方《肘后备急方》、北魏崔浩的《食经》、梁代刘休的《食方》等著述对中国药膳理论的发展起到了承前启后的作用。唐代孙思邈著《千金要方》中设有"食养食治"专篇,至此,食疗已开始成为专门学科,共收载食治原料 162 种、四大门类,其中果实类 30 种、菜蔬类 63 种、谷米类 24 种、鸟兽类 45 种,奠定了食治原料的基础。孙思邈针对当时炼丹服石损伤人体的流弊,力主食养。孙思邈指出:"食能排邪而安脏腑,悦情爽志以资气血"、"夫为医者,当须先调晓病源,知其所犯,以食治之。食疗不愈,然后命药"、"若能用食平疴,适性遣疾者,可谓良工,长年饵老之奇法,极养生之术也"。他的弟子孟诜集前人之大成编成了《食疗本草》,这是我国第一部食疗学专著,共收集食物 241 种,详细记载了食物的性味、保健功效,过食、偏食后的副作用,以及其独特的加工、烹调方法。南唐陈士良的《食性本草》,进一步将食疗药膳作为专门的学科进行详细的论述,为食疗药膳的全面发展打下了更坚实的基础。

四、成熟阶段

宋代中医学的发展获得重大机遇,国家对医学文献进行了空前规模的整理校勘、注释,皇家编纂的大型方书《太平圣惠方》专门设有"食治"门,所载食疗方达百首,将食疗保健的作用总结为"病时治病,平时养身",对后代食疗学影响较大。《圣济总录》中记有食治方285个,有酒、饼、面、饮、散等不同形式,且制作方法也较详细。元朝的统治者也重视医药,提倡蒙、汉医的进一步结合并吸收外域医学的成果,由饮膳太医忽思慧所著的《饮膳正要》,是我国第一部营养学专著,收载食物203种,它超越了食疗药膳的旧概念,首次从营养学的观点出发,强调了正常人应加强饮食、营养的摄取,用以预防疾病,并详细记载了饮食卫生、服用药食的禁忌及食物中毒的表现,颇有见解。他强调:"夫安乐之道,在乎保养……善养性者,先饥而食,食勿令饱,先渴而饮,饮勿令过,食欲数而少,不欲顿而多。"《饮膳正要》是中医食疗药膳学发展史上的一个里程碑,它不仅标志着中国食疗药膳的成熟和高度发展水平,同时它还开启了我国食物本草研究从着重于"食治"转变为着重于"食补"的新阶段。它基本上反映了当时中国食疗药膳总的水平。此外,还有贾铭的《饮食须知》、吴瑞的《日用本草》、娄居中的《食治通说》、郑樵的《食鉴》等,都从不同侧面论述了食疗与药膳,将其提高到相当的高度。

 知识链接

"三分治七分养"

　　人类的许多慢性病实际是营养不良性疾病,如果不解决营养不良的问题,那么一切药物治疗都是徒劳。明朝永乐太医刘纯创立的"养生之道"与"三分治七分养"学说,至今是全球华人的口头语,也是中医预防疾病和治疗慢性病的理论。他明确警示"病是自家生"、"是药三分毒",患病后强调"三分治七分养",人们要摆脱医盲的困境,把自己的命运,把看病治疗的主动权掌握在自己手里,要求"上工治未病"。

　　明清时期是中医食疗药膳学进入更加完善的阶段,几乎所有关于本草的著作都注意到了本草与食疗学的关系,对于药膳的烹调和制作也达到了极高的水平,且大多符合营养学的要求。明代卢和的《食物本草》指出:"五谷乃天生养人之物","诸菜皆地产阴物,所以养阴,固宜食之……蔬有疏通之义焉,食之,则肠胃宜畅无壅滞之患。"这些思想不仅使食疗学、营养学思想得到深化,也大大推进了养生学的发展。其特点之一还有对全国各地著名泉水进行了较详细的考证介绍。李时珍的《本草纲目》给中医食疗提供了丰富的材料,仅谷、菜、果3部就收有300多种,其中专门列有饮食禁忌、服药与饮食的禁忌等。周定王朱橚的《救荒本草》记载了可供荒年救饥食用的植物414种,并将其详细描图,讲述其产地、名称、性味及烹调方法。此外,还有徐春甫的《古今医统大全》,载有各类饮食如茶汤、酒、醋、酱油、酱、菜蔬、肉类、鲜果、酪酥、蜜饯等的烹制法,多符合营养学的要求。明代高濂的《遵生八笺》是一部养生学专著,记载适合老年人的食疗养生保健饮食,内容极为详尽,如粥类35种,汤类32种。清代沈李龙编的《食物本草会纂》、王孟英的《随息居饮食谱》、袁牧的《随园食单》、章穆的《调疾饮食辨》等专著,进一步说明食疗药膳的广泛应用,标志着食疗药膳已经走向成熟。

　　食疗药膳是中国传统医学和饮食文化共同孕育的一枝奇葩,既是餐桌上的美味佳肴,又是防病治病之有效措施。近年来,随着人们生活水平的提高、人口的老龄化、疾病模式的改变,以及受"回归大自然"思想的影响,药膳这种药食结合、养疗一体的传统医疗保健方法越来越引起人们的关注,从而大大促进了中国药膳学的发展。近年来有关食疗药膳的著作更是色彩纷呈,各种类型的药膳研究培训机构、药膳餐厅纷纷建立,部分医院、康复中心相继成

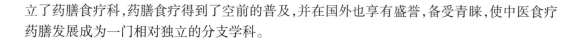

立了药膳食疗科,药膳食疗得到了空前的普及,并在国外也享有盛誉,备受青睐,使中医食疗药膳发展成为一门相对独立的分支学科。

第三节 中医食疗药膳的现代研究与应用进展

中医食疗药膳经过漫长的发展历程,理论和实践经验不断得到丰富,既具有药物的防病治病作用,又有着中华美食的色、香、味、形,充分显示了传统中医学的特色和优势。在临床医疗、保健方面得到广泛应用,在民间更具有广泛的使用基础。在科学日益进步、人们生活水平不断发展的今天,对保健食品、保健药品的开发研究和应用,提出了更高的要求。

一、中医食疗药膳的现代研究

1. 理论研究 近些年食疗药膳的研究组织对中医食疗药膳的理论建设与发展问题进行了多方面的深入研究探讨,但理论研究的深度和系统化程度还不够,这主要表现在以下两个方面:

(1)中医食疗药膳的相关概念与内涵界定不清,规范程度尚需明确,传统药膳理论与现代营养学理论的联系探讨不够深入,譬如像药膳、功能食品、保健食品、食疗、食养、食治、饮食保健等概念多而杂,到目前为止仍然没有权威的机构加以界定与区别,这在一定程度上阻碍了中医食疗药膳的发展。

(2)中医古代文献的梳理与数据库建设不完整,未形成体系。中医学在几千年的发展过程中积累了难以计数的、经典而效佳的药膳配方,这是中医食疗药膳发展的宝贵资源与不竭源泉,然而目前大量的药膳学书籍主要是整理、转载和引用历代医家的药膳方剂,并且其中不乏盲目传抄,鲜见原创性研究和突破性进展,成为阻碍食疗药膳走向世界的瓶颈。为了提高药膳的疗效,体现其实用价值,当务之急是系统整理、完善古代药膳文献。近年来,很多学者为此做了大量工作,其中最著名的是王者悦主编的《中国药膳大辞典》,是药膳研究的大型工具书,还有窦国祥的《中华食物疗法大全》、姚海洋的《中国食疗大典》、谭兴贵的《中医药膳学》、《中医药膳与食疗》等。目前将计算机技术应用于中医食疗药膳的工作发展迅速,并实现了文献智能查询功能,对药膳的发展研究起着巨大的推动作用。

2. 实验与临床研究 多年来国内对食疗药膳基础研究缺乏系统性、连续性,发展缓慢,学术思想无突破性进展,以致目前食疗药膳的原材料、烹调加工程序和产品均无客观标准与规范;从业人员未实施准入制;食疗药膳产品的有效性和安全性缺乏真实可靠的体系保障与标准。近10余年来,国家对食疗药膳研究逐渐有所重视,国家自然科学基金委员会、国家医药卫生管理部门和地方政府也立项支持了大量药膳食疗研究项目,使药膳研究有了长足的进展,取得了一些较好的成果。主要体现在基础与临床应用研究,其中以基础实验研究为优先发展的领域。纵观基金资助的项目中,动物实验所占比重最高,其研究涵盖方向非常丰富,如食疗药膳药效物质基础的研究;食疗药膳药效、机理和物质基础间的相关性研究;食疗药膳毒理学(包括实验毒理、临床毒理和毒物代谢动力学)研究;食疗药膳制剂现代化的基础研究;食疗药膳的安全性研究等。关于中医食疗药膳的实验研究项目反映了这个学科中研究的热点和趋势,不难看出目前中医食疗的基础实验研究是当前乃至以后研究的热点。国外的食疗药膳研究主要集中在日本、韩国为主的周边国家。日本在单味药膳食疗有效成分、方剂学、方法学、药膳食疗资源的引种和药材提取等方面均有突出进展。近年来,西方国家的一些医药学术机构也开始重视食疗药膳的研究。

二、中医食疗药膳的现代应用进展

1. 中医食疗药膳应用的推广普及　随着医学模式由传统的生物-医学模式转变为生物-心理-社会-医学模式，预防、康复、保健系统在现代医学研究中已占有举足轻重的地位。世界卫生组织提出的健康生活准则——合理膳食、戒烟限酒、心理平衡、适量运动，其中合理的饮食结构，均衡的营养是构成机体健康的物质基础，是机体运作的动力来源。不良的饮食习惯形成了许多现代"文明病"，诸如高脂血症、肥胖、癌症等。在寻求合理膳食的途径中，"药食同源"的中医理论再次被高度重视。目前简易、便廉、效佳的药膳疗法，打破了单纯传统的"药罐式"治疗方式，依据不同病证辨证施膳，对促进疾病的痊愈或配合药物治疗，发挥扶正祛邪的辅助作用，不仅运用在预防系统中，而且已直接介入临床治疗中。

2. 中医药膳食品加工制作生产的现代化　当今在药膳食品加工制作方面，利用传统食疗药膳优势，开发符合人民群众消费习惯且价格合理、食用方便的定型药膳食品，对药膳食品商品化的普及起到了巨大的推动作用。这些社会需求不断促进生产者采用新技术、改进新方法，增加新品种，使药膳由传统的菜肴类、面点类、汤羹类，发展为新型饮料类、冲剂类、胶囊类、浓缩剂类等，在突出药膳特色的同时，又满足了工业化、规模化的生产经营模式，体现了药膳食品的市场价值，促进其走向国内外保健食品市场，为人类健康事业的发展做出更大贡献。

📊 本章小结

　　中医食疗药膳是中医学的重要组成部分，是在中医药理论指导下，研究食物的性能、食物与健康的关系，并利用食物维护健康、防治疾病、延年益寿的一门学科。

　　我国自古就有"医食同源"之说，药膳食疗在我国已有几千年的历史，在传统中医理论指导下，将具有治疗作用的不同药物与食物有机地配合，采用合理的烹饪与制作技术，加工成具有色、香、味、形、效的餐饮食品，以饮食作为手段预防和治疗疾病。药膳是一种含有药物成分的膳食，使苦口的药物，变成美味的佳肴。药膳发挥防病治病的作用就是食疗，食疗是通过药膳的形式来实现。

　　随着社会的进步、人们对健康事业的不断追求，食疗药膳这种具有民族风格和中国特色的疗法，已逐渐成为一门重要学科，必将得到不断深化发展，形成规模体系，为人类的健康发展服务。

（顾绍年）

📝 目标测试

A1 型题

1. 我国现存最早的药物学专著是

    A.《食性本草》　　　　　　B.《神农本草经》　　　　　　C.《黄帝内经》

    D.《食疗本草》　　　　　　E.《本草纲目》

2. 我国第一部食疗学专著是

    A.《食疗本草》　　　　　　B.《神农本草经》　　　　　　C.《食物本草》

    D.《本草纲目》   E.《日用本草》

3. 我国第一部营养学专著是

    A.《食性本草》   B.《饮膳正要》   C.《食物本草》

    D.《食疗本草》   E.《本草纲目》

4. 第一部政府编纂的大型方书

    A.《日用本草》   B.《圣济总录》   C.《黄帝内经》

    D.《太平圣惠方》   E.《食治通说》

5. 药膳由传统的菜肴类、面点类、汤羹类,现已发展为

    A. 新型饮料类   B. 冲剂类   C. 胶囊类

    D. 浓缩剂类   E. 以上都是

第二章　中医食疗药膳的特点、分类和应用原则

学习目标

1. 掌握:中医食疗药膳的应用原则。
2. 熟悉:中医食疗药膳的特点。
3. 了解:中医食疗药膳的几种分类方法。

案例

　　李某,男,60岁,患有高血压病5年,体型肥胖,身体困倦乏力。建议改善膳食结构,适当增加体育锻炼,同时服用山楂、麦芽、决明子、荷叶、茶叶配制的茶饮。一个月后,体重明显减轻,精神好转。

　　请问:1. 李某的体质为何种?

　　　　　2. 配制茶饮的功效是什么?

第一节　中医食疗药膳的特点

　　中医食疗药膳是中医学宝库中的重要组成部分,其发展历史悠久,内容丰富,为人们养生保健和防病治病做出了突出贡献。药膳是以食物和中药材为主要原料加工而成的,兼具药物防病治病和食品营养保健双重作用的食品。所以,其配伍、组方和运用均要在中医药基础理论和防治原则指导下进行,其加工制作过程则需要以烹饪理论为依据。

一、历史悠久

　　中医食疗药膳的历史源远流长,是中国百姓喜闻乐见的养生保健、防病治病的有效方法。商人伊尹善于烹调,他所用的某些原料如姜、桂之类,既可以调味,又可以药用,有时甚至可以用烹调的食物疗疾,由此创造了治病的汤液。自古就有"医食同源"之说,出现了不少关于食疗、药膳的专著,经历了数千年的完善、充实、提高,中医食疗药膳学在饮食治病、防病、养生康复方面积累了丰富的经验。近年来,随着经济的不断发展,人们对自身健康的维护和疾病的防治有了更高的要求,普遍追求安全有效无伤害的保健治疗措施,从而使具有独

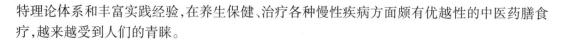

特理论体系和丰富实践经验,在养生保健、治疗各种慢性疾病方面颇有优越性的中医药膳食疗,越来越受到人们的青睐。

二、药食同源

药膳强调的是一个"膳"字,是以食物为主,配以适量的药材或"药食同源"的食物。由于注重药物性味的选择,并通过与食物的调配及精细的烹调,以及现代烹饪技术在口感、色泽方面的不断改进,因此,药膳没有过多的药物异味,满足了人们"厌于药,喜于食"的天性。在具体应用中,还应明确药膳与药物不同,药膳是寓药于食,融药物功效与食物美味于一体,但它与药剂还是有很大区别的。药物重在去病救疾,药量一般偏大,且见效较快;药膳以食为主,多用以养身防病,药量一般较小,作用往往较缓。药膳虽有治病作用,但不能代替药物治疗,要正确对待药膳与药物的关系。

三、辨证施膳

辨证论治是中医学的基本特点之一。辨证论治就是要根据不同的病情,结合患者的精神、体质以及环境等各种因素,全面综合分析,从而正确地判断出不同的病证,施用恰当的治疗,以达到治愈疾病的目的。这一原则贯彻于中医多种疗法的应用之中,必然也体现在药膳疗法中。中

> **考点提示**
> 辨证施膳的概念

医学认为,每一种食物都如同中药一样,具有不同的性味,施膳时要根据个体差异、季节时令、地理环境和病证等因素,选用不同药膳,进行辨证施膳。这是药膳食疗的精髓,也是唯一与现代营养学不同的独特之处。凡是气虚的,当用补气药膳;凡是血虚的,当使用补血的药膳。作为辅助治疗,使药物与药膳相互补充,相互辅佐。例如慢性胃炎患者,若证属胃寒者,宜服良附粥;证属胃阴虚者,宜服玉石梅楂饮。药膳既不是一般的中药方剂,又有别于普通食物,它强调中药与食物的合理搭配,在药物与食物的配伍组方上,按药物食物的性质,有目的地进行选择调配组合,而不是随意的拼凑。它是取药物之性,用食物之味的独特膳食。因此,在食用药膳时应在中医辨证论治的原则指导下,选用食物和药材,才能发挥药膳的作用。如同为咳嗽,外感风寒咳嗽用葱白粥,风热咳嗽用贝母桑叶梨汁,而肺阴虚燥热咳嗽则用百合银杏粥。只有掌握了正确的辨证施膳方法,才能达到药膳防病治病、强身益寿、美容美体之目的。

> **知识链接**
>
> ### 补肾可防治原发性骨质疏松
>
> 原发性骨质疏松多见于老年人或绝经后妇女,中医学"肾主骨生髓",骨的生长发育与肾的功能关系非常密切。大量临床实践证实,运用补肾中药、食疗防治原发性骨质疏松,可明显改善肾虚症状,骨密度也明显提高,在延缓衰老、抑制骨质疏松的进展中发挥不可估量作用。

四、循序渐进

中医药学历来推崇"上工治未病",主张"三分医药七分养"、"药补不如食补",这就是药膳食疗的真谛。中医学认为脾胃是人体的后天之本,经过饮食调理以保养脾胃是养生延年

的最好方法。所以中医倡导养生特别是食养,最晚也须从青、中年开始,还应尽量少吃生冷、燥热、重滑、厚腻等易损伤脾胃的食物。食疗在补益调理方面最好能长期坚持。尤其是老年人五脏衰弱,气血耗损,而且脾胃运化功能减退,所以先以饮食调治更容易达到药物难以获得的功效。所谓"润物细无声",就是服用药膳不可能吃一天就好,要把食疗慢慢地渗透到我们日常生活的每一个角落。我们一天两天看不到它的功效,但是注重食疗养生之道的人大多长寿,这就是对食疗最好的总结和概括。

五、效果显著

食疗药膳是一种将治疗与调理相结合的养生之法,它既可"治已病",也可"治未病",是中华民族在漫长的历史发展过程中同疾病做斗争、追求健康长寿的经验总结,在指导人们养生保健方面具有很强的应用性和实践性,能够解决在养生保健方面所存在的各种问题,其作用包括聪耳、明目、乌发、养颜、益智、安神、壮阳等,内涵十分丰富,这对增强人体的健康素质、提高人类的生存质量、延长人们的寿命具有更加积极的意义。如人参补气,能够有效地提高运动员的体能;枸杞子补肝明目,能够保护视力,改善视觉效果,减少各种有害因素对视力的影响;黑芝麻补肝肾、乌须发,能够起到美容美发的效果;猪蹄补血通乳,能够保障产妇哺乳的需要;龙眼肉养血安神,可以提高睡眠的质量;海参补气壮阳,能够改善肾虚阳痿等。进入 21 世纪后,亚健康状态已经成为人们关注的热点,我国处于亚健康状态的人口约占 70%,中医药膳食疗必将发挥重要的作用。

第二节　中医食疗药膳的分类

由于人体有气血阴阳体质之别,药食有四气五味之异,制膳有煎炒浸炸之殊,药膳可根据人体的不同需要、原料的不同性质、药膳的不同功效,区分为不同类别。

药膳的分类方法很多,古代有关药膳的文献中有许多种不同的分类方法。如《食医心鉴》按疾病分为 15 类,每病各分粥、菜、酒等不同膳型。《遵生八笺》按药膳加工工艺分为 10 余类,如花泉类、汤品类、熟水类、果实面粉类等。根据不同需要,现一般从以下两方面来分。

一、按药膳功效分类

由于药膳原料中有药物成分,并在中医理论基础指导下组方配伍,因此常根据药膳的功效特点和对疾病的防治作用分类。

1. 解表类　以解表类药食为主要原料制作而成,具有疏肌解表、促使发汗等作用,用以发散表邪、解除表证的药膳食品,如生姜粥、防风粥、薄荷粥、甘蔗荸荠汤等。

2. 清热解毒类　以清热类药食为主要原料制作而成,具有清热、泻火、凉血、解毒、退虚热等作用,用于治疗里热证的药膳食品,如竹叶粥、绿豆汤、西瓜汁、荷叶冬瓜汤、茅根赤豆粥等。

> **考点提示**
>
> 按药膳功效分类

3. 泻下类　以能润滑大肠,促使排便的药食组成,具有通导大便,泻下积滞等作用,适用于实热、燥屎、宿食等有形实邪积聚的药膳食品,如番泻叶茶、蜂蜜决明茶、苏子麻仁粥等。

4. 温里祛寒类　以温热性的药食为主要原料制作而成,具有温中助阳,散寒止痛,温通经络等作用,能治疗里寒证的药膳食品,如干姜粥、砂仁肚条、艾叶生姜煮蛋、当归生姜羊肉汤、白花蛇酒等。

5. 祛风湿类 以祛风散寒化湿，通络止痛的药食为主要原料制作而成，具有祛风湿、除痹痛等作用，用以治疗风湿痹证、腰膝酸痛等病证的药膳食品，如五加皮酒、白花蛇酒等。

6. 利水祛湿类 以利水、渗湿类药食为主要原料制作而成，具有祛除体内水湿潴留等作用，能治疗水肿、黄疸、带下、痰饮等病证的药膳食品，如冬瓜粥、苓冬鲤鱼汤、茵陈粥、金钱草饮等。

7. 化痰止咳平喘类 以具有化痰止咳、降气平喘作用的药食为主要原料制作而成，用于咳嗽痰多、气逆咳喘等病证的药膳食品，如川贝秋梨膏、昆布海藻煮黄豆、杏仁猪肺粥、百部生姜汁、蛤蚧粥等。

8. 消食解酒类 以消食解酒类药食为主要原料制作而成，具有消食化积、解酒醒醉等作用，用于治疗伤食、食积或醉酒等病证的药膳食品，如山楂麦芽茶、内金山药饼、甘露茶、橘味醒酒汤、醒酒丹等。

9. 理气类 以理气类药食为主要原料制作而成，具有行气或降气等作用，用于治疗气滞或气逆等证的药膳食品，如姜橘饮、玫瑰茉莉茶、五香理气酒等。

10. 理血类 以活血、止血等理血类药食为主要原料制作而成，具有活血化瘀、和血止血等作用，用以预防和治疗瘀血、出血等病证的药膳食品，如益母草煮鸡蛋、红花当归酒、桃仁粥、白茅根饮、艾叶炖母鸡等。

11. 补益类 以补益药食为主要原料制作而成，具有补益人体气血阴阳等作用，用以治疗各种虚证的药膳食品，如黄芪汽锅鸡、人参粳米粥、菠菜猪肝汤、生地黄鸡、秋梨膏、杜仲腰花、附片羊肉汤等。

12. 养生保健类 是中医食疗药膳中最具特色的内容之一，是指具有强身健体、延缓衰老、美体塑形、美容养颜、益智健脑、明目增视等作用的药膳食品。养生益寿以调理阴阳，补脾益肾，理气养血为主，方如长生固本酒、参芪粥等；美体瘦身药膳多以利水、化痰，健脾消食等药食组方制膳，方如荷叶减肥茶、鲤鱼汤等；润肤养颜药膳多从补血益精、活血化瘀、健脾化痰等方面选材，使气血调和，以润泽肌肤，方如润肤鸡肉粥、红颜酒、地黄沙苑炖甲鱼等；益智健脑，要用枸杞、地黄等填精补肾，如金髓煎；明目增视，要补血养肝，如芝麻羊肝、首乌肝片等。

二、按药膳形态分类

药膳作为特殊的膳食，需要根据膳食或食疗的需要，确定食物的用法，制成不同形式、不同形态的食品类型，以满足药膳色、香、味、形的需要。

1. 粥食类 一般以大米、小米、玉米、大麦、小麦等基本原料，配以一定比例的中药，经熬煮等工艺制作的半流质状食品。若加入的食物或药物不宜同煮（如有渣），可先煎取汁或绞取汁液，再与粮食同煮。所用中药一般多为性味平和并有补益作用的药物。如山楂粥、人参粥、杜仲粥等。药粥制作方便，老少皆宜，是一种值得推广的药膳饮食。

2. 菜肴类 是以蔬菜、肉类、禽蛋类、海味水产品等为主要原料，配以一定比例的药物，经炒、爆、熘、烧、焖、炖、蒸、煨等制成的菜肴，如天麻鱼头、紫苏鳝鱼、香椿鸡蛋等。制作菜肴时一般要加入适量的调味品，如葱、姜、蒜、花椒、盐、醋、酒、糖等。一般肉类、鱼类、禽蛋类菜肴偏于补益，蔬菜类菜肴具有多种功效。

3. 药膳汤羹类 是以肉、蛋、奶、鱼、银耳等原料为主，加入一定量的药物，经煎煮或煨炖等方法烹制浓缩而成的较稠厚的汤液。汤较羹稀,羹常指五味调和的浓汤,一般加生粉。汤羹所选用的药物一般具有味美芳香,甘淡平和的特点,在制作时加入适量的糖、盐、姜等佐料,如山药羊肉汤、银耳羹等。

4. 饮料类 是将药物与食物经浸泡、绞榨、煎煮、蒸馏等方法加工制作的液体类食物。有的为新鲜药物或食品压榨取液而成。茶饮,如菊花茶、决明子茶;露汁,如银花露,菊花露;药酒,如枸杞酒、八宝酒;浓缩精汁,如人参精。随着科学技术的发展,各种加入黏合剂制成的块状制品、颗粒制品也相继问世。这些制品方便省时,随饮随冲,极大地丰富了药饮的品种。

5. 其他类 有药膳糖果、药膳蜜饯、药膳点心、葛粉、藕粉、芝麻核桃糊、各种药膏等。

第三节 中医食疗药膳的应用原则

中医食疗药膳是在中医学基础理论的指导下,注重整体观念和辨证论治。药膳食品不同于一般膳食,施用时必须遵循一定的原则,才能发挥药膳的功效。应用时应注意辨证施膳、平衡阴阳、调理脏腑、扶正祛邪、三因制宜等原则。

> 💡 **考点提示**
> 食疗药膳的应用原则

一、辨证施膳

中医学认为,疾病发生发展的全过程是动态变化的,一种疾病可随病因、体质、性别、年龄、气候、地理环境或疾病发展的不同阶段等因素而变化,表现为不同的证。因此,辨证施膳(施治、施药、施食)就是根据疾病的不同证候选择相应的药膳,是指导饮食治疗的基本原则。如气虚体质的人应选择人参炖鸡,阳虚体质的人应选择枸杞子炒虾仁,血虚体质的人应选择龙眼大枣粥,阴虚体质的人应选择山药鸭羹,气郁体质的人应选择陈皮茶,内火体质的人应选择金银花茶等。同为感冒,属于风寒证的,应选用葱姜红糖汤;属于风热证的,应选用双花(银花、菊花)汤。只有因证用料,才能发挥药膳的保健作用。

二、平衡阴阳

中医食疗药膳是在整体观念指导下,采用"补其不足,损其有余"的方法,使人体阴阳失调现象复归于相对平衡协调的正常状态。"损其有余",主要针对阴或阳偏盛有余的病证而言。如阳热亢盛的实热证,药膳以"热者寒之"为法,选用芦根粥、五汁饮等清泻其阳;阴寒内盛的寒实证,药膳则以"寒者热之"为治,选用羊肉羹、干姜粥等温散其阴。而"补其不足"主要应用于阴或阳偏衰不足的病证。如阴虚阳亢的虚热证,药膳应选用二冬膏、玉竹粥等滋阴以制阳;阳虚阴盛的虚寒证,药膳则选用鹿角胶粥、附片炖狗肉等补阳以制阴。根据中医阴阳平衡理论配制膳食,促进阴平阳秘,是中医食疗药膳重要的应用原则之一。

三、调理脏腑

人体是以五脏为中心,通过经络系统,把五脏、六腑、五官、九窍等全身组织器官有机地联结成统一体,生理上相互联系,病理上相互影响。因此,通过药膳对脏腑功能进行调理,必须按照辨证论治的理论选用膳食。以脏补脏是药膳中常用的方法,如肝病夜盲,用羊肝羹;

肾病腰痛,用杜仲炒腰花等。此外,脾胃为后天之本,气血生化之源,脾胃功能的强弱,对于协调人体阴阳、扶正祛邪、恢复机体功能等,具有十分重要的作用。当脾胃功能健全时,可以根据其需要按不同脏腑特点配制药膳;若遇脾胃功能障碍者,则必以调理脾胃在先,如有食滞者先食山楂粥、曲末粥开胃消食;湿阻者先食薏苡仁粥、茯苓粥健脾利湿;气虚者先食参芪粥、健脾糕补中益气,待脾胃功能恢复后,再随证治之。

四、扶正祛邪

"正气存内,邪不可干;邪之所凑,其气必虚。"因此,治疗疾病既要扶助正气,又要祛除邪气,才能使疾病早日康复。疾病的发生、发展与转归是邪正双方斗争的过程,疾病的进退取决于正邪盛衰的变化。药膳必须在中医理论指导下正确选用,如正虚邪实同时存在时,要根据虚实夹杂的不同,分别采用先扶正后祛邪、先祛邪后扶正、扶正与祛邪并用等法则,做到祛邪不伤正,扶正不留邪。同时,还必须杜绝服用药膳时存在的"有病治病,无病健身"误区,应根据具体情况选择不同的药膳,以免误用药膳"补"出病来。如人参是滋补良药,药性偏温热,可用于肾虚、脾虚等证,却不宜为阳热体质或某些慢性病人服用。

五、三因制宜

1. 因时制宜　中医认为"天人相应",人生活在自然界中,四时气候的变化,对人体的生理和病理可产生一定的影响。因时用膳就是指根据四时不同季节气候的特点来选择相应的药膳。正如《素问·六元正纪大论》曰:"用寒远寒,用凉远凉,用温远温,用热远热,食宜同法,有假者反常。反基者病,所谓时也。"如春宜升补,充分调动人体的阳气,使气血调和;夏宜清补,以调节人体阴阳气血;长夏宜淡补,利湿健脾,达到气血生化有源;秋宜平补,气候干燥,滋补应使阴阳平衡;冬宜温补,冬季寒冷,以温热大补,调节脏腑气血,使机体适应自然界的变化。以参类补益药膳为例,冬季阴气偏盛,养生宜于温补,可选用人参类药膳;夏季阳气偏盛,养生宜于清补,宜选用性质偏凉的西洋参类药膳,而不宜选用性属温热的人参类药膳。

2. 因地制宜　居住在不同的地区,气候条件、生活习惯有一定差异,人体生理活动和病理变化亦有不同。有的地处潮湿,饮食多温燥辛辣;有的地处寒冷,饮食多热而滋腻。因地用膳就是指根据不同地区的自然环境特点来选择相应的药膳。如北方寒冷干燥,可选用温补和滋润类的药膳;南方炎热多雨,以湿热为主,则宜选用清热利湿类药膳等。

3. 因人制宜　不同人体的素质禀赋、体质强弱、性格类型各不相同,即使在同一人,在一生中的不同时期其体质及气血盛衰也有所变化。不同性别、不同年龄的人,其饮食宜忌也有所不同,因此服用药膳时也应因人而异。如小儿体质娇嫩,药膳要高营养,以补后天之本;青年人体质强壮,药膳以五畜为益,宜选助阳、生津药材;中年人多肝肾不足,宜补气养血,选用补肾、健脾、疏肝理气药材;老年人以五谷为养,选清淡、熟软、易消化吸收、健脾开胃、补肾填精、活血通脉、通便的药材。不同形体的人,其饮食宜忌也有差异,如体胖者多痰湿,适宜多吃清淡化痰的食物和药膳,多不宜进补银耳、燕窝、玉竹、虫草、龟板等滋阴之品;体瘦的人多阴虚,血亏津少,一般宜多吃养阴生津的食物和药膳,不可多食杜仲、蛤蚧、羊肉、狗肉等温热壮阳之物。

本章小结

　　中医食疗药膳作为我国中医药食疗养生文化的瑰宝,有着悠久的历史渊源和博大精深的内涵。药膳是中医中药与食物烹饪长期结合,共同发展的产物,已经演绎成为涵盖中医药学、烹饪学、营养学、美学及艺术的一门既古老又新兴的实用科学,实现了"良药苦口"向"良药可口"的转变。但药膳食品不同于一般膳食,施用时必须遵循一定的原则,才能发挥药膳的功效,切不可滥用。随着人们生活水平的不断提高和对健康与生活质量的不断追求,药膳以其独具的特色与神奇的功效,越来越受到人们的认可与喜爱,中医药膳将会成为未来健康消费的主流。

(顾绍年)

 目标测试

A1 型题

1. 中医学的主要基本特点之一是
　　A. 辨证论治　　　　　　B. 形神共养　　　　　　C. 药食同源
　　D. 天人相应　　　　　　E. 顺应自然

2. 下列哪项不是清热解毒类药食的主要作用
　　A. 清热　　　　　　　　B. 泻火　　　　　　　　C. 凉血
　　D. 解毒　　　　　　　　E. 活血

3. 食疗药膳的应用原则是
　　A. 辨证施膳　　　　　　B. 平衡阴阳　　　　　　C. 调理脏腑
　　D. 扶正祛邪　　　　　　E. 以上都是

4. 按药膳形态分类,药膳有
　　A. 粥食类　　　　　　　B. 菜肴类　　　　　　　C. 药膳汤羹类
　　D. 饮料类　　　　　　　E. 以上都是

5. 应用药膳遵循的三因制宜原则是
　　A. 因时制宜　　　　　　　　　　B. 因地制宜
　　C. 因人制宜　　　　　　　　　　D. 因时制宜、因地制宜、因人制宜
　　E. 因时制宜、因地制宜、因病制宜

第三章 中医食疗药膳的基本理论

学习目标

1. 掌握：食疗药膳的基础理论、药性理论、治法理论。
2. 熟悉：食疗药膳的配伍理论。
3. 了解：食疗药膳的中医基本特点。

第一节 食疗药膳的中医基本特点

案例

陈某,男,50岁,自述最近常常心烦失眠,潮热盗汗,腰酸耳鸣,舌红少苔,脉细数。
请问:辨证是何证候?

中医食疗药膳是中医学的一个分支学科,因而它具有中医学的一些共同特点,归纳起来主要有如下两个方面。

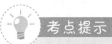

考点提示

食疗药膳的中医基本特点

一、以五脏为中心的整体观念

（一）以五脏为中心的人体统一性与完整性

人体是一个有机的整体,它是以五脏为中心,通过经络的沟通来实现的。五脏在生理上互相联系,在病理上互相影响。这种联系与影响,在中医学中可以运用五行的生、克、制、化理论来进行解释。五脏分属于五行,既有相互资生的联系,又有相互制约的影响,因而五脏之间是不可分割的,并且是一个能自我完善的整体。

五脏与其他组织器官的互相联系。人体不同的组织器官具有不同的功能和作用,中医学以"主"、"合"、"华"、"开窍"等关系来说明其与五脏的相互关系。如肾主骨,合膀胱,其华在发,开窍于耳和二阴。这种关系,就是对组织器官与五脏之间不可分割的整体性的认识,这样既能认识它们的生理功能,同时也能指导疾病的治疗。

五脏在病理上互相影响。由于人体是一个统一的整体,因而,任何病证都不可能脱离这个有机的整体而独立存在,它必然与其他组织具有联系。如气喘,病位主要在肺,但可与脾气不足相关,也可能与肾不纳气有关。因此,治疗气喘就可能需要补肺益气、健脾、补肾等多系统的调理配合才可收到较好的治疗效果。

人体与自然环境、四时气候的统一性。人生存于不同的自然环境中,人体的五脏功能与自然环境、四时气候息息相关,人体就需要在自然环境、四时气候的变化中保持协调平衡,五脏功能要与环境条件、四时气候相适应,一旦这种协调平衡关系遭到破坏,就会影响人体的阴阳平衡而发生疾病。如天气炎热,人体就容易出汗以散热;如果天气过热,人体不能适应就容易发生中暑。

（二）食疗药膳是协调统一人体整体性的重要方法

饮食、药物都具有四气五味的特性,而五味又与五脏相关,如苦入心,酸入肝,甘入脾,辛入肺,咸入肾。因此,根据病情需要,可采用药食配伍,利用四气五味的特性,调整人体阴阳,使人体脏腑气血功能保持正常。

食疗药膳对人与环境、四时关系的调理。因人体的五脏功能与自然环境、四时气候息息相关,所以应根据环境和四时的变化,进行适当的调理。如"春夏养阳,秋冬养阴",采用"冬吃萝卜夏吃姜"等食疗药膳进行调理。并可"春多酸,夏多苦,秋多辛,冬多咸",还应注意"用热远热,用温远温,用凉远凉,用寒远寒"。

二、以辨证论治原则指导食疗药膳

无论是药物治疗还是食疗药膳,都必须首先进行辨证,然后根据辨证结果确立相应的施治原则,选方施膳。这也是辨证施膳的整体性原则。如感冒一病,应当根据各种症状与体征进行辨证施治。要分清风寒、风热等证候,风寒证用葱豉汤,风热证用桑菊薄荷饮加减。

同病异食,是指相同的疾病,由于证候不同,采取不同的药膳进行调治。如病证多汗,辨证属肺卫不固,可用黄芪炖鸡;辨证属阴虚火旺则宜用生地黄炖鸡。

异病同食,是指不同的疾病,因证候相同故可采用相同的药膳进行调治。如尿多和尿少是两个不同的病证,若辨证同属肾阳不足,就都可以服用肉桂炖猪瘦肉。

因时制宜,是指根据时令气候的特点,考虑用药施膳的原则。如"用热远热,用温远温,用凉远凉,用寒远寒"。

因地制宜,是指根据地理环境的特点,考虑用药施膳的原则。如南方多湿热,可适当清热化湿;北方干燥,要注意养阴。

因人制宜,是指根据人的年龄、性别、体质的不同,考虑用药施膳的原则。如老人注意扶正,妇女注意经孕,小儿注意食滞。

第二节 中医食疗药膳的基础理论

 案例

李某,男,52岁,自述最近常常失眠,梦多易醒,伴有心慌气短,神疲乏力,头晕目眩,食少乏味,便溏,面色苍白,舌淡,苔白,脉细弱。
请问:辨证是何证候?

一、阴阳学说

阴阳学说是研究阴阳的概念、特征、相互关系及其应用的学说。是古人认识自然和解释自然的世界观和方法论,是我国古代的唯物论和辩证法。

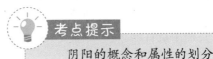

考点提示

阴阳的概念和属性的划分

(一)阴阳的概念

阴阳是中国古代哲学的一对范畴,是对自然界相互关联的某些事物和现象对立双方属性的概括,它既可以代表两个相互对立的事物,也可以代表同一事物内部存在的相互对立的两个方面。

(二)阴阳属性的划分

凡是具有无形、运动的、温热的、明亮的、向外的、上升的、兴奋特性的事物或现象属于阳。凡是具有有形、静态的、寒冷的、晦暗的、内向的、下降的、抑制特性的事物或现象属于阴。

事物的阴阳属性不是绝对的,而是相对的,而且具有无穷的可分性。例如:昼为阳,夜为阴;昼又可再分阴阳,上午为阳中之阳,下午为阳中之阴;夜亦可再分阴阳,前半夜为阴中之阴,后半夜为阴中之阳。

(三)阴阳的相互关系

1. 阴阳的对立制约 是指阴阳双方互相斗争、对抗和制约的关系。例如:热能制约寒,水能制约火。这是因为阴阳双方的特性、作用、趋向都是对立相反的结果。

2. 阴阳的互根互用 是指同属于同一事物或现象的阴阳双方中任何一方都不能脱离对方而单独存在,且两者是相互资生、相互助长的。也就是阳要依存于阴,阴要依存于阳。正所谓"孤阴不生,独阳不长"。

3. 阴阳的消长 是指阴阳双方不是固定不变的,而是处于不断的增长或消减的量变之中。可以是阴消阳长,也可以是阴长阳消,或是阴阳皆消皆长。

4. 阴阳的相互转化 是指阴阳双方在一定条件下可以各自向其相反的方向转化,即阴可以转化为阳,阳可以转化为阴。这个条件可归纳为"重"和"极"两个字,如"热极生寒,寒极生热"、"重阳必阴、重阴必阳",正是"物极必反"的道理。

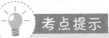

考点提示

举例说明阴阳学说的应用

(四)阴阳学说在中医学中的应用

1. 说明人体的组织结构 "人生有形,不离阴阳"。根据阴阳属性的划分,可以把人体分为阴阳两个部分。即上部为阳,下部为阴;背为阳,腹为阴;皮毛在外(体外)为阳,脏腑在内(体内)为阴等。

2. 说明人体的生理病理 根据阴阳学说理论,人之所以能处在正常的生理状态,是阴阳平衡的结果,而阴阳失调就会产生疾病。如"阳胜则热,阴胜则寒"、"阴虚则热,阳虚则寒"。

(1)阳胜则热:可见发热、口渴、心烦、便秘、小便短赤、痰涕黄稠、面红、脉数(快)等。

(2)阴胜则寒:可见恶寒、不渴、便溏、小便清长、痰涕清稀、面白、脉迟(慢)等。

3. 指导诊断、治疗与施膳 《内经》说"善诊者,察色按脉,先别阴阳"。八纲辨证是以阴阳为纲,根据阴阳属性归类。先分清病证的阴阳类别:里证、虚证、寒证为阴证,表证、热证、实证为阳证。治疗施膳时应遵循"寒者热之,热者寒之"的原则。用阳药(辛、甘、温热、升浮等药物)助阳以治阴病寒证;用阴药(苦、酸、咸、寒凉、沉降等药物)助阴以治阳病热证。在药膳运用中也应遵循这一原则。如寒痹用附子粥,热痹用银豆汤,虚寒胃痛用大麦汤,胃阴不足胃痛用益胃汤。

二、五行学说

五行学说是研究五行的概念、属性、相互关系及其应用的学说。也是古人认识自然和解释自然的世界观和方法论,属于我国古代的唯物论和辩证法。

(一) 五行概念

"五"是指金、木、水、火、土五种物质;"行"是指运动变化。五行就是指金、木、水、火、土五种物质的运动变化。

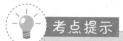

考点提示

五行的概念和特性

(二) 五行的特性

古人在对木、火、土、金、水五种物质进行直观观察思考后形成五行的理性概念,是划分各种事物五行属性的基本依据。五行特性是:"水曰润下,火曰炎上,木曰曲直,金曰从革,土爰稼穑。"

1. 木的特性 "木曰曲直"即木具有树干曲直,向上向外舒展的特性;引申为凡是有生长、条达、升发、舒畅之特性的事物和现象均归属于木。

2. 火的特性 "火曰炎上"即火具有温热、上升的特性;引申为凡是有温热、升腾之特性的事物和现象均归属于火。

3. 土的特性 "土爰稼穑"即土具有播种和收获农作物的特性;引申为凡是有化生、受纳、承载之特性的事物和现象均归属于土。

4. 金的特性 "金曰从革"即金是通过变革产生的,金质地沉重,常用于杀戮;引申为凡是有肃降、清洁、收敛、变革之特性的事物和现象均归属于金。

5. 水的特性 "水曰润下"即水具有向下、滋润的特性;引申为凡是有向下、寒凉、滋润、闭藏之特性的事物和现象均归属于水。

(三) 事物和现象属性的归类方法

1. 取象比类法 即将某种事物所特有的征象与五行各自的特性相比较,以确定其五行归属。如春天生机蓬勃与木的生发特性相类,故春天属木(表3-1,表3-2)。

2. 推演络绎法 即根据已知某些事物的五行属性,推演归纳其他相关事物,从而确定这些事物的五行归属(表3-1,表3-2)。

表3-1 人体五行归类表

五脏	六腑	开窍	主	情志	属性
肝	胆	目	筋	怒	木
心	小肠	舌	脉	喜	火
脾	胃	口	肉	思	土
肺	大肠	鼻	皮	悲	金
肾	膀胱	耳及二阴	骨	恐	水

表 3-2　自然界五行归类表

五行	五音	五味	五色	五化	五气	五方	五季
木	角	酸	青	生	风	东	春
火	徵	苦	赤	长	暑	南	夏
土	宫	甘	黄	化	湿	中	长夏
金	商	辛	白	收	燥	西	秋
水	羽	咸	黑	藏	寒	北	冬

（四）五行相生、相克、相乘、相侮

1. 相生和相克　相生是指五行之间存在着相互资生、助长和促进的关系。相生次序为金生水,水生木,木生火,火生土,土生金。相克是指木、火、土、金、水之间存在着有序的相互制约的关系。相克次序为金克木,木克土,土克水,水克火,火克金。五行的相生相克共同维持着五行系统的平衡和稳定(图3-1)。

2. 相乘和相侮　相乘是指五行中某一行对其所胜一行的过度克制。相乘次序同相克次序一致。相侮是指五行中某一行对其所不胜一行的反向克制,即反克。相侮的次序与相克的次序相反。五行的相乘相侮是不正常现象,用来说明自然界的异常变化和人体的病理现象。

（五）五行学说的应用

1. 说明五脏的生理功能及其相互关系

（1）以五行的相生关系说明五脏之间相互资生的关系

1）木生火:肝藏血,心主血脉,肝藏血以济心,有助于心主血脉功能的正常发挥,即木生火。

2）火生土:心阳之热可以温脾土,脾才能发挥主运化、生血、统血之功能,即火生土。

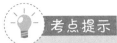

考点提示

五行相生、相克的次序

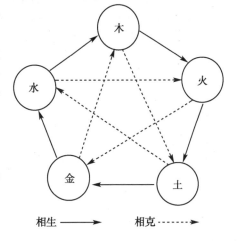

相生 ——　　　相克 --------

图 3-1　五行相生相克示意图

3）土生金:脾土的运化,可益气充肺,从而维持肺主气之功能,即土生金。

4）金生水:肺主气,职司清肃,肺气肃降则有助于肾精之闭藏和肾气之摄纳,又能促进肾主水功能的发挥,此即肺金滋养肾水,即金生水。

5）水生木:肾藏精,肝藏血,肾精可以化为肝血,此即肾水滋养肝木,即水生木。

（2）以五行的相克关系说明五脏之间相互制约的关系

1）水克火:肾水上济于心,可制约心火的偏亢,此即水克火。

2）火克金:心阳之热,可以制约肺气的清肃太过,此即火克金。

3）金克木:肺气肃降,可以抑制肝之气机上逆和肝阳之上亢,此即金克木。

4）木克土:肝气的疏泄,可防止脾湿之壅滞,此即木克土。

5）土克水:脾之运化,可以助肾主水的功能,防止水湿泛滥,此即土克水。

可见,五脏之间在生理功能上相互制约的关系,亦可运用五行相克理论来阐明。

2. 说明五脏病变的相互影响　五脏病变可以是子母相传或按相乘相侮顺序进行传变。

（1）相生关系的传变

1）母病及子：系疾病从母脏传变到子脏，如水不涵木，即肾阴不足，不能滋养肝阴，导致肝阴不足，肝阳上亢，临床出现腰酸、耳鸣、遗精、急躁易怒、失眠、健忘、眩晕、口干咽燥、五心烦热、颧红盗汗等症。

2）子病犯母：又称"子盗母气"，系疾病从子脏传变到母脏，如心肝火旺，是因心火亢盛导致肝火上炎，可先见心烦，后见易怒等症。

（2）相克关系的传变

1）相乘传变：如木可乘土，肝属木，脾属土，肝气横逆，可见烦躁易怒，胸闷胁痛，眩晕头痛等症；肝气犯脾则见厌食，纳呆，腹胀，便溏等脾失运化的症状。

2）相侮传变：如木火刑金，即肝火犯肺之证，临床一般先见胸胁疼痛，烦躁易怒，口苦，脉弦数等肝火亢盛之症，继之出现咳嗽，咯血，或痰带血丝等肺失清肃之症。

3. 用于疾病的诊断　由于五色、五音、五味等都与五脏相应，形成了一定的联系，这就为疾病的诊断提供了理论基础。因此，我们可以综合四诊材料，根据五行所属及其生克乘侮规律来推断病情。如面见青色，喜食酸味，两胁胀痛，脉弦，即可诊断为肝病。

4. 用于疾病的治疗、施膳　控制五脏疾病的传变及确立治疗原则，制订治疗方法。中医治疗也应遵循五行相生、相克的规律。如培土生金（肺病治脾）、滋水涵木（肝病治肾）等，就是五行学说在实践中的运用。在药膳的应用中，也必须注意到疾病的相互关联性，应当在辨证的基础上，从五行的相互关系来调配药膳原料。

三、藏象学说

藏象学说是研究脏腑的结构、生理病理、相互关系及其应用的学说。人体是以五脏为中心，这里重点介绍五脏的生理功能。

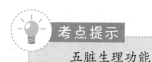

考点提示

五脏生理功能

五脏是指肝、心、脾、肺、肾。六腑是指胆、胃、大肠、小肠、膀胱、三焦。

知识链接

中西医所说脏腑的区别

首先是概念不同。五脏六腑是中医特有的概念，不仅是解剖学的概念，更多的是功能单位的概念，生理、病理学概念；而西医的脏腑主要是形态学概念。其次是功能上的不同。中医所说的一个脏包含西医多个脏的功能；而西医所说的脏的功能可能分散在中医多个脏腑之中。总之两者有某些相同的认识，但又有所不同，不可等同。

（一）心的生理功能

1. 主血脉　是指心具有推动血液在脉中运行、流注全身，保持脉管通畅，发挥血液的营养和滋润作用。

2. 心主神志　神有广义、狭义之分。广义是指生命活动总的外在表现；狭义主要是指人的精神、意识、思维活动。心主神志主要是指心主宰人的精神、意识、思维活动。

3. 心的生理联系　在体合脉，开窍于舌，其华在面，在液为汗，在志为喜。心与小肠相表里。

（二）肺的生理功能

1. 肺主气司呼吸 肺主气包括以下两个方面：

（1）肺主呼吸之气：是指肺通过呼吸运动，吸入自然界的清气，呼出体内的浊气，是体内外气体交换的场所。

（2）肺主一身之气：是指肺吸入自然界的清气，加上脾运化而来的水谷精气生成宗气，肺通过心脉使气布散全身，以营养各组织器官而维持正常生理活动。宗气与人的视听言动等有密切关系。

2. 肺主宣发、肃降

（1）肺主宣发：是指肺气具有向上升宣和向外布散的功能，主要包括呼出浊气和布散水谷精气和津液的功能。

（2）肺主肃降：指肺气清肃和向下通降的功能。主要包括吸入清气、下行水谷精气和保持呼吸道洁净的功能。

3. 肺主通调水道 是指肺具有疏通和调节水液运行的道路从而推动水液的输布和排泄的作用。

4. 肺的生理联系 在体合皮，其华在毛，开窍于鼻，在液为涕，在志为悲。肺与大肠相表里。

（三）脾的生理功能

1. 主运化 "运"，即运送；"化"，即消化吸收。水谷泛指各种饮食物。脾主运化主要是指脾具有把水谷化为精微，并将精微吸收、转输至全身的生理功能，并为气血化生提供原料。

2. 主统血 "统"，是统摄、控制的意思。脾主统血是指脾能统摄、控制血液在脉管之中运行而不逸出脉外的功能。

3. 主升清 "升"，即上升；所谓"清"，是指水谷精微营养物质。脾主升清具体体现：

（1）脾气上升：将水谷精微等营养物质吸收并上输于心肺，以营养全身。

（2）脾之升发：可以维持内脏位置的稳定。

4. 脾的生理联系 脾主肌肉四肢，其华在唇，开窍于口，在志为思，在液为涎。脾与胃相表里。

（四）肝的生理功能

1. 主疏泄 "疏"，即疏通；"泄"，即畅泄。指肝有舒畅、开展、调达、宣散、流通等以保持全身气机通畅的生理功能。

（1）调畅气机：肝能调畅气机，使气、血、津液正常运行。

（2）调节情志：肝的疏泄功能可使气机畅达，气血和调，精神愉悦，心情舒畅。

（3）促进脾胃消化：脾升胃降是食物消化吸收的过程，肝的疏泄功能，有助于脾升胃降及二者之间的协调平衡。

2. 主藏血 肝藏血是指肝脏具有储藏血液和调节血量的功能。血液生成后，一部分运行于全身，被各脏腑组织器官所利用；另一部分则由肝脏储藏，以备应急的情况下使用和濡养自身。

3. 肝的生理联系 肝主筋，开窍于目，其华在爪，在志为怒，在液为泪。肝与胆相表里。

（五）肾的生理功能

1. 主藏精 肾主藏精，即是说肾有贮存、封藏人身精气的作用。肾所藏的精，包括"先天之精"和"后天之精"两部分。所谓"先天之精",即禀受于父母的生殖之精,在人出生离开母体后,这精就藏于肾,成为肾精的一部分,它是代代相传、繁殖、生育的物质基础。所谓"后天之精",即主要是脾胃运化饮食水谷所化生的各种精微物质和脏腑之精盈余部分,注入肾脏中成为肾精的一部分。肾精具有促进生长发育、繁衍生殖及血液生成等生理功能。

2. 主一身之阴阳　肾阴,又称元阴、真阴、真水,是人体阴液之根本,为肾脏功能活动的物质基础,对人体各脏腑组织起着滋养、濡润作用。肾阳,又称元阳、真阳、真火,是人体阳气之根本,为肾脏功能活动的动力,对人体各脏腑组织起着推动、温煦作用。

3. 主水液代谢　是指肾有主持、调节体内水液代谢的功能。人体的水液,是通过脾胃的受纳、消化和运化,其精微部分转输于肺,通过肺的宣发肃降,使清者上升,浊者下降归于肾,注入膀胱成为尿。人体的水液代谢与肾的"气化"作用尤为密切。所谓"气化",是指肾中阳气的蒸化作用。肾阳蒸化水液,使水能气化,又能使气聚而为水。

4. 主纳气　肾主纳气,是指肾具有摄纳肺所吸入之清气而调节呼吸的功能。肾主纳气,可防止呼吸表浅,保证体内外气体的正常交换。具体来说,由肺吸入之清气必须下达于肾,通过肾来摄纳,方能保持呼吸运动的深沉和平稳,从而保证体内外气体得以正常交换。

5. 肾的生理联系　在体合骨(肾主骨)、生髓、通于脑,开窍于耳及二阴,其华在发,在志为恐,在液为唾。肾与膀胱相表里。

第三节　中医食疗药膳的药性理论

 案例

王某,女,27 岁。发热、烦躁、口渴、口苦、面红、脉数 2 天。
请问:1. 辨证为何证?
　　　2. 选择什么性味、归何经的药物为宜?

一、四气

四气,又称四性,指药(食)具有寒、热、温、凉四种不同的药(食)性。实际上可分为两大类,即

> **考点提示**
> 四气、五味的作用

寒凉与温热。寒凉性的药物或食物主要作用是清热泻火、解毒、滋阴等,主要用于温热性的病证或体质,如生地、银花、梨等。温热性的药物或食物具温中祛寒、温经通络、温阳化气、活血化瘀、温化痰饮水湿等作用,主要用于寒凉性的病证或体质,如肉桂、干姜、狗肉等。

另外,寒热之性不甚明显者称之为平性。平性药食性质多平和,养生、补养宜多用这类药食,尤宜于药膳中广泛应用。

二、五味

五味,指酸、苦、甘、辛、咸五种药(食)味。药食五味不明显者为淡味,所以,有时称六味。不同的味有不同的功效,具体来说:

1. 辛能散、能行　具有发散、行气、行血、健胃的功能,用于外邪犯表或邪毒需要外散

者。如生姜散邪,芫荽透疹,陈皮行气。

2. 甘能补、能和、能缓　具有滋养、补脾、缓急止痛、润燥等作用。用于机体虚弱或虚证,如党参、大枣;用于脾胃气虚,如粳米、鸡肉;用于气滞腹痛,如饴糖、甘草。

3. 酸能收、能敛　具有收敛、固涩、止泻的作用,多用于多汗、久泻、遗精、咳嗽。如五味子敛肺止咳,金樱子止遗精滑泄。

4. 苦能燥、能泄　具有清热、泄降、燥湿、健胃作用,多用于素体偏热或热邪为患的病证。如苦瓜常用于清热解毒;黄连用于清热,治疗热病。

5. 咸能软、能下　具有软坚、润燥、补肾、养血、滋阴作用。如海藻、昆布等有软坚散结作用,用于瘰疬、痰核、痞块;淡盐水能通便秘,用于大便秘结;淡菜、鸭肉补肾;乌贼、猪蹄补血养阴等。

五味之外,淡能渗利,具有渗湿利尿功效,用于水肿、小便不利,如冬瓜、薏苡仁。味涩的药食具有收敛固涩的功能,如石榴皮等可止泻。

三、升降浮沉

药物、食物的升降浮沉是指其在人体内的作用趋向。升是功效上行,降是功效下降,浮指功效发散,沉指功效内行泻下。

一般来说,凡升浮的药物、食物,多具有祛风、发表、散寒、升阳、开窍、涌吐、引药上行的功效,常用于邪犯肌表,卫气不能宣发;风寒之邪阻滞经脉,气虚下陷,气血不畅;瘀血痰浊上逆,蒙闭心窍;邪停胃脘胸膈,或病在上焦者,均可用升浮的药物、食物以升发阳气,发散外邪,以祛除邪气。

凡沉降的药物、食物,多主向内下行,具有清热、利水渗湿、泻下、消积导滞、潜阳镇逆、止咳平喘、安神镇惊、引药下行等功效,主要用于病势上逆,不能下降的病证。如邪热壅盛的热证,水湿积聚的肿满证,热结胃肠的腑实证,积滞不化,肝阳上亢、肺气上逆、心神不宁、胃肠气逆等证。

药物、食物的升降浮沉与其本身质地有关。一般而言,质轻者常具升浮特性,质重者多有沉降功能。如苏叶、菊花等能升浮,莱菔子、枳实等多沉降。但也有例外,如"诸花皆升,旋覆花独降","诸子皆降,蔓荆子独升"。

升降浮沉还受药物、食物的性味和加工炮制的影响。如味辛甘淡、性温热的药食升浮,味苦酸咸、性寒凉的药食沉降。酒炒升,醋炒敛,盐炒下行,姜炒散。

临证时应考虑病变部位的不同,选择作用趋向不同的药食。如病位在胸膈上者,不可用沉降药食以引邪深入,只能用升浮药食以上升发散;病势上逆者,不能用升浮药食,只能用潜镇药食以导邪下行,否则邪势加剧。违反了这一基本原则,非但不能治愈疾病,反而可使病情加重。

四、归经

药食归经主要是指药物或食物对机体某部位的选择性作用。药物或食物的归经有些是根据五行属性理论推衍出来的,如熟地色黑入肾,能补肾精;酸枣仁味酸入肝,补肝血而安神。但更多还是在长期的临床实践中,根据疗效而概括确立的。如白果能定喘,入肺经;淮山药能治溏泻,入脾经。

五、毒性

古代药物毒性的含义较广,常常把毒药看作是一切药物的总称,把药物的偏性看作是药物的毒性。现代所指药物、食物的毒性,主要是指药物、食物对人体的伤害作用。对具有毒性的药物、食物原料,应用时应掌握以下两条基本原则:一是药物、食物原料的毒性毒理应充分掌握,不可乱用;二是对有毒性作用的药物、食物原料要严格掌握其用量用法。如白果常用量可止咳平喘,但过量可引起中毒;生半夏有毒但用生姜炮制后,可减轻其毒性。

药膳终究是膳食,所以选料时应尽量避免毒性、烈性较强的原料,以避免用膳者的畏惧心理,增强其对药膳功效的信心,能较长时间服用而达到调理的目的。

第四节　中医食疗药膳的配伍理论

 案例

生脉饮由人参10g、麦冬15g、五味子10g组成,水煎取汁用治气阴两虚证,如气短乏力,口渴多汗,舌红脉细数。

试分析其组方原则、方法。

配伍是指将不同的原料进行搭配使用。主要目的在于提高疗效,减少不良反应。

一、食疗药膳配伍原则

中医组方有"君、臣、佐、使"的原则。在食疗药膳组方时也应遵循这一原则,其含义是:

1. 君料　就是针对主因、主证或主要体质起主要调治作用的药物或食物。

2. 臣料　有两个含义:一是协助主料加强其调治主因、主证或主要体质的药物或食物;二是针对兼病、兼证起调治作用的药物、食物。

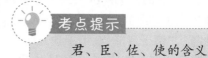 **考点提示**

君、臣、佐、使的含义

3. 佐料　有三方面含义:一是加强君、臣药物、食物的调治作用,或直接调治次因、兼证或次要症状;二是减轻或消除君、臣药物、食物的毒性或烈性;三是反佐,与君、臣药物、食物性味相反而能在治疗中起相成作用的药物、食物。

4. 使料　有两种意义:一是引经作用,即能引方中诸药、食物直达病所;二是协调作用,即具有调和诸药、食物的作用。

如四君蒸鸭主要是由党参、白术、茯苓、嫩鸭组成,加姜、葱、盐、酒等烹调,用以治疗脾胃气虚所致的食少、腹胀、便溏、面黄、声低、四肢乏力,舌淡,脉细弱等症。方中党参具有良好的补气、健脾作用为君;白术是健脾良药,鸭子健脾补虚,两者皆可提高党参的补气作用为臣;方中佐以茯苓,其健脾作用更强;姜、葱、盐、酒调味,具有调和诸药、食物的作用为使。

食疗药膳是以膳食为主,在临证运用时,应遵循但不必拘泥于"君、臣、佐、使"原则,切勿死搬硬套,而应灵活运用。

二、食疗药膳配伍的选料方法

食疗药膳配伍的选料主要注意如下六个方面：

1. 单行　单一物料的独立使用。如独参汤。

2. 相须　性味功效相似的食物或药物配合运用后可相互增强功效。如党参配北芪，能增强其补气的功能。

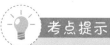

3. 相使　功效相似的药食相配，主辅分明，辅料能提高主料的功效。如治疗中暑可用石膏竹叶粥，本方以石膏清热为主，以竹叶清心、米粥养阴为辅。

4. 相畏　或称"相杀"。一种物料能减轻或消除另一物料的不良反应或毒性。如紫苏与鱼虾相配，紫苏能解鱼虾的毒性。

5. 相恶　两种物料相互配伍时功效降低，甚者相互抵消。如人参恶萝卜。

6. 相反　指两种物料相互配伍时，能产生毒性或副作用。如蜜反生葱。

相须、相使、相畏（相杀）在配膳时应当加以利用；而相恶、相反属配伍禁忌，应当防止出现。

三、食疗药膳配伍禁忌

食疗药膳配伍禁忌主要有"十八反"，"十九畏"，妊娠禁忌，药食禁忌等。

1."十八反"　乌头反半夏、瓜蒌、贝母、白蔹、白及；甘草反海藻、大戟、芫花、甘遂；藜芦反人参、丹参、沙参、玄参、苦参、细辛、芍药。

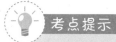

2."十九畏"　硫黄畏朴硝，水银畏砒霜，狼毒畏密陀僧，巴豆畏牵牛，丁香畏郁金，牙硝畏三棱、川乌、草乌畏犀角，人参畏五灵脂，官桂畏赤石脂。

3. 妊娠禁忌　分为禁用和慎用。禁用多系剧毒药，药性峻猛，堕胎作用强的药物或食物。如麝香、水蛭等。慎用主要是活血化瘀、行气、攻下、温里药中的部分药物或食物。如桃仁、枳实、枳壳、芦荟、附子、肉桂等。

4. 药食禁忌　是指药物与食物的配伍禁忌。如古人说的常山忌葱，地黄、首乌忌葱、蒜、萝卜，薄荷忌鳖肉，茯苓忌醋，鳖甲忌苋菜，蜜反生葱等。另外还应注意病情体质的饮食禁忌。

第五节　中医食疗药膳的治法理论

　案例

赵某，男，52岁，自述最近常常失眠，梦多易醒，伴有心慌气短，神疲乏力，头晕目眩，食少无味，便溏，面色苍白，舌淡、苔白，脉细弱。

请问：1. 辨证是何证候？

2. 主要治疗方法是什么？

不同的病证,不同的体质当选用不同的治法。临证主要有如下九大治法。

一、汗法

凡具有宣散外邪,发汗解表,解除表证的治法,称汗法。

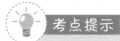

考点提示

九大治法的含义

解表药膳主要分为散寒解表(辛温解表)和疏风清热(辛凉解表)两类。辛温解表方如生姜红糖茶等;辛凉解表方如桑菊薄荷饮等。

二、温法

凡具有祛除寒邪功效,用于治疗里寒证的治法,称为温法。
如用于脾胃虚寒的黄芪建中鸡等;用于寒湿凝滞痛经的仙术汤。

三、清热法

是指具有清热泻火、凉血解毒功效,用于治疗阳热病证的治法。如石膏粳米粥等。

四、消法

凡通过消导和散结作用,以祛除气、血、痰、食、水、虫等有形之邪的停滞结聚,使之逐渐消散的方法,称为消法。有形之邪种类较多,消法范围也比较广泛,如消食导滞、化痰、祛湿、杀虫、消坚散结、活血消癥散瘕等均具有"消"的含义,但消法主要指消食导滞、消癥散瘕,多用于饮食积滞,肿块等病证。如消食导滞药膳方:山楂萝卜汤等。

五、下法

凡能通导大便,使滞留于肠道的宿食、燥屎、实热、冷积、瘀血、痰结、水饮等有形实邪从下而解的方法,称为下法。可分为润下法和寒下法等,润下法如用麻仁润肠丸润肠通便;寒下法如用蕹菜落葵汤泻热通便。

六、补法

凡能补益人体正气,提高人体的抗病能力、康复能力,用于调治人体气血阴阳不足的药膳,称为补益类药膳。

补气药膳:主要用于气虚证,症见肢倦无力、气短懒言、动则气喘、面色无华、食欲减退、便溏腹泻、自汗、舌淡脉弱等。如黄芪蒸鸡。

补血药膳:主要用于血虚证,症见眩晕、失眠、多梦、神疲心悸、肢体麻木、面色无华、舌质淡白、脉细弱等。如阿胶鸡蛋羹。

气血双补药膳:用于既有气虚又有血虚的证候。如当归补血汤。

补阴药膳:用于阴虚病证,症见失眠、便秘溲赤、潮热盗汗、口燥咽干、五心烦热、脉象细数等。如桑椹膏。

补阳药膳:主要用于阳虚证,症见畏寒怕冷、腰膝酸痛、小便清长或尿频、阳痿早泄、脉象细弱等。如枸杞羊肉汤。

七、理气法

凡具有行气、降气作用,用于气滞、气逆状态的治法,称为理气法。

行气药膳：凡具有疏通气机，促进气血运行，具有消除瘀滞作用的药膳，均称行气药膳。用于胸胁腹部胀满疼痛、嗳气不舒等病证。如佛手玫瑰茶。

降气药膳：凡具有降逆作用，用于气逆呃逆、呕吐、喘急等病证的药膳称降气药膳。如生姜橘饼饮。

八、理血法

凡以疏通血脉，消除体内瘀血及制止体内或体外各种出血为主要作用的治法称为理血法。

其中，活血化瘀药膳主要用于血行不畅或瘀血内阻的各种状态，如经闭、肿块，跌打肿痛等，如田七鸡汤。

止血药膳是主要用于制止体内外各种出血的一类药膳。如二仙饮。

九、祛湿法

凡具有燥湿化浊、利水渗湿、通淋、退黄作用，用于治疗水湿内停、黄疸、淋证等病证的治法称为祛湿法。

燥湿化浊药膳：用于湿阻中焦，胸脘胀闷，不思饮食，呕吐泻利等。如半夏山药粥。

利水渗湿药膳：用于水湿停聚所致胁腹胀满，面目浮肿，小便短少等，如鲤鱼冬瓜羹。

利水通淋药膳：用于癃闭，小便淋沥点滴作痛等，如茅根赤豆粥。

利湿退黄药膳：用于湿阻引起的黄疸，如茵陈干姜薏仁粥。

本章小结

　　本章主要讲述食疗药膳的中医基本特点和基础、药性、配伍和治法四大理论。其中，阴阳、五行学说主要阐述阴阳、五行的概念、特征、属性、相互关系及其应用。藏象学说主要叙述五脏的生理功能及其生理联系。

　　食疗药膳的药性理论主要包括四气、五味、升降浮沉、归经、毒性等内容。

　　食疗药膳的配伍理论主要阐明君臣佐使的组方原则和注意，单行、相须、相使、相畏（相杀）、相恶、相反六个方面的选料以及十八反、十九畏、妊娠禁忌和药食禁忌等内容。

　　食疗药膳的治法理论主要叙述汗、温、清、下、消、补、理气、理血、祛湿共九法的含义和适应证。

（林家廉）

 目标测试

A1 型题

1. 下列不宜用阴阳来概括的是

    A. 内与外　　　　　　B. 出与入　　　　　　C. 男与女

    D. 水与火　　　　　　E. 上升与外出

2. 下列不可归属于"金"的有

    A. 爪　　　　　　　　B. 皮　　　　　　　　C. 毛

    D. 鼻　　　　　　　　E. 大肠

3. 心病传变到肺,属于五行的
   A. 相乘　　　　　B. 相侮　　　　　C. 母病及子
   D. 子病及母　　　E. 以上均不正确

4. 肾的主要生理功能是
   A. 主气　　　　　B. 纳气　　　　　C. 调气
   D. 载气　　　　　E. 行气

5. 脾的功能是
   A. 主血　　　　　B. 藏血　　　　　C. 统血
   D. 行血　　　　　E. 运血

6. 下列哪项有误
   A. 心在体合脉　　B. 肺在体合鼻　　C. 脾在体合肉
   D. 肝在体合筋　　E. 肾在体合骨

7. 寒凉药的作用是
   A. 暖肝散结　　　B. 温里散寒　　　C. 清热解毒
   D. 补火助阳　　　E. 回阳救逆

8. 具有沉降性质的性味是
   A. 苦温　　　　　B. 辛温　　　　　C. 苦寒
   D. 甘寒　　　　　E. 咸温

9. 古代认为"毒性"的含义是
   A. 药物的毒性　　B. 药物的偏性　　C. 药物的副作用
   D. 药物的疗效　　E. 药物的总称

10. 属于十八反的配伍药对是
   A. 甘草与海藻　　B. 丁香与郁金　　C. 人参与五灵脂
   D. 三棱与莪术　　E. 川芎与牛膝

A2 型题

11. 张某,30 岁,经期出现腹痛绵绵,喜温喜按,月经量少、色淡,舌质淡红、苔薄白,脉沉弱。宜选用何类食物为好
   A. 温热类食物　　B. 寒凉类食物　　C. 温补类食物
   D. 清热类食物　　E. 补阴类食物

12. 患儿王某发热 2 日(39℃),微恶寒,流黄涕,咽痛,汗出,苔薄黄舌质偏红,脉浮数。中医辨证属
   A. 风寒束表　　　B. 风热袭表　　　C. 暑湿袭表
   D. 阳虚外感　　　E. 燥热表证

B1 型题

(13 ~ 14 题共用备选答案)
   A. 甘味　　　　　B. 酸味　　　　　C. 辛味
   D. 苦味　　　　　E. 咸味

13. 具有收敛作用的是
14. 具有清热作用的是

（15～16 题共用备选答案）

    A. 相须   B. 相使   C. 相畏

    D. 相反   E. 相恶

15. 两种药物合用，一种药物能降低另一种药物的功效，其配伍关系属于

16. 两种药物合用，产生毒性或毒性加强的是

第四章 药膳制作的基本技能

学习目标

1. 掌握:药膳的常用制作方法和药膳的制作要求。
2. 熟悉:药膳原料的炮制方法和药膳原料的炮制目的。
3. 了解:药液制备的常用方法。

第一节 药膳原料的炮制

案例

王某,女,50岁,5天前行肠道息肉切除术后出院。回家后,患者精神萎靡,食欲不振。医生认为患者属于术后脾胃虚弱所致,家属咨询医院营养科,想给患者做些健脾养胃的药膳。

请问:1. 可以建议患者家属制作什么类型的药膳?
      2. 请提供药膳的具体制作方法。

药膳原料的炮制,是指在药膳烹调、制作之前对药膳原料进行初步的基本的加工,为进一步烹调、制作提供条件的技术。

一、炮制目的

(一)除去杂质和异物,保证药膳纯净

未经炮制的原料多带有一定的泥水杂质、皮毛、筋膜等非食用部分,制作药膳前必须经过严格地分离、清洗,以备制膳之用。

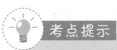

考点提示

药膳原料的炮制目的

(二)矫正不良气味,增强药膳的美味

某些原料有特殊的不良气味,不易为人所接受,如羊肉的膻味,紫河车的血腥,鲜笋的苦涩等,必须经过炮制以消除不良气味,方能制作出美味的药膳。

(三)选取适用部位,发挥更好疗效

很多原料的不同部位具有不同作用,如莲子肉补脾止泻,莲子心清心除烦,莲房止血等。在药膳制作前选取与药膳功效最相宜的部分,更好地发挥药膳的功效。

（四）缩短药膳的制作时间

通过切制、研磨等前期炮制，使药膳原料由大变小，可缩短药膳的制作成熟时间，既节约能源又利于进食者的咀嚼与消化，可满足不同人群对药膳的多种要求。

（五）降低或消除药物的毒性或副作用

为防止毒性影响，必须对有毒原料进行炮制加工以消除或减轻毒性。如半夏生用可出现呕吐、咽喉肿痛、失声等毒副作用，而经炮制后即可降低或消除上述毒副作用。

（六）改变或缓和药物的性能

药物不同，性味不同。为了更好地适应实际需求，或避免性味偏盛带来的副作用，可通过炮制转变或缓和药物的性能。如生地性寒，可清热凉血、养阴生津，炮制成熟地后则性温，偏于滋阴补血。

（七）增强原料功能，提高药膳的效果

未经炮制的某些原料作用不强，需经炮制以增强作用。如茯苓经乳制后可增强滋补作用，香附醋制后易入肝散邪，雪梨去皮用白矾水浸制能保持色鲜、增强祛痰作用。

二、炮制方法

（一）净选

选取原料的应用部分，除去杂质与非药用部分，以适应药膳的要求，常根据不同原料选用下述方法

1. 筛选　拣去或筛除泥沙杂质，去除霉变、虫蛀部分。
2. 刮　刮去原料表面的附生物与粗皮。如将杜仲、肉桂去粗皮。
3. 火燎　在急火上快速烧燎，除去原料表面绒毛或须根，但不能使原料内质受损。如将鹿茸燎后刮去茸毛，将禽肉燎去细毛。
4. 去壳　硬壳果类原料需除去硬壳，这样制膳才易熟烂出味，如核桃去壳取肉，动物类原料去蹄爪或去皮。
5. 碾　除去原料表面非食用部分，如将刺蒺藜、苍耳碾去刺，或将原料碾细备用。

（二）浸润

用水对原料进行加工处理，但有些原料的有效成分溶于水，处理不当则容易丢失，故应根据原料的不同特性选用相应的处理方法。

1. 洗　除去原料表面的泥沙、异物。绝大多数原料都必须清洗。
2. 泡　质地坚硬的原料可先浸泡，使其软化，便于烹饪制作。蔬菜类经浸泡更可去除残留农药。
3. 润　不宜水泡的原料可用不同的液体浸润，使其软化而又不至于丢失有效成分。浸润常有下列各种方法。
（1）水润：如清水润燕窝、贝母、虫草、银耳、蘑菇等。
（2）奶汁润：多用牛、羊乳，如润茯苓、人参等。
（3）米泔水润：常用于消除原料的燥性，如润苍术、天麻等。
（4）药汁润：常用于使原料具有某些药性，如山楂汁浸牛肉干、吴茱萸汁浸黄连等。
（5）碱水润：常使用5%碳酸钠溶液或石灰水，润发鱿鱼、海参、鹿筋、鹿鞭等。

（三）漂制

漂制是用适量水多次漂洗药材。适用于毒性药材、用盐腌制过的药物及气味腥臭异常

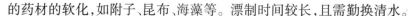

的药材的软化,如附子、昆布、海藻等。漂制时间较长,且需勤换清水。

(四)切制

对干品原料经净选、软化后,或新鲜原料经洗净后,根据性质的不同、膳肴的差异,切制成一定规格的片、块、丁、节、丝等不同形状,以备制膳之用。切制要注意刀工技巧,其厚薄、大小、长短、粗细等应整齐划一,方能保证膳品的外观。

(五)炒制

将原料置炒制容器内,用不同火力加热,并不断翻动或转动使之达到规定要求。具体可分为以下几种:

1. 清炒法 不加任何辅料,将原料炒至黄、焦、炭的方法。

(1)炒黄:将原料放入锅内炒至表面呈淡黄色,可使原料松脆,利于有效成分煎出或粉碎。如炒黑芝麻,炒莱菔子等。

(2)炒焦:将原料在锅内炒至外黑存性,能增强药物消食健脾的功效或减少药物的刺激性,如焦山楂、焦栀子。

(3)炒炭:将原料在锅内炒至为炭存性,可使药性增强或产生止血、止泻作用,如姜炭、乌梅炭等。

2. 麸炒法 先将麦麸在锅内炒至微微冒烟,再加入原料炒至表面微黄,筛去麸后冷却备用,可避免油脂过多或气味燥烈,并可增强健脾益胃的功效,如麸炒白术。

3. 米炒法 将大米等与原料在锅内同炒,以米炒黄为度,可增强健脾和胃的功效,如米炒党参。

4. 盐炒或砂炒法 先将油制过的盐或砂在锅内炒热,加入原料,炒至表面酥脆为度,筛去盐、砂即成。可使质地坚硬的药材酥脆便于药膳的制作,更可祛除腥臭味,如炒鳖甲等。

(六)煮制

清除原料的毒性、刺激性或涩味,减少其不良反应。根据不同性质,将原料与辅料置锅内加水过药面共煮。煮制时限应据原料情况而定,一般煮至无白色或刚透心为度。如加工鱼翅、鱼皮。

(七)蒸制

将原料置适当容器内蒸至透心或特殊程度。如熊掌经漂刮后加酒、葱、姜蒸2小时后进一步加工。

(八)炙制

将净选或切制后的原料与液体辅料拌炒,使辅料逐渐渗入药物组织内部。用蜜炒为蜜炙,可增强润肺作用,如蜜炙甘草;酒与原料同炒为酒炙,如酒炙川芎;原料与盐水拌过,晾微干后炒为盐炙,如盐炒杜仲;原料与植物油同炒为油炙;加醋炒为醋炙,如醋炒元胡。

三、药液制备方法

药液的制备,是为了保证药膳质量的稳定,保持药物、食物有效成分在制作膳品时不被破坏,由此采用现代技术提取药物、食物的有效成分,精制成药液,留待备用的方法。原则是使用不同溶剂将所需成分尽可能提出,不提或少提其他成分。要求溶剂有良好的稳定性,不与原料起化学反应,对人体无毒无害。

（一）提取

1. 煎煮法　多用水作溶剂，煮沸提出有效成分。适用于有效成分溶于水，且对湿、热较稳定的原料的提取，如杜仲汁、鸡汁的提取，此法提取率高，多数有效成分可提出。

2. 渗漉法　将适度粉碎的药膳原料置渗漉筒中，由上部连续加入溶剂（常用乙醇，酸性或碱性溶液），从下部收集渗滤液而提取药材、食品成分的方法。适用于贵重、有效成分含量低的原料的提取。

3. 蒸馏法　将含有挥发性成分的药膳原料与水或水蒸气共同加热，使挥发性成分随水蒸气一并馏出，并经冷凝提取挥发性成分的方法。适用于挥发性、能随水蒸气蒸馏的药材、食品成分的提取。如玫瑰花、金银花等有效成分的提取以及玫瑰露、金银花露等的制备。

4. 回流法　用易挥发的有机溶剂（常用乙醇）提取药膳原料成分，其中挥发性溶剂馏出后又被冷凝，流回浸出器中以浸提药材、食品，这样周而复始直至有效成分提取完全的方法。适用于质地较硬、浸渍法提取较难的原料的提取。如川贝、冬虫夏草等有效成分的提取。

（二）过滤

滤除沉淀，获取澄明药液的方法，主要有如下方法。

1. 常压过滤法　多用于原料提取液首次过滤，滤过层多用纱布，滤器常用漏斗。

2. 减压过滤法　减小滤液下面的压力，以增加滤液上下之间的压力差，使过滤速度加快。可用抽气机或其他抽气装置。

3. 瓷质漏斗抽滤法　将瓷质漏斗与抽滤瓶连接，塞紧橡皮塞，以 2～3 层滤纸平铺于漏斗内，加入少量去离子水，抽紧滤纸，加入适量药液，即可开始抽滤。

（三）浓缩

从原料中提取的溶液，一般单位容积内有效成分含量低，需提高浓度，以便精制。常用浓缩方法有蒸发浓缩和蒸馏浓缩。

1. 蒸发浓缩法　通过加热使提取液水分蒸发进而浓缩精制的方法。本法是浓缩提取液的重要手段，常用方法有常压蒸发浓缩和减压蒸发浓缩。常压蒸发浓缩适用于有效成分耐热，而且溶剂无燃烧性、无毒害、无经济价值的提取液的浓缩；减压蒸发浓缩适用于有效成分对热不稳定的提取液的浓缩，本法既能浓缩提取液又能回收乙醇等溶剂，为目前较为先进的蒸发浓缩方法。

2. 蒸馏浓缩法　将提取液在蒸馏器内加热到汽化，通过冷凝回收溶剂，同时浓缩精制提取液的方法。本法常用于有机溶剂浸提原料的提取液，以便回收溶剂，降低成本。蒸馏浓缩法又分为常压蒸馏浓缩、减压蒸馏浓缩两种，前者适用于有效成分受热不易破坏的提取液的浓缩；后者适用于有效成分遇高温易破坏的提取液的浓缩。

第二节　药膳的制作工艺

一、药膳的制作特点

药膳不同于普通膳食，除色、香、味、形俱佳外，还应具有养生保健，防病治病的作用。

（一）药膳原料的选择

选料应注意以下几点：

1. 药膳中各种原料均要求清洁卫生,不变质,无污染。

2. 药膳中原料应以食物为主,药物为辅。

药物性原料的选择,从以下几方面综合考虑：

1. 性味比较平和。

2. 作用比较缓和。

3. 无毒副作用。

4. 最好具有一定的可食性。

一般来讲,既可食用,又作药用的天然之品较为适宜。如枸杞子、天麻、茯苓、麦冬、菊花、黄精、紫苏、肉桂等。

（二）药膳的烹调特点

由于药膳含有中药,同时中药又作为药膳主要起"功效"的原料,因此,药膳制作必须既要充分烹饪出有效成分,又要避免药物有效成分损失,以期更好地发挥药效。传统的药膳加工方法如煮法、炖法、蒸法等热菜类菜肴制法,以及汤羹、药粥等制法,通过水、油等溶媒与温度的作用,可使药物的有效成分充分地溶解析出,同时也不易破坏、损伤其有效成分,所以这些制法在药膳中最为常用。

（三）药膳的调味

药膳制作的口味,一般主张清淡为上,以鲜、香、甜、咸为主,不宜味浓香烈,或辛辣、甜、咸过度。多数药膳常用甘甜、甘淡或无不良气味的药物,少有辛酸苦辣。一般情况下,药膳经加工制作后都具有其自身的鲜香口味,因此,不宜再用调味料改变其本味。少数药膳可能稍稍配伍了一些非甘甜、甘淡气味或具不适气味的药物,此时根据具体情况,药膳加工制作可酌情适量选用糖、盐、味精、料酒等味佳的调味料。

二、药膳的制作要求

（一）中医药知识与烹调技术结合

药膳原料必须有药物,而药物的性能功效与药物的准备、加工过程常常有着密切的关系。如难于溶解的药宜久煮才能更好地发挥药效;易于挥发的药物则不宜久熬,以防有效成分损失;气虚类药膳不宜多加芳香类调味品,以防耗气伤气;阴虚类药膳不宜多用辛热类调味品,以防伤阴助热等。药膳制作时,既要遵循中医药的知识,掌握药物与食物的特性,辨证选料,因病因体制宜配制药膳;同时又要从传统的烹调技术与方法中,选择适宜用膳者的膳型和烹调方法进行。

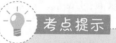

考点提示

药膳的制作要求

（二）药性与食性的密切结合

药物的选用与配伍,必须遵循中医理法方药的原则,注意药物与药物,药物与食物,药物与配料、调味品之间的性效组合。任何食物和药物都有其四气或四性、五味,对人体五脏六腑功能都有相应的促进或制约作用,只是常用药物的性味更为人们所强调。按照同性相助、相须为用的原理,必须选择药性与食性相一致的原料来配制膳品,以协同增效。同时,又要注意配伍禁忌,避免药食性能不一致,甚至相制、相反的情况,以免引起不良反应,失去药膳之效。

（三）注重药效与讲究形、色、香、味的结合

药膳不同于普通膳食就在于药膳具有保健防病、抗衰美容等保健治疗作用。首先应尽最大可能保持和发挥药食的这一功能。但作为膳食，它又具有普通膳饮的作用。而普通膳食必须在色、香、味、形诸方面制作加工出特点，才能激发用膳者的食欲。因此，药膳制作，必须注重药效，

围绕"药效"来制作具有形、色、香、味的膳品。特别是在制作菜肴类药膳时，更要做好药效与膳品形、色、香、味的结合。

三、药膳的制作方法

（一）热菜类药膳制作方法

热菜类药膳是最常见的药膳菜肴之一，餐馆或家庭厨房均有广泛应用。其制法多样，为充分发挥药膳菜肴保健、预防、治疗功效，通常多采用以水或蒸汽作为传热介质的烹调方法，如炖、煮、蒸、熬、煨、焖、炒等法。

1. 炖　是将经过前期加工处理后的食物原料与药物同置于锅内，放入清水及调味料，先旺火加热至沸，再用小火加热 1 ~ 3 小时，将原料炖至成熟酥烂的加工方法。炖制的药膳菜肴大多具有汤汁清澈、菜质酥烂、口味鲜醇的特点，如归参炖母鸡。

2. 煮　是将经过前期加工处理后的食物原料与药物同置于锅内，加适量清水或汤及调味料，先用旺火烧沸，再改用中小火加热至原料成熟的加工方法。特点是清鲜可口，如芡实煮老鸭。

3. 蒸　是利用水在煮沸过程中所形成的蒸汽对原料进行加热并使其成熟的加工方法。常用的蒸法有以下五种：

（1）清蒸：是指将加工好的食物原料和药物同置于容器内，加入适量清水或汤及调味料，上笼蒸熟的制法，如灵芝蒸甲鱼。

（2）粉蒸：是指将加工好的食物原料放于容器内，用适量调味料和少量汤汁调味拌匀，放入药汁和适量米粉再拌匀，然后上笼蒸熟的制法，如荷叶粉蒸鸡。

（3）包蒸：将药物与食物拌好调料后，用菜叶或荷叶包紧，上笼蒸，如荷叶凤脯。

（4）扣蒸：将药食拌好调料后整齐排放于选定容器内，上笼蒸熟，然后翻扣置于碗、盆中上席。选择容器时，应注意造型美观，如天麻鲤鱼。

（5）封蒸：将药食拌好调料后，装入容器内，用绵纸封口，上笼蒸熟，如黄芪蒸鸡。

4. 熬　将药物与食物置于锅中，注入清水，武火煮沸后改用文火，熬至汤汁稠浓。烹制时间较炖更长，多需 3 小时以上，适用于胶质含量高的原料。特点是色深汁稠，味浓可口，如驻颜神妙方。

5. 煨　是将已经切制加工的食物原料经焯水或煸炒，再与中药同置于锅内，加适量清水和调味料，用旺火热沸，撇去汤面浮沫，再用中小火长时间加热的加工方法。一般具有汤汁浓白、质感酥烂、口味鲜香醇厚的特点，如川贝雪梨煨猪肺。

6. 焖　将已经切制加工好的食物与药物，用油炝成半成品后，置于锅内，加入姜、葱、盐等调味品和适量汤汁或清水，盖紧锅盖，用小火焖至熟烂。具有酥烂可口，汁浓味厚的特点，如参芪鸭条。

7. 炒　是将经过前期加工处理后的小型原料放已加入少量油的锅内，用旺火加热，快速翻炒至原料成熟的加工方法。特点是烹制时间短，汤汁少，成菜迅速，鲜香入味，或滑

嫩,或脆生。有生煸、回锅、滑炒、软炒、干煸的不同。

其他如烩、扒、卤、烧、扒丝、挂霜等烹调法也是药膳热菜的常用加工方法。

知识链接

老火汤

老火汤又称广府汤,是广东地区汉族传统名菜。即广府人传承数千年的食补养生秘方。慢火煲煮的中华老火靓汤,火候足,时间长,既取药补之效,又取入口之甘甜,是调节人体阴阳平衡的养生汤,更是辅助治疗恢复身体的药膳汤。

（二）凉菜类药膳制作方法

凉菜类药膳,是用食物或药物原料,进行生品加工制作,或是用药食原料经制熟处理后,再经加工调制后冷食的菜肴。

1. 拌　将药膳原料的生料或已凉后的熟料加工切制成一定形状,再加入调味品拌合制成。拌法简便灵活,用料广泛,易调口味。特点是清凉爽口,可理气开胃。有生拌、熟拌、温拌、凉拌的不同。

2. 腌　将可以生食的蔬菜、水果等原料浸在调味卤汁中,或用调味料拌匀,腌制一定时间以排除原料中的部分水分,使原料入味的成菜方法。

3. 炝　将原料切制成所需形状,经加热处理后,加入各种调味品拌匀或再加热花椒炝成药膳。特点是口味或清淡,或鲜咸麻香。炝法又分普通炝与滑炝两种。

4. 冻　将富含胶原蛋白的原料,经煮制、卤制或酱制,在原料成熟、酥烂的过程中,原料中的胶原蛋白会逐渐析出与汤融和,待其冷却后,汤汁即凝固成冻的加工方法。

（三）药粥的制作方法

药粥,是将部分药物的治疗作用和米粥健脾养胃、补中益气的食疗效果有机地结合起来,寓药物于米粥之中,具有扶正祛邪、不伤正气、易于消化的特点,是年老体衰和病后食少常用的膳型。

1. 谷米与药物同煮法　一般多用鲜品药物和食物,或一些易于煮烂、多具补益作用的干品药物和食物,经洗净等加工处理后,与米谷一同置锅内,加水适量,用中、小火煮制成粥,可视口味习惯,酌加糖或盐以调味,以粥代餐。这种方法应用最为普遍,如薏米莲子粥。

2. 先煮谷米,后下药物同煮法　用此法一般先将谷米淘净,置锅内,加适量清水煮沸,待米粒煮至膨胀开时,再加入经过前加工处理的药物或其他食物原料,与其同煮至药味析出、原料酥烂、粥汤黏稠时即成,如何首乌粥。

（四）药膳饮料制作方法

药膳饮料包括药酒、保健饮料、药茶等。

1. 药酒配制法　药酒制作简单、起效迅速、保存期长、使用便捷,是药膳之中历史悠久、富有特色的品种。取酒性温通,活血通络,以行药力。民间多用浸泡法制作,即用白酒、黄酒为基料,根据病情和养生强体的需要,选择适当的药物和食物,配制浸泡而成。药酒是常用的保健治疗性饮料,具体制作有冷浸法、热浸法、酿造法等不同工艺。

2. 保健饮料制作法　以药物、水、糖为原料,通过浸泡、煎煮、蒸馏等方法提取药液,再经沉淀、过滤、澄清后,加入冰糖或蜂蜜调制而成。特点是生津止渴,养阴润燥,如石膏乌梅饮。

3. 药茶的制作方法　将药物与茶叶相配,置于杯内,冲以沸水,盖闷 15 分钟左右即可饮用,也可根据习惯加白糖、蜂蜜等;或将药物加水煎煮后滤汁当茶饮;或将药物加工成细末或粗末,分袋包装,临饮时以开水冲泡。特点是清香醒神,养阴润燥,生津止渴。药茶取材容易、使用方便、节省原料、减少开支,是传统药膳之中深受老百姓喜爱的种类之一。

（五）药膳面点制作方法

药膳面点是在普通面点制作的基础上,在面团、配料或馅心以及部分面点的汤汁中添加适量的药物或药物成分所制成的特殊面点。制作时应根据病情或保健的需要,按一定比例选配药物,并分别研制成细嫩的米粉和药粉,将米粉(或面粉、豆粉)与药粉和匀,加水揉合搓制,再按面点制作方法,加工成各种形状的食品,烘烤干燥,以便食用和贮存。限于篇幅,面点制作的详尽方法在此不再详述。

 本章小结

制作药膳之前需对药膳原料进行选择和初步的炮制,使其更适于制作药膳,对原料进行处理后,再根据实际情况选择不同的药膳制作方法,才能做出合理的药膳。

（李新玥）

 目标测试

A1 型题

1. 将净选或切制后的原料与液体辅料拌炒,使辅料逐渐渗入药物组织内部的炮制方法是

  A. 煮制　　　　　　　　　B. 炒制　　　　　　　　　C. 炙制

  D. 切制　　　　　　　　　E. 漂制

2. 下列哪个制作方法不是凉菜类的药膳制作方法

  A. 拌　　　　　　　　　　B. 炝　　　　　　　　　　C. 腌

  D. 冻　　　　　　　　　　E. 焖

3. 下列哪个不是药膳原料的选择原则

  A. 性味比较平和　　　　　B. 无毒副作用　　　　　　C. 作用比较缓和

  D. 味道浓烈辛辣　　　　　E. 作用比较缓和

4. 药茶的特点是

  A. 取材容易　　　　　　　B. 节省原料　　　　　　　C. 使用方便

  D. 减少开支　　　　　　　E. 以上都是

5. 米炒法的作用是

  A. 止血　　　　　　　　　B. 止泻　　　　　　　　　C. 增强健脾和胃功效

  D. 使原料松脆　　　　　　E. 祛除腥臭

A2 型题

6. 张某,30 岁,产后 10 天,自觉身体虚弱,家属买了母鸡欲制作药膳为其补身,请问针对该情况最适宜选用的烹调方法是下列哪种

  A. 冻　　　　　　　　　　B. 拌　　　　　　　　　　C. 炖

D. 炝   E. 腌

7. 陈某,75 岁,患有风寒湿痹多年,欲制作药酒改善关节疼痛的症状,药酒与其他药膳相比具有何种优势

    A. 酒性温通,可行气血   B. 制作方便   C. 起效迅速

    D. 保存期长   E. 以上都是

A3 型题

(8~10 题共用题干)

王某,25 岁,因身体虚弱,到医院看中医诊断为虚劳(气血两虚),建议除药物治疗外可加上补气补血方面的食疗辅助,例如可以用八珍鸡汤,请问

8. 八珍鸡汤里面的地黄是哪种地黄

    A. 熟地黄   B. 生地黄   C. 鲜地黄

    D. 干地黄   E. 以上都不是

9. 医生建议此食疗方最好用炖的方法熬制,以下哪个不是炖的优点

    A. 汤汁清澈   B. 菜质酥烂   C. 口味鲜醇

    D. 烹制时间短   E. 易于吸收

10. 八珍鸡汤不宜多加芳香类调味品,原因是

    A. 防止耗气伤气   B. 防止伤阴助热   C. 避免药食性不一致

    D. 避免药物有效成分损失   E. 以上都不是

B1 型题

(11~13 题共用备选答案)

    A. 增强原料功能

    B. 降低或消除药物的毒性或副作用

    C. 改变或缓和药物的性能

    D. 矫正不良气味

    E. 缩短药膳的制作时间

11. 生地经过炮制成熟地属于

12. 香附醋制增强入肝的功效属于

13. 生半夏需经过炮制后才能使用属于

第五章 食物类原料

学习目标

1. 掌握:食物类原料的功效和主治。
2. 熟悉:食物类原料的性能。
3. 了解:食物类原料的日常应用。

　　药膳首先必须突出是膳而不是药。在日常的饮食中,将膳与药相结合做到合理膳食,安全用药,维持健康是每个人的愿望,也是我们中医药膳从业者追求的最高境界。食物类原料包括粮食类、蔬菜类、野菜类、食用菌类、果品类、禽肉类、畜肉类、奶蛋类、水产类、调味品及其他佐料等,它们既是我们生存的必需品,也是制作药膳的重要原料。在制作药膳时多以食物类原料为主体,将药物"隐藏"于食物中,让用膳者感觉是"用膳"而不是"用药",在用膳的过程中起到预防疾病、治疗疾病,改善体质,维护建康,以期神清气爽,延年益寿。

　　中医药膳主要有中药和食物两大类原料,食物类原料和中药一样有寒、热、温、凉的性能,有性味、归经的差异。食物的偏性虽不及中药突出,但由于长期食用,日积月累也会影响人体健康。因此,制作药膳时合理选择食物原料非常重要。

第一节　粮　食　类

案例

　　李某,男,40 岁,建筑工人。2015 年 5 月因当地连续下雨一周,从工地下班回家后自觉头晕、口腻、四肢乏力、全身酸软。

　　请问:1. 该男子当地多雨潮湿、上班汗出当风可能是什么病邪为患?

　　　　　2. 用食物类原料制作药膳可以治疗吗?

　　　　　3. 你准备用哪几种粮食类原料,制作什么类型的药膳?

　　粮食类原料是谷物豆类等粮食作物的总称。谷物即稻、麦、玉米等植物之种仁。目前,我国居民膳食中 50% ~70% 的热量和 50% ~55% 的蛋白质由谷类供给,B 族维生素及一些无机盐也来源于谷类。豆类品种繁多,常见的有大豆和其他豆类。大豆含有 35% ~40% 的蛋白质,是最优质的植物蛋白,氨基酸组成也接近人体需要,具有较高的营养价值,以大豆为原料制作的大豆制品不仅丰富了我们的餐桌,也为我们提供了优质的药膳原料。

一、谷物类

粳米(《名医别录》)

【别名】 大米 白米 稻米

【性味归经】 甘、平。归脾、胃经。

【功效】 健脾益气,和胃除烦,止泻。

【主治】 用于脾胃气虚,津液亏虚之证。如神疲乏力,烦渴,泄泻。

【用量用法】 50~200g。蒸、煮、熬。

【药膳应用】

1. 治疗脾虚气弱,不思饮食 用党参30g,粳米100g为稠粥,日1~2次温服(《中国药膳谱》)。

2. 妊娠胎动腹痛 黄芪30g,粳米300g,煮粥,分4次服食(《圣惠方》)。

3. 心烦口渴 粳米20g,炒黄,以水同研,去滓取汁,与淡竹沥20ml和匀顿服(《圣济总录》)。

【使用注意】 粳米营养大部分存在于谷皮中,应适当吃糙米,不宜太精细。

糯米(《千金·食治》)

【别名】 稻米 江米 元米

【性味归经】 甘、温。归脾、胃、肺经。

【功效】 健脾益气,缩尿止汗。

【主治】 用于脾虚泄泻,气虚自汗,消渴,尿频。

【用量用法】 50~200g。蒸、煮,熬。

【药膳应用】

1. 虚劳不足,神疲乏力 用糯米入猪肚内蒸熟,捣作丸子,日日服用(《本草纲目》)。

2. 治久泄食减 糯米1000g,山药30g。先将糯米水浸一宿,沥干,慢火炒熟,为末,入山药粉。每次半盏,加糖2匙,胡椒末少许,开水调糊,晨起空服(《刘长春经验方》)。

3. 治自汗不止 糯米,小麦麸。同炒,为末。每次9g,米饮调糊食,或煮猪肉蘸食(《本草纲目》)。

【使用注意】 糯米黏腻,若做糕饼不易消化,婴幼儿及老人宜少食。糯米性温,湿热痰火及脾运不佳者禁用。

大麦(《名医别录》)

【别名】 倮麦 牟麦 饭麦

【性味归经】 甘、凉。归脾、肾经。

【功效】 健脾和胃,宽肠,利水。

【主治】 用于脾胃气滞,脘腹胀痛,大便不畅;胸腹胀满,两脚浮肿。

【用量用法】 30~60g。煎汤内服或研末外用。

【药膳应用】

1. 腹胀心烦,大便不畅　大麦30g,微炒研末,每次6g,温开水送下(《肘后备急方》)。

2. 小便淋涩疼痛　大麦90g,水二大盏,煎取一盏三分,去滓,入生姜汁半合,蜜半合,相合,食前分三次服(《太平圣惠方》)。

3. 烫火伤　大麦炒黑,研末,油调搽之(《本草纲目》)。

【使用注意】　大麦性凉,脾虚便溏者禁用。

荞麦(《千金要方·食治》)

【别名】　甜荞　荞子　三角麦

【性味归经】　甘、微酸、寒。归脾、胃、大肠经。

【功效】　健脾消积,下气宽肠,解毒敛疮。

【主治】　食积,肥胖,暑湿泄泻,女子带下量多。

【用量用法】　适量。可研细末为粥、为面煮食。

【药膳应用】

1. 肠胃积滞,暑湿泄泻　荞麦面煮食,连食3~4次(《家庭自疗简便方》)。

2. 女子带下　空心茶服。荞麦炒焦为末,鸡子白和丸梧子大。每服五十丸,盐汤下,日三服(《摄生众妙方》)。

3. 夏季暑湿泄泻　荞麦研细末10g,炒香,加水煮成稀糊服食(《简便单方》)。

【使用注意】　脾胃虚寒者忌用,不宜久服。

小麦(《名医别录》)

【别名】　淮小麦

【性味归经】　甘、凉。归心、脾、肾经。

【功效】　养心安神,滋阴益肾。

【主治】　心肾不交,心悸,失眠,多梦;消渴;妇人脏躁。

【用量用法】　30~60g。煮、蒸。

【药膳应用】

1. 治心悸失眠,自汗盗汗　小麦30~60g,粳米60g,大枣5枚。先煮小麦取汁,后入粳米、大枣煮粥食(《饮食辨录》)。

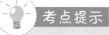

考点提示

小麦的功效

2. 消渴烦热,口干　小麦30~60g。加水煮成稀粥食(《食医心镜》)。

3. 妇女脏躁,喜悲伤欲哭　甘草10g,小麦30g,大枣5枚。水煎服,每日一剂(《金匮要略》)。

【使用注意】　未发酵的小麦不易消化,老人、小孩不宜多食。

玉蜀黍(《滇南本草图说》)

【别名】　玉米　玉麦　珍珠米　苞谷

【性味归经】　甘、平。归胃、大肠经。

【功效】　和中开胃,利水消肿。

【主治】 眩晕;水肿,小便不利。

【用量用法】 30～60g。煮、磨成细粉为粥为饼。

【药膳应用】

1. 高血压,高脂血症 玉米油炒菜;玉米须煎汤代茶(《中华验方汇编》)。

2. 水肿,小便不利 玉米粉90g,山药60g,加水煮粥(《食疗粥谱》)。

【使用注意】 玉米淀粉含量高,糖尿病患者不宜多食。

粟米(《名医别录》)

【别名】 白粱粟 小米

【性味归经】 甘、咸、凉。归脾、胃、肾经。

【功效】 健脾和胃,益肾除热。

【主治】 脾胃虚热,呕吐、反胃;消渴;烦热;泄泻。

【用量用法】 30～60g。煮粥、蒸食。

【药膳应用】

1. 产后体虚 粟米煮粥,加红糖服食(《中国药膳学》)。

2. 脾胃气虚,呕逆反胃 粟米500g杵如粉,水和丸如梧子大,煮熟,点少盐,空服和汁吞下(《食医心镜》)。

3. 消渴口干 粟米炊饭,食之(《食医心镜》)。

【使用注意】 粟米不宜与杏仁同食,容易致人呕吐腹泻。

薏苡仁(《神农本草经》)

【别名】 苡米 苡仁 米仁 起实

【性味归经】 甘、淡、微寒。归脾、胃、肺经。

【功效】 利水渗湿,健脾止泻,清热排脓。

【主治】 风湿痹痛,脾虚泄泻,水肿,肺痈,肠痈。

【用量用法】 10～30g。煎汤,入丸、散,煮粥、做羹。

【药膳应用】

1. 风湿痹痛 薏苡仁粉同曲米酿酒或袋盛煮酒饮之(《本草纲目》)。

2. 脾虚泄泻或脾虚水肿 薏苡仁为末,同粳米煮粥,日日食之(《本草纲目》)。

3. 湿热肠痈 薏苡仁15g,冬瓜仁30g,桃仁10g,牡丹皮6g,加水煎服(《千金要方》)。

【使用注意】 脾虚无湿,大便燥结者及孕妇慎用。

番薯(《本草纲目拾遗》)

【别名】 甘薯 红薯 地瓜 山芋

【性味归经】 甘、平。归脾、肾经。

【功效】 健脾益气,和胃生津,润肠通便。

【主治】 便秘,夜盲,湿热黄疸。

【用量用法】 30～60g。煮、烤、蒸食。

【药膳应用】

1. 治酒湿入脾殢泄 番薯,煨熟食(《金薯传习录》)。

2. 治夜盲症 新鲜番薯250g,粳米100～150g,白糖适量。先将番薯连皮切成小块,加水与粳米同煮成粥;待粥成后,加入白糖适量,再煮二三沸即可(《中国药膳大观》)。

3. 治湿热黄疸 番薯煮食(《金薯传习录》)。

【使用注意】 素体脾胃虚寒者不宜多食。

马铃薯(《广西药用植物名录》)

【别名】 山药蛋 土豆 洋芋

【性味归经】 甘、平。归胃、大肠经。

【功效】 健脾和胃,解毒消肿。

【主治】 脾胃虚寒,气短乏力,脘腹疼痛。

【用量用法】 30～60g。煮、炒、烤;外用可榨汁涂敷。

【药膳应用】

1. 脾胃虚寒,气短乏力 牛腹筋150g,马铃薯100g,酱油15g,糖5g,葱姜适量,文火煮烂至肉、土豆都酥而入味(《传统膳食宜忌》)。

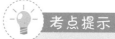
考点提示

发芽的马铃薯不能食用

2. 胃、十二指肠溃疡疼痛 新鲜土豆,洗净切碎,捣烂,用纱布包挤汁,每日清晨空腹1～2匙。服药期间禁刺激性食物(《食物中药与便方》)。

【使用注意】 发芽的马铃薯含有大量龙葵碱可致中毒,不能食用。

二、豆类

黄大豆(《食鉴本草》)

【别名】 大豆 黄豆

【性味归经】 甘、平。归脾、大肠经。

【功效】 健脾宽中,解毒消肿。

【主治】 羸瘦腹胀,疳积泄泻。

【用量用法】 大豆用法良多,可煮食;可制作豆腐、豆浆、腐乳等。

【药膳应用】

1. 脾胃虚弱 黄大豆30g,粳米60g,先将大豆用清水浸泡过夜,淘洗干净,再与洗净的粳米一同下锅,加水煮粥(《食疗粥谱》)。

2. 治积痢 黄大豆,煮汁饮(《本草汇言》)。

3. 治寻常疣 黄豆发芽,清水煮熟,连汤淡食(《中药大辞典》)。

【使用注意】 黄大豆较难消化,不宜过量食用。

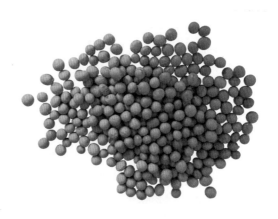
图5-1 黄大豆

知识链接

　　黄大豆含35%~40%的蛋白质,且所含氨基酸较全,尤其富含赖氨酸;并含异黄酮类、皂苷、胆碱、叶酸、钙、磷、铁、胡萝卜素、维生素B_1、维生素B_2等物质。大豆皂苷具有降血脂、抗氧化、抑制肿瘤、抗血栓、抗病毒、免疫调节、减肥、调节糖代谢等多种作用。所含的钙、磷对预防小儿佝偻病、老人骨质疏松均有良好的治疗作用。所含的铁对生长发育中的儿童及缺铁性贫血患者很有益处。黄大豆经加工可制作出很多豆制品,是高血压、动脉硬化、心脏病等心血管病人的有益食品。

绿豆(《开宝本草》)

【别名】　青小豆

【性味归经】　甘、寒。归心、胃、肝经。

【功效】　清热解毒,消暑利水。

【主治】　夏季暑热,口渴、心烦;黄药子、附子中毒。

【用量用法】　20~30g。熬汤,解毒可用至120g。

【药膳应用】

1. 暑热烦渴　绿豆淘净,下锅加水,大火一滚,取汤停冷,色碧食之(《遵生八笺》)。

2. 淋证,小便淋沥涩痛　青小豆250g、冬麻子300g(捣碎,以水二升淘,绞取汁),陈皮100g,以冬麻子汁煮陈皮及豆,令熟食之(《圣惠方》)。

3. 黄药子等植物中毒　将绿豆砸碎,放入锅中煮二十分钟,取汁服用(《南方主要有毒植物》)。

【使用注意】　脾胃虚寒者慎服。

赤小豆(《神农本草经》)

【别名】　赤豆　红豆

【性味归经】　甘、酸、平。归心、小肠、脾经。

【功效】　利水除湿,解毒排脓。

【主治】　水肿、泄泻、黄疸、痔疮下血、痈肿。

【用量用法】　10~60g。熬汤,煮粥,或制成各种食品。

【药膳应用】

1. 治脚气及大腹水肿　赤小豆和鲤鱼煮烂食之(《食疗本草》)。

2. 湿热下注,痔疮出血　赤小豆150g(浸令芽出,爆干),当归30g,上二味,杵为散,浆水调服2g,日三服(《金匮要略》)。

3. 瘾疹瘙痒　赤小豆、荆芥穗等份为末,鸡蛋清调食(《本草纲目》)。

【使用注意】　阴虚津伤者慎用。

豌豆(《绍兴本草》)

【别名】　寒豆　青豆　雪豆

【性味归经】 甘、平。归脾、胃经。

【功效】 补中益气,利小便。

【主治】 中气不足,气血亏虚,小便不利。

【用量用法】 60～100g。煎汤、煮食。

【药膳应用】

1. 中气不足 豌豆50g,捣去皮,同羊肉炖食(《饮膳正要》)。

2. 气虚血亏,尿少 豌豆60g,粳米60g,煮粥食用(《食疗粥谱》)。

3. 糖尿病 豌豆或豌豆苗煮食均可,或榨汁饮用(《食物与治病》)。

【使用注意】 豌豆性平,可安全食用。

蚕豆(《救荒本草》)

【别名】 胡豆 罗汉豆

【性味归经】 甘、平。归脾、胃经。

【功效】 健脾利湿,解毒消肿。

【主治】 消化不良,水肿,秃疮。

【用量用法】 30～60g。研末、熬汤。

【药膳应用】

1. 膈食 蚕豆磨粉,红糖调食(《指南方》)。

2. 水肿 蚕豆60g,冬瓜皮60g,水煎服(《湖南药物志》)。

3. 秃疮 鲜蚕豆捣如泥,涂疮上,干即换之。如无鲜者,用干蚕豆以水泡胀,捣敷亦效(《妙方集验》)。

【使用注意】 老蚕豆多食易致食积腹胀,对本品过敏者禁用。(少数人食用后可发生急性溶血性贫血)。

豇豆(《救荒本草》)

【别名】 豆角 长豆 角豆

【性味归经】 甘、平。归脾、肾经。

【功效】 健脾和胃,补肾涩精。

【主治】 食积腹胀,肾虚腰痛,男子遗精、女子带下。

【用量用法】 30～60g。煎汤、煮食。

【药膳应用】

1. 食积腹胀,嗳气 生豇豆适量,细嚼咽下,或捣绒泡冷开水服(成都《常用草药治疗手册》)。

2. 肾虚遗精,带下 豇豆60g,切段,粳米60g,加水煮粥食用(《食疗粥谱》)。

3. 白带,白浊 豇豆、藤藤菜,炖鸡肉服(《四川中药志》)。

【使用注意】 气滞便结者忌用。

第二节 蔬 菜 类

蔬菜是供人们佐餐食用的植物类食物的总称。《尔雅·释天》载郭璞注曰:"凡草菜可食者通名为蔬。"《说文解字》云:"蔬,菜也。"《辞海》将菜释为"蔬类植物的总称"。

蔬菜种类繁多,可分为瓜茄类:冬瓜、丝瓜、黄瓜、南瓜、苦瓜、番茄、茄子;根茎类:萝卜、胡萝卜、藕;茎叶类:旱芹、苋、苤菜、黄芽白菜、甘蓝、菠菜、蕹菜、韭菜、莴苣、茼蒿、芥菜、茭白、洋葱、葱白、毛笋、芦笋等。

蔬菜类食物大多数性属寒凉(如苦瓜、芹菜、萝卜、藕),有清热除烦,通利大小便,化痰止咳等功效;少数蔬菜性属温热(如葱白、韭菜),有疏散风寒,温肾壮阳,开胃消食等功效。

蔬菜类食物主要含水溶性维生素,还含有矿物质、膳食纤维及少量的碳水化合物、蛋白质、脂肪等营养物质。蔬菜是人们日常生活中必备的食物,是防病治病的良药。

一、瓜茄类

冬瓜(《本草经集注》)

【别名】 白瓜 东瓜 枕瓜 水芝

【性味归经】 甘、淡、微寒。归肺、大肠、小肠、膀胱经。

【功效】 清热利尿,解毒消肿,生津除烦。

【主治】 水肿,淋证,脚气;热病烦躁或消渴。

【用量用法】 60~120g。煎、炖、煨。

【药膳应用】

1. 治水肿烦渴,小便少者 冬瓜瓤250g,水煎(《圣济总录》)。

2. 暑热 冬瓜一斤,煮汤三大碗,一日分三次服下(《食物与治病》)。

3. 痔疮肿痛 冬瓜熬汤洗之(《袖珍方》)。

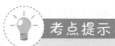

考点提示

冬瓜的功效

【使用注意】 脾胃虚寒者不宜多食。

丝瓜(《救荒本草》)

【别名】 天罗 布瓜 坭瓜 菜瓜

【性味归经】 甘、凉。归肝、胃、大肠经。

【功效】 清热化痰,凉血解毒。

【主治】 肺热咳嗽;肠风便血;热毒疹,疮痈疽。

【用量用法】 30~120g。炒、煎汤。

【药膳应用】

1. 肺热咳嗽 干丝瓜花10g,蜂蜜适量(《滇南本草》)。

2. 痔漏、脱肛 丝瓜烧灰,多年石灰、雄黄各15g,为末,以猪胆、鸡子白、香油和调,贴之,收上为止(《孙天仁集效方》)。

3. 疮毒脓疱 嫩丝瓜捣烂,敷患处(《湖南药物志》)。

【使用注意】 脾胃虚寒或肾阳虚者不宜多食。

黄瓜(《本草拾遗》)

【别名】 王瓜 胡瓜 刺瓜

【性味归经】 甘、凉。归肺、胃、大肠经。

【功效】 清热止渴,利水解毒。

【主治】 热证口渴;水肿;黄疸,小便短赤;汗斑;痤疮。

【用量用法】 30～120g。生食,凉拌或炒食。

【药膳应用】

1. 火眼赤痛 五月取老黄瓜一条,上开小孔,去瓤,入芒硝令满,悬阴处,待硝透出刮下,点眼甚效(《寿域神方》)。

2. 小儿发黄 用新鲜黄瓜适量,绞汁饮用(《幼科证治大全》)。

3. 痤疮、痱子 用黄瓜一根切片敷患处(《杨氏家藏方》)。

【使用注意】 脾胃虚寒,病后体虚者禁食。

南瓜(《滇南本草》)

【别名】 北瓜 倭瓜 番瓜 饭瓜

【性味归经】 甘、平。归肺、脾、胃经。

【功效】 补益脾胃,解毒消肿。

【主治】 脾虚食少;肺痈,咳吐脓痰;疮疡及烫火伤。

【用量用法】 30～60g。蒸、炒、煮汤。

【药膳应用】

1. 全身浮肿 南瓜瓤煎汤,频频饮服(《妙药奇方》)。

2. 肺痈 牛肉250g,南瓜500g,煮熟食(不加油盐),连服数次后,服六味地黄汤5～6剂,忌肥腻(《岭南草药志》)。

3. 疮疡及烫火伤 用老南瓜晒干,研末,黄醋调敷患处(《湖南药物志》)。

【使用注意】 气滞湿阻者禁服。

苦瓜(《滇南本草》)

【别名】 凉瓜 锦荔枝 癞瓜 红姑娘

【性味归经】 苦、寒。归心、脾、肺经。

【功效】 祛暑涤热,明目解毒。

【主治】 中暑发热,心烦口渴,小便不利;痢疾;热毒疮疡,目赤肿痛;消渴。

【用量用法】 30～50g。凉拌,炒食,煮汤。

【药膳应用】

1. 中暑 发热,汗出,口渴。用鲜苦瓜切片泡开水代茶饮(《福建中草药》)。

2. 眼痛 苦瓜煅为末,灯草汤下(《滇南本草》)。

3. 热毒疮痈 用鲜苦瓜捣烂敷患处(《泉洲本草》)。

4. 消渴 苦瓜晒干碾粉压片,每片含生药0.5g,每日3次,每次服用15～25片,饭前1小时服用(《简明家庭中医百科全书》)。

【使用注意】 脾胃虚寒者慎服。

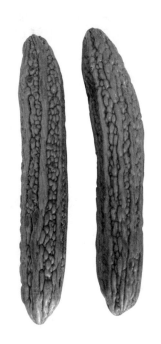

图5-2 苦瓜

番茄(《植物名实图考》)

【别名】 西红柿　洋柿子　番柿

【性味归经】 酸、甘、微寒。归肝、脾、胃经。

【功效】 生津止渴,健胃消食。

【主治】 热病烦渴;脾虚,纳呆食少;眩晕,头晕眼花。

【用量用法】 30～60g。生食、凉拌、煲汤、作酱。

【药膳应用】

1. 高血压,眼底出血　鲜西红柿每日早晨空腹时生食1～2个,15天为一疗程(《食物中药与便方》)。

2. 热病口渴　番茄去皮后食(《实用中医营养学》)。

3. 贫血　西红柿2个,鸡蛋1枚,清油炒食(《上海中医药报》)。

【使用注意】 脾胃虚寒者忌生食。

茄子(《本草拾遗》)

【别名】 落苏　昆仑瓜　白茄　紫茄

【性味归经】 甘、凉。归脾、胃、大肠经。

【功效】 清热解毒,活血消肿。

【主治】 肠风便血;小便不利,水肿;黄疸;疔疮痈疽。

【用量用法】 30～50g。炒、烧、凉拌或煎汤。

【药膳应用】

1. 肠风便血　经霜茄连蒂,烧存性,研末,每日空腹温酒送服(《圣济总录》)。

2. 小便不利,水肿　茄子晒干研粉,开水送服0.6g,每日3次(《食物与治病》)。

3. 黄疸　紫茄适量同米煮饭,连服数日(《食物与治病》)。

【使用注意】 体质虚冷,脾胃虚寒者不宜多食。

二、根茎类

萝卜(《新修本草》)

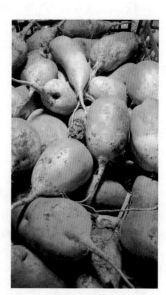

图5-3　萝卜

【别名】 莱菔　白萝卜　芦菔　寿星头

【性味归经】 辛、甘、凉。归脾、胃、肺、大肠经。

【功效】 消食,下气,化痰,止血,解渴,利尿。

【主治】 饮食停滞;痰热咳喘;热病出血;热淋。

【用量用法】 30～100g。生食,凉拌,炒,煎汤,煮食。

【药膳应用】

1. 饮食过度　萝卜,生嚼咽之(《四声本草》)。

2. 失音不语　生萝卜,捣汁;入姜汁同服(《普济方》)。

3. 治虚劳咳嗽　萝卜同羊肉、鲫鱼煮食(《日华子本草》)。

4. 诸淋疼痛　萝卜,切片,用蜜腌少时,安铲上慢火炙干,又蘸又炙,取尽30～60g蜜,反复炙令香熟,不可焦。候冷细嚼,以盐汤送下(《朱氏集验医方》)。

【使用注意】 脾胃虚弱,大便溏薄者不宜多食,生食。

胡萝卜(《绍兴本草》)

【别名】 红萝卜 胡芦菔 黄萝卜

【性味归经】 甘、平。归肺、肝、脾经。

【功效】 健脾和中,滋肝明目,化痰止咳,清热解毒。

【主治】 脾虚食少,体倦乏力;肝血亏虚,两目昏花,夜盲;肺虚咳喘,百日咳;痔疮,脱肛。

【用量用法】 30~120g。煮汤,煎,或生食。

【药膳应用】

1. 夜盲 羊肝500g,切片,入沸水煮,捞出;胡萝卜1~2个,捣汁拌羊肝片,加调味品,随意食用(《青海常用中草药手册》)。

2. 小儿发热 红萝卜60g,水煎,连服数次(《岭南采药录》)。

3. 痔疮,脱肛 胡萝卜切片,用慢火烧热,趁热敷患处,凉了再换,每回轮换6~7次(《吉林中草药》)。

【使用注意】 胡萝卜忌与过多的醋酸同食,否则胡萝卜素易被破坏;大量食用胡萝卜可使皮肤发黄,停食2~3个月后会自行消退。

藕(《本草经集注》)

【别名】 莲藕 光旁

【性味归经】 甘、寒。归心、脾、胃经。

【功效】 生用:清热生津,凉血,散瘀,止血。熟用:健脾开胃。

【主治】 热病烦渴或消渴;血热或血瘀导致的出血;脾虚泄泻。

【用量用法】 30~120g。生食、煎、炒、炖、煮。

【药膳应用】

1. 消渴,口干,心中烦热 生藕汁半盏,生地黄汁半盏,上二味相合,温服,分为三服(《圣济总录》)。

2. 小便热淋 生藕汁、地黄汁、葡萄汁各等分,每服半盏,入蜜温服(《本草纲目》)。

3. 肺胃出血 藕250g,侧柏叶60g,捣汁,冷开水冲服(《食物与治病》)。

4. 脾虚泄泻 嫩藕120g,煮烂熟;稻米500g,蒸熟与藕泥拌匀制糕,上撒白糖少许(《士材三书》)。

【使用注意】 忌用铁器加工,脾胃虚寒者不宜生食。

三、茎叶类

旱芹(《履巉岩本草》)

【别名】 芹菜 香芹 药芹 野芹

【性味归经】 辛、甘、凉、微苦。归肝、胃、肺经。

【功效】 平肝,清热,祛风,利水,止血,解毒。

【主治】 肝阳上亢,头晕目眩;肺热咳喘或肺痈;湿热带下;小儿吐泻。

【用量用法】 15～60g。凉拌,炒食或煮汤。

【药膳应用】

1. 肝阳上亢,头晕目眩,耳鸣 生芹菜捣烂绞汁,加入等量蜂蜜,混匀,饮服(《中药大辞典》)。

2. 肺热咳嗽,多痰 芹菜根30g,冰糖适量,水煎服(《西宁中草药》)。

3. 小儿吐泻 芹菜切细,煮汁饮之,不拘多少(《子田秘录》)。

【使用注意】 慢性腹泻者不宜多食。

苋(《神农本草经》)

【别名】 苋菜 红人苋 秋红 清香苋

【性味归经】 甘、凉。归大肠、小肠经。

【功效】 清热解毒,通利二便。

【主治】 热毒疮疡,痢疾。

【用量用法】 30～60g。炒食或煮汤。

【药膳应用】

1. 产后赤白痢 紫苋叶与粳米煮粥,空腹食用(《普济方》)。

2. 大小便难 苋菜末25g,分二服,以新汲水调下(《太平圣惠方》)。

【使用注意】 脾虚便溏者慎用。

菘菜(《名医别录》)

【别名】 白菜 青菜 小白菜 小油菜

【性味归经】 甘、凉。归肺、胃、大肠经。

【功效】 清热生津,清肺化痰,通利肠胃。

【主治】 热病烦渴;肺热咳嗽;大便秘结。

【用量用法】 30～60g。炒,煮汤。

【药膳应用】

1. 漆毒生疮 白菘菜捣烂涂之(《本草纲目》)。

2. 老年人便秘 白菜不拘多少炒食之(《食治本草》)。

3. 发热口渴,大小便不利 白菜用开水煮汤食(《食物与治病》)。

【使用注意】 脾胃虚寒,便溏者慎服。

黄芽白菜(《滇南本草》)

【别名】 大白菜 卷心白 花交菜 黄芽菜

【性味归经】 甘、平。归胃经。

【功效】 养胃和中,通利肠胃。

【主治】 胃脘疼痛;肺燥咳嗽,声音嘶哑;病后食少。

【用量用法】 100～500g。煮食或捣汁服。

【药膳应用】

1. 肺燥咳嗽 白菜100g,豆腐皮50g,大枣10枚,加水适量炖汤,油盐调味佐餐(《食物与治病》)。

2. 咽炎声嘶,病后食少　干冬白菜 50g,大米 50g,加适量水炖粥,用花生油少量调味服食,每日 2 ~ 3 次(《食疗药用蔬菜》)。

【使用注意】　脾胃虚寒者慎用。

甘蓝(《本草拾遗》)

【别名】　包心菜　洋白菜　卷心菜　包菜

【性味归经】　甘、平。归肝、胃经。

【功效】　清热利湿,散结止痛,益肾补虚。

【主治】　湿热黄疸;胃脘疼痛,呕吐泛酸;肾虚筋骨不利。

【用量用法】　200 ~ 300g。捣汁服,炒,煮食。

【药膳应用】

1. 胃脘拘急疼痛　洋白菜 50g,粳米 50g。洋白菜洗净,切碎煮半小时,捞出菜不用,下米煮粥,日食 2 次(《民间验方》)。

2. 甲状腺肿大,甲亢　生卷心菜拌食,不拘数量,长期服用(《家庭食疗药膳手册》)。

【使用注意】　甘蓝无特殊禁忌可放心食用。

菠菜(《履巉岩本草》)

【别名】　红根菜　拉筋菜　飞龙菜　鹦鹉菜

【性味归经】　甘、平。归肝、胃、大肠、小肠经。

【功效】　养血,止血,平肝,润燥。

【主治】　眩晕;夜盲;血虚津亏,便秘;痔疮;肠胃热毒,便血。

【用量用法】　100 ~ 200g。凉拌,煮汤,炒食。

【药膳应用】

1. 高血压头痛目眩、慢性便秘　鲜菠菜适量,置沸水中烫约 3 分钟,以麻油拌食,每日 2 次(《浙江药用植物志》)。

2. 肠胃积热,胸膈满闷,便秘　取鲜菠菜水煮,喝汤食菜(《食物与治病》)。

3. 夜盲　鲜菠菜 250g,猪肝 200g,煮熟淡食(《食物与治病》)。

【使用注意】　体虚便溏者不宜多食,肾结石患者不宜食用。

蕹菜(《本草拾遗》)

【别名】　空心菜　瓮菜　空筒菜。

【性味归经】　甘、寒。归肠、胃经。

【功效】　清热凉血,解毒。

【主治】　血热引起的出血证;疮疡痒疹;虫蛇咬伤。

【用量用法】　60 ~ 120g。凉拌,炒食,煮汤。

【药膳应用】

1. 淋浊,便血,尿血　鲜蕹菜洗净,捣烂取汁,和蜂蜜酌量服之(《闽南民间草药》)。

2. 食物中毒　蕹菜捣汁一大碗,或煎服,解薯类及野葛中毒(《食物与治病》)。

3. 鼻衄　蕹菜数根,和糖捣烂冲入沸水服之(《岭南采药录》)。

【使用注意】　脾虚泄泻者不宜多食。

韭菜(《滇南本草》)

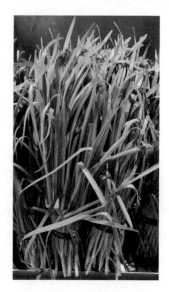

图5-4 韭菜

【别名】 起阳草 壮阳草 扁菜。

【性味归经】 辛、温。归肾、胃、肺、肝经。

【功效】 温中补肾,行气活血,宣痹止痛。

【主治】 肾阳虚,腰膝酸冷,男子阳痿,遗精;反胃,噎膈;胸痹。

【用量用法】 50～100g。炒食,或作馅食用。

【药膳应用】

1. 阳虚肾冷、腰膝冷痛、阳痿、遗精梦泄 韭菜白400g、胡桃肉(去皮)100g,同脂麻油炒熟,日食之,服一月(《方脉正宗》)。

2. 疥疮 用韭菜洗之佳,捣如泥敷之亦可(《普济方》)。

3. 胸痹急痛 生韭菜捣汁服之(《食疗本草》)。

【使用注意】 阴虚内热及疮疡、目疾者慎用。

莴苣(《食疗本草》)

【别名】 莴笋 千金菜 莴菜

【性味归经】 甘、苦、凉。归胃、小肠经。

【功效】 清热解毒,利水,通乳。

【主治】 产后缺乳;尿血;痔疮。

【用量用法】 30～60g。凉拌,炒食,煮汤。

【药膳应用】

1. 产后缺乳 莴苣三枚,研作泥,好酒调服(《海上集验方》)。

2. 小便尿血 莴苣菜洗净生嚼(《果蔬疗法大全》)。

3. 痔疮 鲜莴苣一握,煮汤洗拭,一日二次(《食疗本草》)。

【使用注意】 脾胃虚寒者慎服。

茼蒿(《千金要方·食治》)

【别名】 同蒿 蓬蒿 菊花菜 蒿子秆

【性味归经】 辛、甘、凉。归心、脾、胃经。

【功效】 调和脾胃,宁心安神,化痰。

【主治】 痰热咳嗽;头晕目眩;心烦失眠。

【用量用法】 60～90g。凉拌,炒食,煮汤。

【药膳应用】

1. 痰热咳嗽 鲜茼蒿菜90g。水煮去渣,加冰糖适量溶化后分两次饮用(《食物中药与便方》)。

2. 烦热头昏,失眠 鲜茼蒿菜、菊花苗各60～90g煮汤每日两次饮服(《食物中药与便方》)。

【使用注意】 泄泻者禁服。

芥菜(《千金要方·食治》)

【别名】 雪里蕻 冲菜

【性味归经】 辛、温。归肺、胃、肾经。

【功效】 宣肺豁痰,消肿散结。

【主治】 湿痰咳嗽;痈肿疮疡;中风口噤。

【用量用法】 适量。炒食或腌制食用。

【药膳应用】

1. 痰湿中阻,咳嗽痰多 芥菜籽研末,拌菜食用(《食物与治病》)。

2. 膀胱结石,小便不通 鲜芥菜25g,切碎,水适量煎取三碗,分数次服(《福建药物志》)。

3. 漆疮瘙痒 芥菜煎汤洗之(《千金要方》)。

【使用注意】 阴虚火旺,热证,过敏者禁服。

茭白(《本草图经》)

【别名】 菰菜 茭首 茭笋

【性味归经】 甘、寒。归肝、脾、肺经。

【功效】 清热除烦,催乳。

【主治】 热病烦渴;肠燥便秘;产后缺乳。

【用量用法】 30~60g。炒,煲汤食。

【药膳应用】

1. 小儿高热,麻疹高热不退 茭笋根茎、白茅根、芦根各30g。水煎代茶饮(《福建药物志》)。

2. 便秘,心中烦热,高血压 鲜茭白60g,旱莲草30g,水煎服(《食物与治病》)。

3. 产后缺乳 茭白15~30g、通草9g同猪脚煮食(《湖南药物志》)。

【使用注意】 脾虚泄泻者及结石患者慎服。

洋葱(《药材学》)

【别名】 球葱 洋葱头 玉葱

【性味归经】 辛、甘、温。归肺经。

【功效】 健胃理气,解毒杀虫,降血脂。

【主治】 中焦虚寒,食少纳呆,脘腹胀满;疮疡痒痛;高血脂症。

【用量用法】 30~120g。凉拌、炒食。

【药膳应用】

1. 胸闷脘痞,咳嗽痰多 洋葱洗净切碎,炒食或煮熟食(《实用中医营养学》)。

2. 高血脂症 洋葱60g,素油炒,每日食(《家庭食疗手册》)。

3. 肺痨咯血 洋葱头四个,瘦猪肉250g。将

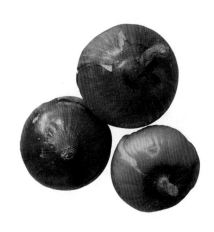

图5-5 洋葱

二味用水两碗煮熟吃(《民间验方》)。

【使用注意】 湿热者慎食。

葱白(《名医别录》)

【别名】 葱白头 大葱 火葱

【性味归经】 辛、温。归肺、胃经。

【功效】 发表、通阳、解毒、杀虫。

【主治】 外感风寒;赤白下痢;时疾头痛。

【用量用法】 9~15g。煎水,酒煎,熬粥食。

【药膳应用】

1. 风寒感冒 葱白头与豆豉合煎(《肘后备急方》)。

2. 赤白痢 葱白一握细切,和米煮粥,日日食之(《食医心镜》)。

【使用注意】 表虚多汗者慎服。

毛笋(《本草纲目拾遗》)

【别名】 竹笋 笋

【性味归经】 甘、寒。归胃、大肠经。

【功效】 清热化痰,利尿消肿,透疹。

【主治】 痰热咳嗽;小儿疹出不透;水肿;便秘。

【用量用法】 30~60g。炒、煮、煲汤食。

【药膳应用】

1. 小儿疹出不畅 以嫩毛笋与鲫鱼炖汤令小儿饮服(《食物中药与便方》)。

2. 痰热咳嗽 毛笋同肉煮食(《本草求原》)。

3. 便秘 毛笋250g,常食(《中国食疗大全》)。

【使用注意】 脾胃虚弱者慎服。

芦笋(《广西中药志》)

【别名】 石刁柏 小百部 门冬薯

【性味归经】 甘、寒。归肺经。

【功效】 清热生津,利水通淋。

【主治】 热病烦渴;肺痨。

【用量用法】 30~60g。凉拌、煎汤食。

【药膳应用】

1. 烦热口干、鱼蟹毒 芦笋50g生或熟食(《中国食疗大全》)。

2. 肺结核、癌症患者辅助食品 芦笋100g,水发海参250g,加入少许调料,烩制(《食补与食疗》)。

【使用注意】 脾胃虚寒者慎服。

第三节 野 菜 类

野菜是指野生于自然界,不为人工栽培的植物。在我国民间常作为佐膳之品。常用的野菜有马齿苋、鱼腥草、枸杞叶、荠菜等。

大多数野菜性味寒凉,具有清热解毒、凉血利尿等作用。

野菜含有维生素、无机盐、纤维素和酶类。所含纤维素在体内不易吸收,具有通便作用,同时可减少或阻止胆固醇的吸收,增加胆固醇的排出,适用于肥胖,高脂血症等患者食用。

马齿苋(《本草经集注》)

【别名】　马齿草　瓜子菜　耐旱菜　长寿菜

【性味归经】　酸、寒。归大肠、肝、脾经。

【功效】　清热解毒,凉血止痢,除湿通淋。

【主治】　痢疾;肠痈;黄疸;淋证。

【用量用法】　30～60g。凉拌、捣汁、炒食。

【药膳应用】

1. 痢疾　鲜马齿苋250g,洗净,水煮去渣,加入淘净大米500g,继续煮成粥。每日食用2次(《圣惠方》)。

2. 小便热淋　马齿苋汁服之(《圣惠方》)。

3. 黄疸　鲜马齿苋绞汁。每次约30g,开水冲服,每日2次(《食物中药与便方》)。

4. 肠痈　生马齿苋一握,洗净,捣绞汁30ml,加冷开水100ml,白糖适量。每日3次,每次100ml(《福建中医药》)。

【使用注意】　脾虚便溏者及孕妇慎服。

鱼腥草(《名医别录》)

【别名】　蕺菜　肺形菜　侧耳根　菹菜　臭猪巢　折耳根

【性味归经】　辛、微寒。归肺、肝经。

【功效】　清热解毒,消痈排脓,利尿通淋。

【主治】　肺热咳喘;肺痈;肠痈;热淋;妇女外阴瘙痒;小儿腹泻。

【用量用法】　20～50g。凉拌、捣汁、煲汤、炒食。

【药膳应用】

1. 痰热咳嗽　鱼腥草60g,炙枇杷叶20g,冬瓜汁100g,白糖适量。先煮前2味药取汁,混入冬瓜汁,加白糖调味即可(《中华药膳宝典》)。

2. 妇女外阴瘙痒、肛痈　鱼腥草适量,煎汤熏洗(《上海常用中草药》)。

3. 小儿腹泻　鱼腥草15g,炒山药6g,茯苓9g,水煎服(《福建药物志》)。

【使用注意】　证属虚寒者慎服。

枸杞叶(《名医别录》)

【别名】　枸杞菜　甜菜　天精草　枸杞尖　枸杞苗

【性味归经】　苦、甘、凉。归肝、脾、肾经。

【功效】　养肝明目,清热止带,补虚。

【主治】　视力减退、夜盲;妇女脾虚带下;虚劳,腰腿疼痛。

【用量用法】　60～250g。凉拌、炒食、煮汤。

【药膳应用】

1. 阳气衰弱,腰脚疼痛,五劳七伤　枸杞叶 500g,羊肾一对,米 1500g,葱白十四茎。上四味细切,加水煮粥,空腹食(《圣济总录》)。

2. 视力减退,夜盲　枸杞菜 60g,柄猫草 30g,以豉汁 500ml 相合,配以葱白少许,调和食之(《圣惠方》)。

3. 年少妇人白带　枸杞尖做菜,同鸡蛋炒食(《滇南本草》)。

【使用注意】　大便溏泄者忌食。

荠菜(《千金要方·食治》)

【别名】　护生草　沙荠　鸡心菜　净肠草

【性味归经】　甘、淡、凉。归肝、脾、膀胱经。

【功效】　凉血止血,平肝明目,清热利湿。

【主治】　肝火上炎,目赤肿痛;血热妄行导致的出血;水肿或膏淋。

【用量用法】　60～100g。凉拌、炒食、煎汤、作馅食。

【药膳应用】

1. 阳证水肿　荠菜根 30g,车前草 30g,水煎服(《广西中草药》)。

2. 内伤出血　荠菜 30g,蜜枣 30g,水煎服(《湖南药物志》)。

3. 痢疾　荠菜 100g,水煎服(《广西中草药》)。

【使用注意】　本品性味平和,诸无所忌。

第四节　食 用 菌 类

食用菌是指真菌中无毒副作用的新鲜或干燥真菌的子实体。一般分为野生和人工种植两大类。味道鲜美,历来受到人们喜爱。常见的食用菌有黑木耳、银耳、蘑菇、香菇等。

食用菌营养丰富,含有蛋白质、碳水化合物、糖类、多种维生素、矿物质等。其中所含多糖类具有增强免疫力、抗癌、抗自由基、延缓衰老、降血糖、降血脂等保健作用。

菌类食品不仅是餐桌上的美味佳肴,它在医疗方面的治疗作用也越来越受到大家的重视。

蘑菇(《医学入门》)

【别名】　蘑菰　肉蕈　麻菰　蘑菇草

【性味归经】　甘、平。归肺、胃、大肠经。

【功效】　健脾开胃,平肝透疹。

【主治】　食欲不振,纳呆食少;头晕目眩,头胀痛;小儿麻疹,疹出不透;咳嗽气逆。

【用量用法】　50～100g。炒、煮汤、炖食;干品水发后烹制食用。

【药膳应用】

1. 咳嗽气逆　蘑菇煨汤(《家庭食疗手册》)。

2. 消化不良　鲜蘑菇 150g,炒食、煮食均可(《中国药用真菌》)。

3. 小儿麻疹透发不畅　鲜蘑菇 50g,鲜鲫鱼 1 条,清炖(少放盐)喝汤(《食物中药与便方》)。

【使用注意】　气滞便溏者慎服。禁食有毒野蕈。

香菇(《日用本草》)

【别名】 香蕈 冬菇 菊花菇

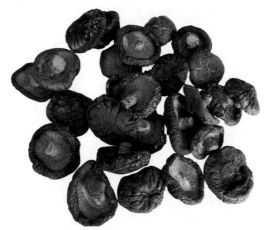

图5-6 香菇

【性味归经】 甘、平。归肝、胃经。

【功效】 扶正补虚,健脾开胃,祛风透疹,抗癌。

【主治】 脾气虚,食欲不振,倦怠乏力;水肿;盗汗;荨麻疹;肿瘤。

【用量用法】 50~100g。炒、煮汤、炖食;干品水发后烹制食用。

【药膳应用】

1. 脾气虚,食欲不振 香菇20g,粳米50g。将香菇洗净、去蒂、切碎和粳米一起放入砂锅内,加水适量,文火煎成粥,每日1~2次温服(《中国药膳学》)。

2. 盗汗 香菇15g,酒酌量,炖后调白糖服(《福建药物志》)。

3. 荨麻疹 香菇15g,酒酌量,炖服(《福建药物志》)。

【使用注意】 脾胃寒湿气滞者禁服。

木耳(《神农本草经》)

【别名】 黑木耳 树鸡 云耳 木菌

【性味归经】 甘、平。归肺、脾、大肠、肝经。

【功效】 补气养血,润肺止咳,止血,止泻。

【主治】 气血亏虚,面色萎黄或产后体虚;肺燥咳嗽;衄血、便血、血痢或崩漏。

【用量用法】 5~10g。凉拌、炒食、煮汤、作羹食。

【药膳应用】

1. 贫血 木耳30g,红枣30枚,煮熟服食,加红糖调味(《家庭食疗手册》)。

2. 血痢不止,腹痛,心中烦闷 黑木耳30g,水两大盏,煮木耳令熟,先以盐醋食木耳尽,后服其汁,日三服(《圣惠方》)。

3. 内外痔 木耳3~6g,柿饼30g,同煮烂(《食物与治病》)。

【使用注意】 虚寒泄泻者慎服。

银耳(《本草再新》)

【别名】 白木耳 雪耳

【性味归经】 甘、淡、平。归肺、胃、肾经。

【功效】 滋阴润肺,益胃生津。

【主治】 阴虚、燥咳,干咳无痰或痰中带血;热病、久病后期口干舌燥、体倦乏力。

【用量用法】 3～10g。凉拌、炒食、煮汤、作羹食。

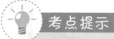

考点提示

比较木耳和银耳功效、主治的异同

【药膳应用】

1. 虚劳咳嗽,痰中带血,阴虚口渴 干银耳6g,糯米100g,冰糖10g,加水煮粥食(《食疗粥谱》)。

2. 热病伤津,口渴引饮 银耳10g,芦根15g,小环草10g,水煎,取银耳,滤去药渣,喝汤,吃银耳,每日一剂(《药用寄生》)。

【使用注意】 风寒咳嗽,湿热生痰者忌服。

第五节 果 品 类

果品类包括水果和干果两大类。凡可做副食的大部分植物的果实、种子及少部分植物的根茎均归类于果品类食物。其中含水分较多的植物果实为水果,如桃、梨、苹果等。外有硬壳而含水量少的为干果,如花生、核桃、板栗等。另外,晒干了的水果也称干果或称果干,如柿饼、杏干等。

果品种类繁多,味道以酸甜为多,性质寒、凉、温、热各不相同,多有补虚、生津除烦、止咳化痰、开胃消食、润肠通便的作用。适用于病后体虚、咳嗽、咳痰、津伤烦渴、食欲不振、肠燥便秘等症。

无论是鲜果或干果,均含有丰富的碳水化合物、维生素C、无机盐、纤维素、有机酸等,特别是有些干果中还含有脂肪、蛋白质、淀粉等人体必需的营养物质。所以,它们丰富的营养和多样的药用价值一直为人们日常所钟爱。

一、鲜果类

梨(《名医别录》)

【别名】 玉乳 快果 果宗 山梨 蜜父 沙果梨

【性味归经】 甘、寒、微酸。归肺、胃、心经。

【功效】 清肺化痰,生津止渴,清心除烦。

【主治】 肺热燥咳,声音嘶哑;胸中热结,痞塞不通;消渴;噎膈。

【用量用法】 100～200g。鲜食、榨汁、或炖食。

【药膳应用】

1. 肺热燥咳 用梨一颗,刺五十孔,每孔纳椒一粒,面裹,灰火煨熟,停冷去椒食(《食疗本草》)。

2. 消渴 生梨切碎,捣取汁饮服。或熬成雪梨膏,每次 10 ~ 15g,每日二至三次(《普济方》)。

3. 噎膈 梨汁同人乳、蔗汁、芦根汁、童便、竹沥服之(《本草求原》)。

【使用注意】 脾虚便溏及寒嗽者忌服。

桃(《日用本草》)

【别名】 桃实 桃子

【性味归经】 甘、酸、温。归肺、大肠经。

【功效】 生津润肠,活血消积。

【主治】 津少口渴;肠燥便秘;小儿疮疡。

【用量用法】 50 ~ 250g。鲜食、榨汁、作酱或制成桃脯。

【药膳应用】

1. 夏日口渴、便秘、痛经 鲜桃生食(《饮食治疗指南》)。

2. 虚痨咳喘 鲜桃 3 个,削皮,加冰糖 30g,隔水炖烂后去核,每天 1 次(《药用果品》)。

【使用注意】 不宜长服,易生内热。

杏(《本草图经》)

【别名】 杏实 杏子 山杏

【性味归经】 甘、酸、温。归肺、心经。

【功效】 润肺定喘,生津止渴。

【主治】 肺燥咳嗽,津伤口渴。

【用量用法】 6 ~ 12g。水煎服,或生食,或制成杏脯。

【药膳应用】

1. 肺燥干咳,大便干结 取鲜杏 50g、猪肺 250g(洗净切碎),加水适量煮汤,将要煮熟时加少许盐,饮汤食杏,连服 5 ~ 7 天(《食品的营养与食疗》)。

2. 口疮 杏子一枚,黄连一节,甘草一寸,凡三物治下,棉絮裹之,内着口中含之(《医心方》)。

【使用注意】 胃酸过多者慎服。

柿子(《滇南本草图说》)

【别名】 米果 猴枣

【性味归经】 甘、涩、寒。归心、肺、大肠经。

【功效】 清热解毒,润肺止咳,消瘿。

【主治】 咳嗽痰中带血;热淋涩痛;小儿秋痢;瘿瘤。

【用量用法】 100 ~ 200g。鲜食,或制作柿饼。

【药膳应用】

1. 肺燥干咳,咯血 白柿子四个,粳米 60g,白糖少许,煮粥食用(《食疗粥谱》)。

2. 地方性甲状腺肿 柿未成熟时,捣取汁,冲服(《江西中草药学》)。

【使用注意】 脾虚泄泻,痰湿内盛,外感咳嗽,产妇均不宜食用。

枇杷(《名医别录》)

【别名】 金丸 琵琶果

【性味归经】 甘、酸、凉。归肺、脾经。

【功效】 润肺止咳,生津止渴,和胃降逆。

【主治】 肺热燥咳;胃热口干烦渴或恶心呕吐。

【用量用法】 30~60g。鲜食;或制成果酱、果酒。

【药膳应用】

1. 肺热燥咳 鲜枇杷肉60g、冰糖30g,水煎服(《福建药物志》)。

2. 口干、呃逆不欲食 鲜枇杷100g,去皮,将果肉与核一同入水煎汤,顿服或分2次服食汤及果肉,连服1~3天(《食品营养与食疗》)。

【使用注意】 脾胃虚寒者不宜多食。

石榴(《滇南本草》)

【别名】 安石榴 金罂 番挑 金庞

【性味归经】 甘、酸、涩、温。归肺、脾、肾经。

【功效】 止咳,涩肠,止血,杀虫。

【主治】 咽喉肿痛、口舌生疮;泄泻;便血;带下;崩漏等症。

【用量用法】 10~30g。生食、榨汁,或酿酒、造醋。

【药膳应用】

1. 久痢久泻,大便出血 陈石榴焙干,研为细末,每次10~12g,米汤调下(《普济方》)。

2. 咽喉炎,口干,音哑,口舌生疮 鲜石榴一至二个,取种子慢慢嚼服(《药用果品》)。

【使用注意】 多食易伤肺损齿,石榴皮有毒,服用时应注意。

橘(《神农本草经》)

【别名】 桔子 黄橘

【性味归经】 甘、酸、平。归肺、胃经。

【功效】 润肺止咳,理气和胃。

【主治】 胸脘痞闷,咳嗽痰多;食欲不振,呕吐,呃逆。

【用量用法】 适量鲜食;榨汁,或蜜煎,或制成橘饼。

【药膳应用】

1. 胸闷不适,咳嗽痰多 取鲜柑橘2000g,去皮核绞汁,在火上煎熬至浓稠状加入1000g蜂蜜搅匀,煎至膏状,冷却装瓶。每次20ml,每日2次,连服数日(《食品的营养与食疗》)。

2. 食欲不振,咳嗽痰多 橘500g,白糖500g,白糖腌渍橘子1~2日,将橘子内浸入糖后,以文火熬至外溢的橘糖汁浓稠时停火,将橘子用铲压成饼状,再拌入适量白糖,风干即可(《本草纲目拾遗》)。

【使用注意】 不可多食;阴虚燥咳及咯血者慎用。

大枣(《神农本草经》)

【别名】 壶 美枣 干枣 凉枣

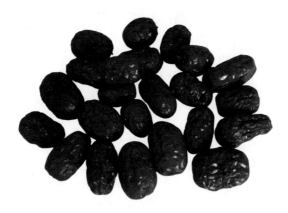

图5-7　大枣

【性味归经】　甘、温。归心、脾、胃经。

【功效】　补中益气,养血安神,调和药性。

【主治】　心脾两虚,倦怠乏力,失眠多梦,心悸气短;妇人脏躁。

【用量用法】　9～15g。水煎服,或适量鲜食,或煮粥。

【药膳应用】

1. 虚劳烦闷不得眠　大枣20枚,葱白若干,水煎,去渣顿服(《千金要方》)。

2. 脾胃虚弱　大枣14枚、茯神15g、粟米60g,将大枣、茯神(研末)与粟米如常法煮粥(《太平圣惠方》)。

3. 脱肛日久不愈　大枣120g,陈醋250g,同煮至醋干,取枣食(《家庭食疗手册》)。

【使用注意】　凡湿盛、痰凝、气滞者应慎用或禁用。

葡萄(《神农本草经》)

【别名】　草龙珠　山葫芦　蒲桃　菩提子

【性味归经】　甘、酸、平。归肺、脾、肾经。

【功效】　补气血,强筋骨,利小便。

【主治】　气血虚弱,面色萎黄,筋骨痿软;淋证,小便涩痛;水肿,小便不利。

【用量用法】　鲜食适量。或加工制成葡萄干、葡萄汁、葡萄酱、葡萄酒。

【药膳应用】

1. 血小板减少或粒细胞减少症　饮服葡萄酒10～15g,每日2～3次(《饮食治疗指南》)。

2. 热淋,小便涩少,碜痛沥血　葡萄汁、生藕汁、生地黄汁各等份加入蜂蜜,和匀,煎为稀饧,每于饭前服60ml(《太平圣惠方》)。

3. 烦渴　生葡萄捣汁取汁,以瓦器熬稠,入熟蜜少许,同收,点汤饮(《居家必用事类全集》)。

【使用注意】　阴虚内热或痰热内蕴者慎服。

苹果(《滇南本草》)

【别名】　频果　奈子

【性味归经】　甘、酸、凉。归脾、胃、大肠经。

【功效】　益胃,生津,除烦,醒酒。

【主治】　热病口渴,胃脘灼热不适;脾虚脘腹胀闷,大便溏泄。

【用量用法】 适量生食,或作酱、捣汁食用。

【药膳应用】

1. 脾虚,慢性泄泻 苹果粉 15g,每日 2～3 次,空腹冲服(《饮食治疗指南》)。

2. 卒食饱,气壅不通 苹果捣汁服(《食疗本草》)。

【使用注意】 阳气不足者应少食或加温后食用。

知识链接

苹果为什么会受到世界各国人民的喜爱

苹果是世界各国人民喜食的水果之一,苹果含有的粗纤维和果胶有吸附胆固醇的功能,可使体内血液中的胆固醇降低,果胶还能促使人体肠道的铅、汞、锰等有害元素的排泄;在苹果中含有大量的槲皮苷可以改善呼吸系统功能;另外苹果中的粗纤维可以调节人体血糖水平,预防血糖的骤升骤降;所含丰富的钾元素能促进体内盐的排出,具有降压的作用;所含多酚具有抑制癌症的作用。所以,苹果受到现代各国人民的喜爱。

山楂(《神农本草经》)

【别名】 山里红果 赤枣子 红果 胭脂果

【性味归经】 酸、甘、微温。归脾、胃、肝经。

【功效】 健胃消食,化痰消滞,行气活血。

【主治】 饮食积滞,脘腹胀满;泄泻、痢疾;妇女产后恶露不尽,腹中疼痛。

【用量用法】 3～10g。水煎服,或制片、作膏。

【药膳应用】

1. 食积 山楂 120g,白术 120g,神曲 60g 为末,蒸饼为丸,梧子大,服七十丸,白汤下(《丹溪心法》)。

2. 泄泻,痢疾 山楂炭,单味研粉,加糖冲服或配茶叶、姜煎服(《验方新编》)。

3. 气滞血瘀疼痛 山楂一味煎汤饮(《方脉正宗》)。

【使用注意】 泛酸者及孕妇慎服。

樱桃(《名医别录》)

【别名】 莺桃 紫桃 荆桃 朱果

【性味归经】 甘、酸、温。归脾、肾经。

【功效】 补脾益肾,润肤养颜,祛风湿,止泻。

【主治】 脾虚泄泻或肾虚腰腿酸软,风湿关节疼痛,烧烫伤。

【用量用法】 适量生食,或制酒。

【药膳应用】

1. 风湿关节疼痛 鲜樱桃 1000g,独活 50g,威灵仙 30g,共泡入酒中,1 个月后食用,每次 10 枚,每日 2 次(《食品的营养与食疗》)。

2. 美肤 樱桃 500g,捣碎,绞汁,入砂锅煎一沸,待温即饮(《饮膳正要》)。

【使用注意】 本品性温,发热者慎食。

香蕉(《本草纲目拾遗》)

【别名】 蕉子 蕉果

【性味归经】 甘、寒。归肺、胃、大肠经。

【功效】 清热解毒,润肺,滑肠。

【主治】 肺热燥咳;痔疮及便血;习惯性便秘。

【用量用法】 每次 1~3 枚,生食或炖熟食。

【药膳应用】

1. 肺热燥咳 香蕉 1~2 枚,冰糖炖服,连服数日(《食物中药与便方》)。

2. 痔疮及便血 香蕉二只,不去皮,炖熟,连皮食之(《岭南采药录》)。

【使用注意】 水肿及消渴患者慎食。

草莓(《台湾药用植物志》)

【别名】 荷兰草莓 凤梨草莓

【性味归经】 甘、微酸、凉。归脾、胃经。

【功效】 清热止渴,健胃消食。

【主治】 热病口渴;食欲不振,脘腹胀满。

【用量用法】 适量,鲜食。

【药膳应用】

1. 食欲不振,脘腹胀满 新鲜草莓 250g,洗净绞汁,早晚各服一半,连服数日(《食品的营养与食疗》)。

2. 干咳 新鲜草莓 100g,川贝 9g,冰糖 50g,隔水炖烂,分 3 次服完,连食 3~5 天(《食品的营养与食疗》)。

【使用注意】 痰湿内盛便溏者慎食。

菠萝(《岭南杂记》)

【别名】 凤梨 番梨 露兜子 地菠

【性味归经】 甘、微酸、平。归脾、胃经。

【功效】 健胃消食,补脾止泻。

【主治】 脾胃积滞,消化不良。

【用量用法】 适量,生食或榨汁食。

【药膳应用】

脾胃积滞,消化不良 新鲜菠萝 250g,生吃,每日 2 次,连服 3~5 天(《食品的营养与食疗》)。

【使用注意】 食前宜在淡盐水中浸渍 10~20 分钟。

柠檬(《岭南采药录》)

【别名】 宜母果 果药 柠果

【性味归经】 酸、甘、凉。归肺、胃经。

【功效】 生津解暑,和胃安胎。

【主治】 胃热伤津,口干咽燥;妊娠恶阻;雀斑,黄褐斑。

【用量用法】 30～60g。绞汁饮,或制柠檬干。

【药膳应用】

1. 脘腹痞胀,嗳气少食 柠檬10g,香附10g,厚朴10g,水煎服(《四川中药志》)。

2. 雀斑,黄褐斑 柠檬4个去皮切片,苹果1个去心切片,用米酒1瓶浸3个月以上饮(《台湾青草药》)。

【使用注意】 胃酸过多者宜少食。

甘蔗(《名医别录》)

【别名】 干蔗 竿蔗 糖梗

【性味归经】 甘、寒。归肺、脾、胃经。

【功效】 清热生津,润燥和中,解毒。

【主治】 热病伤津,心烦口渴;阴虚肺燥,干咳少痰;大便燥结。

【用量用法】 500～1000g。生食,或榨汁服。

【药膳应用】

1. 发热口干,小便涩 甘蔗,去皮,令吃之,咽汁(《外台秘要》)。

2. 虚热咳嗽,口干涕唾者 甘蔗汁400g、高粱米200g。煮粥,分2次服(《本草纲目》)。

3. 卒中干呕不止 甘蔗汁,温令热,服100ml,日3次(《补缺肘后方》)。

【使用注意】 脾胃虚寒者慎用。

桑椹(《新修本草》)

【别名】 桑实 乌椹 桑枣 桑椹子

【性味归经】 甘、酸、寒。归肝、肾经。

【功效】 滋阴养血,补肝益肾,生津润肠。

【主治】 肝肾亏虚,阴血不足致头晕目眩、耳鸣、耳聋、须发早白、失眠多梦;热病伤津口渴、或消渴;肠燥便秘。

【用量用法】 适量,生食。或加蜜熬膏,浸酒服。

【药膳应用】

1. 头晕脑涨,眼花干涩,视物模糊 桑椹、龙眼肉各120g,浸于2000g白酒密封,经十天后开封即可饮之(《良朋汇集》)。

2. 贫血 鲜桑椹60g,桂圆肉30g,炖烂服,每日2次(《药用果品》)。

3. 心肾衰弱不寐,或习惯性便秘 鲜桑椹30～60g,水适量煎服(《闽南民间草药》)。

【使用注意】 脾胃虚寒大便溏泄者慎用。

西瓜(《日用本草》)

【别名】 寒瓜

【性味归经】 甘、寒。归心、胃、膀胱经。

【功效】 清热解暑,除烦止渴,利尿。

【主治】 夏季暑热致心烦口渴,小便短赤;心火上炎口舌生疮;水肿,小便不利。

【用量用法】 适量,鲜食。捣汁或制霜用。

【药膳应用】

1. 阳明实热证　红瓤西瓜 1 个,取汁,徐徐饮之,不愈再服(《本草汇言》)。

2. 口疮甚者　用西瓜浆水徐徐饮之(《丹溪心法》)。

3. 水肿,小便不利　大西瓜 1 个,开一小孔,灌入捣烂的紫皮大蒜 2 头,蒸熟后,服汁,每次 1 碗,每日服 2 次(《吉林中草药》)。

【使用注意】　脾胃虚寒者不宜多食。

猕猴桃(《开宝本草》)

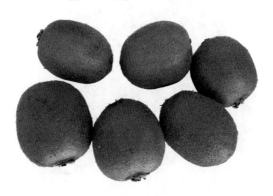

图 5-8　猕猴桃

【别名】　藤梨　羊桃　大零核　猴子梨

【性味归经】　酸、甘、寒。归胃、肝、肾经。

【功效】　清热止渴,润燥生津,通淋。

【主治】　烦热口渴,或消渴;不思饮食,胃脘胀闷;水肿,小便淋漓涩痛。

【用量用法】　适量,鲜食。或榨汁、制酱。

【药膳应用】

1. 消渴烦热　猕猴桃 60g,天花粉 30g,水煎服(《青岛中草药手册》)。

2. 水肿,小便淋漓涩痛　猕猴桃 15g,水煎服(《广西草药选编》)。

3. 消化不良　猕猴桃,炒山楂各 15g,煎服(《安徽中草药》)。

【使用注意】　脾胃虚寒者慎服。

二、干果类

黑芝麻(《本草纲目》)

【别名】　胡麻　巨胜　乌麻　小胡麻

【性味归经】　甘、平。归肝、脾、肾经。

【功效】　滋补肝肾,润肠通便。

【主治】　肝肾亏损,两目干涩,须发早白,腰膝酸软;大便燥结。

【用量用法】　10～30g。捣烂煎汤,或入丸、散。

【药膳应用】

1. 老年慢性支气管炎　黑芝麻 250g(炒),生姜 120g,白蜜 120g,冰糖 120g。将芝麻与姜汁拌后再炒,摊冷,再拌白蜜、冰糖,装瓶即可。早晚各服一匙(《河南中医秘方验方汇编》)。

2. 强身益寿　黑芝麻、粳米各适量,煮粥,加糖食(《中国药膳学》)。

3. 便秘　黑芝麻、大枣各60g,杏仁15g,共浸水后捣烂成糊,煮熟加糖一次服下(《中医药膳学》)。

【使用注意】　泄泻者慎用。

花生(《滇南本草图说》)

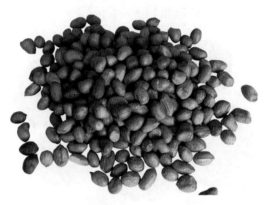

图5-9　花生

【别名】　落花生　长生果　地果　番豆　落地生

【性味归经】　甘、平。归肺、脾经。

【功效】　润肺止咳,健脾养胃,通乳。

【主治】　肺燥咳嗽;脾虚食少,面色萎黄;产后缺乳。

【用量用法】　30~50g。生食。煮、炖、炒食,或制酱等。

【药膳应用】

1. 久咳,秋燥,小儿百日咳　花生(去嘴尖)文火煎汤调服(《吉林医药》)。

2. 脾胃失调,营养不良　花生仁30g,糯米60g,红枣30g,加冰糖少许,煮粥食用(《食疗粥方》)。

3. 乳汁少　花生米90g,猪脚一条(用前腿),共炖服(《陆川本草》)。

【使用注意】　体寒湿滞或便溏者慎服。

白果(《日用本草》)

【别名】　银杏

【性味归经】　甘、涩、苦、平、有小毒。归肺、肾经。

【功效】　敛肺定喘,止带缩尿。

【主治】　肺虚咳喘;男子遗精,女子带下,遗尿。

【用量用法】　5~15g。制熟食,多炖汤食。

【药膳应用】

1. 支气管哮喘,肺结核咳嗽　白果9~12g(炒、去壳)加水煮熟,入砂糖或蜂蜜,连汤食之(《食物中药与便方》)。

考点提示

白果不能生食或多食

2. 梦遗　银杏三粒,酒煮食,连食四至五日(《湖南药物志》)。

3. 赤白带下　白果、莲肉、江米各 15g,为末,用乌骨鸡一只,去肠盛药煮烂,空心食之(《濒湖集验方》)。

【使用注意】　有实邪者禁服。生食和炒食可中毒,小儿忌误食。

胡桃仁(《本草纲目》)

【别名】　核桃仁　胡桃　核桃

【性味归经】　甘、涩、温。归肺、肝、肾经。

【功效】　补肾益精,温肺定喘,润肠通便。

【主治】　肾虚咳喘,阳痿、遗精,小便频数,腰腿酸痛,肠燥便秘。

【用量用法】　30～60g。宜生食,煮、炖、炒食。

【药膳应用】

1. 治燥热咳嗽　胡桃仁 150g,冰糖 200g,山楂 50g,先将核桃仁水浸磨浆,再将山楂熬成汁,去滓,入冰糖及核桃浆同煮熟,随意食之(《中国药膳大观》)。

2. 治肾虚耳鸣遗精　核桃仁 3 个,五味子 7 粒,蜂蜜适量。睡前嚼食之(《贵州草药》)。

3. 治脏躁症　胡桃仁 30g,捣碎,和糖开水冲服,每日 3 次(《卫生杂志》)。

4. 小便频数　胡桃煨熟,卧时嚼之,温酒下(《本草纲目》)。

【使用注意】　素有火热或便溏者禁食。

莲子(《本草经集注》)

【别名】　藕实　莲实　莲蓬子　莲肉

【性味归经】　甘、涩、平。归心、脾、肾经。

【功效】　养心安神,补脾益肾,涩肠止泻。

【主治】　心脾两虚,失眠多梦,倦怠乏力,大便溏泄;肾虚小便白浊,梦遗泄精。

【用量用法】　30～60g。生食,煮、炖服。

【药膳应用】

1. 五更泻、久泻　莲肉 500g,蜂蜜适量。炒研末,炼蜜为丸,每次用开水吞服 3g,日服 3 次(《饮食治疗指南》)。

2. 遗精、崩漏、白带及月经过多　莲肉研末,每服 10g,日服 2～3 次。或以莲房炭研末,每服 6g,热酒下(《饮食治疗指南》)。

3. 病后胃弱,不能饮食　莲肉、粳米各炒四两,茯苓二两。共为末,砂糖调和。每五至六匙,白滚汤下(《医学入门》)。

【使用注意】　中满痞胀及大便燥结者忌服。

海松子(《开宝本草》)

【别名】　松子　新罗松子　红果松

【性味归经】　甘、微温。归肝、肺、大肠经。

【功效】　润肺,养血,祛风。

【主治】　肺燥咳嗽,老人体虚大便秘结。

【用量用法】　30～60g。炒食。

【药膳应用】

1. 肺燥咳嗽　松子仁一两,胡桃仁二两,研膏,和蜜半两收之。每服二钱,食后沸汤点服(《玄感传尸方》)。

2. 老人虚秘　柏子仁、大麻仁、松子仁等分。同研,溶白蜡丸桐子大,以少黄丹汤服二十至三十丸,食前服(《本草衍义》)。

3. 益精补脑,延年益寿　松子两斤取仁,甘菊花一斤为末,上以松子和捣千杵,入蜜丸,如梧桐子大,每服食前以酒下十丸,日可三服(《太平圣惠方》)。

【使用注意】　便溏、滑精、痰饮者慎服。

栗子(《千金要方·食治》)

【别名】　板栗　栗果　栗实　风栗

【性味归经】　甘、微寒、平。归脾、肾经。

【功效】　健脾补肾,活血消肿,止血。

【主治】　脾肾阳虚泄泻;肾虚腰膝酸痛,下肢软弱。

【用量用法】　适量。生食、炒食、煮粥服。

【药膳应用】

1. 肾虚腰膝无力　栗子风干,每日空心食七枚,再食猪肾粥(《经验方》)。

2. 幼儿腹泻　栗子磨粉,煮如糊,加白糖适量喂服(《食物中药与便方》)。

3. 筋骨肿痛　板栗果捣烂敷患处(《浙江天目山药植志》)。

【使用注意】　凡食积气滞者不宜多食。

菱(《名医别录》)

【别名】　菱角　水菱　沙角

【性味归经】　甘、凉。归脾、胃经。

【功效】　清暑解热,除烦止渴,益气健脾。

【主治】　暑热烦渴;脾虚泄泻;肿瘤。

【用量用法】　解暑热,生食60g;补脾益胃宜熟食。

【药膳应用】

1. 益肠胃,解内热　菱粉煮粥服(《本草纲目》)。

2. 脾虚泄泻　鲜菱肉90g,去核蜜枣二个,加水少许磨成糊状,煮熟当饭吃,每日三次(《药用果品》)。

3. 消化性溃疡,胃癌初起　菱角60g,薏苡仁30g。水煎当茶饮(《常见抗癌中草药》)。

【使用注意】　脾胃虚寒,中焦气滞者慎服。

第六节　禽　肉　类

凡人工饲养或野生鸟类食物,称为禽肉。常见的有鸡、鸭、鹅、鹌鹑、鸽子等,是膳食中的重要组成部分。

禽肉类食品以性味甘、平居多,均有很好的补益作用。可用于气血不足,肝肾亏虚所致的虚劳羸瘦,阴虚消渴等证。

禽肉含丰富的优质蛋白,营养价值较高;所含脂肪中的脂肪酸主要由软脂酸、油酸、亚油酸组成,易于人体吸收;禽肉中还含有丰富的维生素和多种矿物质,特别是磷和铁的含量较高,是病后、产后的最佳食物。

鸡肉(《神农本草经》)

【别名】 家鸡 㹠夜

【性味归经】 甘、温。归脾、胃经。

【功效】 温中益气,补精填髓。

【主治】 脾虚水肿;气血不足,虚劳羸瘦;产后缺乳;肾虚耳聋,小便频数,遗精。

【用量用法】 适量。煮、炖汤或炒食。

【药膳应用】

1. 反胃 反毛鸡一只,煮烂去骨,入人参、当归、食盐各15g,再同煮烂,食之至尽(《乾坤生意》)。

2. 产后虚羸 黄雌鸡一只,去毛及肠肚;生百合净洗,择一颗;白粳米饭一盏。上三味,将粳米饭、百合入鸡腹内,以线缝定。用五味汁煮鸡令熟,开肚取百合粳米饭,和鸡汁调和食之,鸡肉食之亦妙(《圣济总录》)。

3. 中风湿痹,五缓六急,骨中疼痛,不能踏地 乌雌鸡一只,煮令熟,细擘,以豆汁,姜,椒,葱,酱油称作羹,空腹食之(《太平圣惠方》)。

【使用注意】 实证邪毒未清者慎用。

鸭肉(《滇南本草》)

【别名】 鹜 舒凫 水鸭

【性味归经】 甘、微咸、平。归肺、脾、肾经。

【功效】 补气养阴,利水消肿。

【主治】 阴虚劳热,咳嗽咯血;脾胃虚弱、水肿兼小便不利。

【用量用法】 适量。煮、炖汤或炒食。

【药膳应用】

1. 脾胃虚弱,水肿兼小便不利 青头雄鸭一只、赤小豆200g、草果5枚煮粥食(《饮膳正要》)。

2. 水气胀满浮肿,小便涩少 白鸭一只,去毛肠,洗馈,饭半升。以饭、姜、椒酿鸭腹中,缝定如法蒸,候熟食之(《食医心镜》)。

【使用注意】 外感未清,脾虚便溏,肠风下血者禁食。

鹅肉(《名医别录》)

【别名】 家雁 舒雁

【性味归经】 甘、平。归脾、肺、肝经。

【功效】 益气补虚,和胃止渴。

【主治】 脾胃虚弱,食欲不振;气阴两伤,短气乏力或消渴。

【用量用法】 适量。多炖汤或作烧鹅。

【药膳应用】

1. 中气不足,神疲乏力,食少 鹅一只,去毛杂,黄芪、党参、怀山药各30g,共煮熟后食之(《家庭食疗手册》)。

2. 气阴两伤,见腰膝酸痛,消瘦等症 鹅肉 200～500g,鱼鳔 50g。鹅肉切块,与鱼鳔同加水煮,加少量盐以调味,饮汤食肉(《补品补药与补益良方》)。

【使用注意】 湿热内蕴者禁食。

鹌鹑(《食经》)

【别名】 鹑鸟 罗鹑 赤喉鹑

【性味归经】 甘、平。归心、肝、脾、肺、肾、大肠经。

【功效】 补中益气,强筋健骨,止泻痢。

【主治】 肝肾亏损,腰膝酸软;脾胃虚弱,倦怠乏力,食少,泻痢。

【用量用法】 适量。多炖汤或烧制。

【药膳应用】

1. 肝肾亏损,腰膝酸痛 鹌鹑一只,枸杞子 30g,杜仲 9g。水煮去药,食肉喝汤(《补药与补品》)。

2. 小儿疳积 鹌鹑十只洗净,加少量油盐蒸熟,早晚各吃一次,连吃五日(《家症食疗手册》)。

3. 泻痢 鹌鹑肉、小豆、生姜煮食(《嘉祐本草》)。

【使用注意】 老人及外感、痰热未清者慎食。

鸽肉(《嘉祐本草》)

【别名】 鹁鸽 飞奴

【性味归经】 咸、平。归肺、肝、肾经。

【功效】 补肾调经,祛风解毒。

【主治】 肝肾阴虚,妇女月经量少,闭经;消渴多饮,气短乏力;老人体虚。

【用量用法】 适量。多炖汤或烧制。

【药膳应用】

1. 消渴 白花鸽一只,切成小块,以土苏煎,含之咽汁(《食医心境》)。

2. 胃痛 白鸽一只,(洗净切块)同生姜、烧酒炒后炖食(《动物药验方集成》)。

3. 老年体虚 白鸽一只,(去毛及内脏)枸杞子 24g,黄精 30g,共炖或蒸煮食用(《补药和补品》)。

【使用注意】 不宜多食。

第七节 畜 肉 类

畜肉类是人工饲养的牲畜动物及野生兽类动物的肌肉。我国大多数人以食猪肉为主,一些少数民族则以牛羊肉为主。常食的畜肉还有驴肉、鹿肉、狗肉及畜类的部分内脏器官。

畜肉性味以甘、咸、温为多,可补益气血,滋补脾肾。多用于虚损劳倦,气血亏虚所致的羸瘦困弱,体倦乏力,纳差泄泻等证。

畜肉中含有较多的优质蛋白,丰富的脂类,足量而平衡的 B 族维生素和微量元素,营养价值高。但因其所含饱和脂肪酸较多,长期大量食用易引起肥胖症、高脂血、高血压及心脑血管疾病。日常膳食不宜过多摄入,晚餐更应少食。

猪肉(《本草经集注》)

【别名】 豕 豨 豚 彘

【性味归经】 甘、咸、平。归脾、胃、肾经。

【功效】 补肾滋阴,润燥,益气养血,消肿。

【主治】 阴虚肺燥、干咳少痰、口燥咽干;温病津伤;气血不足之羸瘦乏力,头晕目眩;血少津枯之便秘;浮肿。

考点提示

猪肉、牛肉、羊肉、狗肉的性味

【用量用法】 100~500g。宜炒、炖、煮或烧制食用。

【药膳应用】

1. 上气咳嗽 猪肉500g,连骨煮,炙末,酒和三合服之,日二次(《普济方》)。

2. 体质虚弱,久病后头晕乏力 瘦猪肉配红枣炖服(《补身必读》)。

3. 十种水病不瘥 猪肉500g(切),米0.5L,于豆汁中煮作粥,着姜、椒、葱白,空食之(《食医心境》)。

4. 乳汁少 用精猪肉或猪蹄煮清汁,味美,调益元散15~21g,食后连服三五服,更用木梳梳乳周回,乳汁自下(《卫生易简方》)。

【使用注意】 湿热、痰浊内蕴者慎服。

【附品】

1. 猪心 为猪的心脏。味甘、咸、性平;入心经。具有补心养神的功效,常用于心气不足之惊悸、怔忡、自汗、不眠等证。

2. 猪肝 为猪的肝脏。味甘、苦、性温;入肝、脾、胃经。具有养肝明目,补气健脾的功效,常用于肝虚目昏、夜盲等证。

3. 猪蹄 为猪的前后蹄。味甘、咸、性平;入胃经。具有补气血,润肌肤,通乳汁,托疮毒等功效。常用于气血不足,乳脉不通等证。

4. 猪肾 为猪的肾脏,又名猪腰子。味咸,性平;入肾经。有补益肾阳的功效。常用于肾虚腰痛,久泄等证。

5. 猪肚 即猪胃。味甘,性温;入脾、胃经。具有补益脾胃的功效。常用于脾胃虚弱,食少便溏,疲乏无力或小儿疳积。

6. 猪血 为猪的血液。味咸,性平;入心,肝经。具有补血养心,息风镇惊,下气止血的功效。常用于头风眩晕,癫痫惊风,中满腹胀等证。

7. 猪肺 为猪的肺脏。味甘,性平;入肺经。具有补肺止咳的功效。常用于肺虚之久咳痰少,短气或咯血等证。

8. 猪肤 又名猪皮。味甘,性凉;入肺、肾经。具有清热利咽的功效。常用于肺燥阴伤或阴虚虚火上炎之心烦咽痛等证。

牛肉(《名医别录》)

【别名】 牛 水牛

【性味归经】 甘、平。归脾,胃经。

【功效】 补益脾胃,益气养血,强筋壮骨。

【主治】 脾胃虚弱,虚劳赢瘦;消渴;痞积,不思饮食;水肿;肾虚腰膝酸软。

【用量用法】 150～500g。宜炒、炖、煮或烧制食用。

【药膳应用】

1. 虚弱少气,脾虚等症 黄牛肉500g,糯米60g,白萝卜60g,葱、姜、味精、盐少许,加水煮粥(《食疗粥谱》)。

2. 大病后极度赢瘦 牛肉胶冻500g,茯苓120g,炖融,空腹伴酒服用,每次9～12g(《本经逢原》)。

3. 水气大腹浮肿,小便涩少 牛肉500g以姜、醋空心食(《食医心镜》)。

4. 治腹中癖积 黄牛肉500g,常山9g。同煮熟,食肉及汁(《卫生杂兴方》)。

【使用注意】 牛自死、病死者,禁食其肉。

羊肉(《本草经集注》)

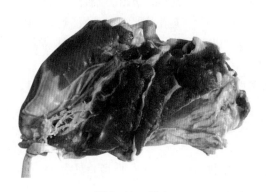

图 5-10 羊肉

【别名】 羖

【性味归经】 甘、温。归脾、胃、肾经。

【功效】 温中健脾,补肾壮阳,益气养血。

【主治】 脾胃虚寒,食少或腹泻,肢冷不温;肾阳虚所致阳痿,腰膝酸软,夜尿多,小便清长;产后腹痛及腹中寒疝,虚劳不足或血虚经寒腹痛。

【用量用法】 100～500g。宜炒、炖、煮或烧制食用。

【药膳应用】

1. 五劳七伤虚冷 肥羊肉一腿,密盖煮烂,食汤及肉(《本草纲目》)。

2. 肾阳不足 白羊肉250g,去脂膜,切,以蒜同食之,三日一度(《食医心境》)。

3. 产后腹痛及腹中寒疝、虚劳不足 当归30g,生姜150g,羊肉500g(《金匮要略》)。

【使用注意】 外感或有宿热者禁服。

狗肉(《名医别录》)

【别名】 犬肉 黄耳 地羊 家犬

【性味归经】 咸、温。归脾、胃、肾经。

【功效】 温肾助阳,补中益气。

【主治】 腰膝软弱,胸腹胀满,寒疝疼痛,痔漏等。

【用量用法】 250～500g。煮、炖、煨。

【药膳应用】

1. 脾胃冷弱,肠中积冷,胀满刺痛 狗肉500g,以米、盐、豉煮粥,频食之(《食医心镜》)。

2. 肝肾亏虚致性功能低下,男子不育,女子不孕 金毛狗脊、金樱子、枸杞子各15g,狗肉500g,将金毛狗脊、金樱子布包,狗肉洗净,切块,与枸杞子一同煮,待熟后去药包,调入食盐、味精适量后服食(《中医脏器食疗学》)。

3. 小儿夜间遗尿 狗肉500g,黑豆40g。共炖熟,入油、盐、味精,温热食之,连食数日(《中国药膳大观》)。

4. 痔漏 熟狗肉蘸蓝汁,空心食(《世医得效方》)。

【使用注意】 阴虚内热、素有痰火及热病后慎食。

兔肉(《名医别录》)

【别名】 草兔 山兔 野兔

【性味归经】 甘、寒。归脾、肝、大肠经。

【功效】 健脾补中,凉血解毒。

【主治】 虚劳羸瘦;消渴;呕吐;便血;便秘。

【用量用法】 100～300g。煮、炖、炒、红烧等。

【药膳应用】

1. 消渴羸瘦、小便不禁 兔一只,剥去皮、爪、五脏等。水煮使烂,漉出骨肉,取汁澄滤令冷。渴即食之(《海上集验方》)。

2. 身体虚弱 兔肉200g,山药30g,枸杞子15g,党参15g,黄芪15g,大枣30g共煮汤食用(《中国药膳学》)。

3. 呕吐反胃 兔肉。常食(《杂病治例》)。

【使用注意】 脾胃虚寒者不宜食用。

鹿肉(《名医别录》)

【别名】 斑龙肉

【性味归经】 甘、温。归脾、肾经。

【功效】 补肾助阳,益气养血,祛风。

【主治】 虚劳羸瘦;产后缺乳;肾阳虚腰脊酸痛,阳痿;中风口㖞。

【用量用法】 100～150g。煮、炖、煨。

【药膳应用】

1. 阳痿畏寒、腰脊酸软 鹿肉、胡桃肉,加入盐调味,水煮炖熟。食肉喝汤(《中华药膳学》)。

2. 产后无乳 鹿肉120g。切,水煮炖熟。入五味作臛,任意食之(《寿亲养老新书》)。

3. 气血亏虚 鹿肉90g,黄芪30g,大枣30g,共煮食用(《寿亲养老新书》)。

【使用注意】 素有痰热,胃中有火,阴虚火旺者慎服。

驴肉(《千金要方·食治》)

【别名】 毛驴肉

73

【性味归经】 甘、酸、平。归脾、胃、肝经。

【功效】 补血益气。

【主治】 脾胃气虚,食少乏力,形体消瘦等。

【用量用法】 100～250g。煮、炖、煨。

【药膳应用】

1. 心气不安,忧愁不乐 乌驴肉不拘多少。切块,干豆豉中烂煮熟,入五味,空心食之(《饮膳正要》)。

2. 脾胃气虚,食少乏力,形体消瘦等症 驴肉250g,大枣10枚,山药30g。将驴肉洗净,切块,大枣去核,山药切片,同炖熟后,调味服食(《中医脏器食疗学》)。

【使用注意】 驴肉性平,无特殊禁忌。

第八节 奶 蛋 类

奶蛋类食物是指畜类分泌的乳汁和禽类所产蛋的总称。该类食品营养丰富,含有最优良的蛋白质,易消化吸收,是人类不可缺少的膳食,尤其对婴幼儿生长有重要作用。

常用的奶有牛奶,羊奶。奶类食物含优质蛋白,维生素A,维生素B(尤其是维生素B_2)和钙。中医认为有补虚损,益肺胃,生津的功效。

蛋类食物众多,常用的有鸡蛋、鸭蛋、鹅蛋、鸽蛋、鹌鹑蛋等。蛋类食物含优良的蛋白质,还含有钙、磷、铁及维生素等多种物质,特别是所含脂肪存在于蛋黄之中,呈液态,易消化吸收,是人们日常生活不可缺少的食品。中医认为蛋类食品有滋阴润燥,养血益气的功效。但是,由于蛋类食品蛋黄中含胆固醇较高,故不宜大量食用。

牛乳(《本草经集注》)

【别名】 牛奶

【性味归经】 甘、微寒。归心、肺、胃经。

【功效】 补虚损,益肺胃,养血,生津润燥。

【主治】 气血不足,头晕眼花,神疲乏力;脾胃虚弱,呃逆反胃;噎膈。

【用量用法】 50～100ml煮饮。

【药膳应用】

1. 大病后不足,万病虚劳 黄牛乳一升,以水四升,煎取一升,如人饥,稍稍饮之,不得过多(《千金要方》)。

2. 老人补益 真生牛乳一盏。先将白米为粥,煮半熟,去少汤,入牛乳。待煮熟盛碗,再加酥一匙服之(《调燮类编》)。

3. 反胃 牛乳一盏,韭菜汁60g,用生姜汁15g,和匀温服(《丹溪心法》)。

【使用注意】 脾胃虚寒泄泻,中有痰湿积饮者慎用。

羊乳(《本草经集注》)

【别名】 羊奶

【性味归经】 甘、微温。归心、肝、胃、肾经。

【功效】 补虚润燥,和胃,解毒。

【主治】 肾虚,消渴;胃气上逆,呕吐反胃;噎膈。

【用量用法】 50～100ml 煮饮。

【药膳应用】

1. 肾虚,中风 羊乳合脂作羹食(《食疗本草》)。

2. 干呕 羊乳汁饮一杯(《千金要方》)。

3. 口渴,反胃,腰酸 羊乳500ml,怀山药30g,将怀山药炒微黄,研为细末;羊乳煮沸后,加入山药末,调匀后食用,每日一剂(《食品的营养与食疗大全》)。

【使用注意】 有痰湿积饮者慎服。

鸡蛋(《神农本草经》)

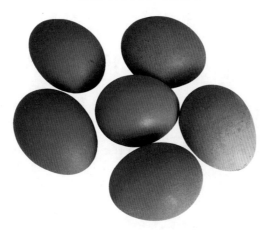

图 5-11 鸡蛋

【别名】 鸡卵

【性味归经】 甘、平。归肺、脾、胃经。

【功效】 滋阴润燥,益气养血。

【主治】 阴虚燥咳;产后血晕;虚损羸瘦。

【用量用法】 1～3 枚。蒸、煮、炒。

【药膳应用】

1. 虚损羸瘦 白面130g,鸡子120g,白羊肉120g,炒作臛。上以鸡子清,使作索饼,于豉汁中煮令熟,入五味和臛,空腹食之(《太平圣惠方》)。

2. 产后血晕,身痉直,戴眼,口角与目外眦向上牵急,不知人 鸡子一枚,去壳分清,以荆芥末6g调服(《本草衍义》)。

【使用注意】 有痰饮、积滞及脾胃虚弱者不宜多食。

鸭蛋(《本草经集注》)

【别名】 鸭卵

【性味归经】 甘、凉。归肺、大肠经。

【功效】 滋阴清肺。

【主治】 咳嗽,咽痛,齿痛,泄痢。

【用量用法】 1～3 枚。蒸、煮、炒或制成松花蛋。

【药膳应用】

1. 咳嗽痰少咽干　鸭蛋 1 个,银耳 9g,先煮银耳,后打入鸭蛋,加适量冰糖调味食用(《中国药膳学》)。

2. 眩晕耳聋　绿壳鸭蛋 2 个,火炭母草 20g。先将火炭母草切成碎粒,打入鸭蛋,放盐,搅匀;炒锅烧热,倒入菜油,烧至六七成熟,把蛋糊倒入油煎,待蛋两面呈金黄色即可起锅食用(《成都中草药》)。

3. 肠炎腹泻　鸭蛋 1~2 个,酸醋 250g,共煮熟,吃蛋喝醋(《广西药用动物》)。

【使用注意】　脾阳虚、寒湿泻痢,以及食后气滞痞闷者禁食。

鹅蛋(《食疗本草》)

【别名】　鹅卵

【性味归经】　甘、温。

【功效】　补五脏,补中气。

【主治】　身体消瘦。

【用量用法】　1 枚。蒸、煮、炒或制咸蛋。

【药膳应用】

中气不足,身体消瘦,食欲不振,肢体疲乏等症　鹅蛋一只,黄芪、党参、怀山药各 30g,同煮熟,食蛋喝汤,每天一次(《经验方》)。

【使用注意】　本品多食易伤胃滞气。

鸽蛋(《本草纲目》)

【别名】　鸽卵

【性味归经】　甘、咸、平。归肾、脾、胃经。

【功效】　补肾益气。

【主治】　肾虚,腰膝酸软,遗精、滑泄。

【用量用法】　适量。煮食。

【药膳应用】

1. 补益肾气　鸽蛋、桂圆肉、枸杞、加冰糖蒸后冲开水服(《四川中药志》)。

2. 肾虚腰膝酸软,遗精等　鸽蛋 2 个,龙眼肉、枸杞子各 25g,五味子 10g,水煮,加糖食用(《中国食疗学》)。

【使用注意】　无特殊禁忌。

鹌鹑蛋(《山东药用动物》)

【别名】　鹌鹑卵　鹑鸟蛋

【性味归经】　甘、淡、平。归脾、胃经。

【功效】　补中益气,健脑。

【主治】　体虚,小儿营养不良。

【用量用法】　适量。煮食。

【药膳应用】

1. 小儿营养不良　鹌鹑蛋一只,打入米汤内煮熟,每早各一剂,连用三个月(《家庭食疗手册》)。

2. 慢性胃炎 鹌鹑蛋一枚,牛奶250ml,煮沸,每天早晨食用,连服半年(《家庭食疗手册》)。

【使用注意】 鹌鹑蛋胆固醇较高,不宜多食。

第九节 水 产 类

水产类食物是指以鱼类、甲壳类、软体类动物为代表的各种水生食用动物的肉类及少量水生植物的茎叶类食物的总称。

水产类食物以甘咸味居多,中医认为有滋气血、和脾胃、利水湿、软坚散结等功效,可用于气血不足、脾虚水湿、瘿瘤等证。

水产类中鱼类蛋白质含量极其丰富,而且容易消化,是优质蛋白的良好来源。水产品含有丰富的钙和磷有助于人体骨骼和大脑的发育,尤其是深海鱼所含的二十二碳六烯酸(DHA)对大脑发育十分重要。部分水产品含铁量较高,是婴幼儿和贫血者的补血佳品;还有些水产品富含碘,对防治甲状腺肿大有很好的作用。

蟹(《神农本草经》)

【别名】 螃蟹 河蟹 大闸蟹等。

【性味归经】 咸、寒。归肝、胃经。

【功效】 清热解毒,散瘀消肿。

【主治】 跌打损伤;湿热黄疸;妇人产后儿枕痛。

【用量用法】 适量。宜蒸食或酒浸、油炸。

【药膳应用】

1. 跌打损伤,骨折筋断 螃蟹焙干,研末,每次9~12g,酒送服(《泉州本草》)。

2. 湿热黄疸 蟹烧存性研末,酒和丸如梧桐子大,每服50丸,白汤下,日服二次(《濒湖集简方》)。

3. 妇人产后儿枕疼 山螃蟹不拘多少,用新瓦焙干,热烧酒服,良效(《滇南本草》)。

【使用注意】 脾胃虚寒者慎服。

对虾(《本草纲目》)

【别名】 明虾 大虾 海虾

【性味归经】 甘、咸、温。归肝、肾经。

【功效】 补肾壮阳,益气开胃,祛风通络。

【主治】 肾虚,阳痿;中风后半身不遂,筋骨疼痛。

【用量用法】 适量。宜炒食,蒸食,酒浸或制作虾酱。

【药膳应用】

1. 肾阳不足,脾虚食少 活对虾酒浸炒食(《本草纲目》)。

2. 阳痿 活海虾肉120g,麻雀4只,黄酒炖服,或用海虾米浸酒常服(《青岛中草药手册》)。

3. 中风后半身不遂,筋骨疼痛 对虾酒炒食或煮食均可(《饮食治疗指南》)。

【使用注意】 阴虚火旺、疮疡、对虾过敏者禁食。

海参(《食物本草》)

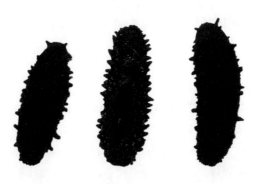

图 5-12　海参

【别名】　辽参　海男子

【性味归经】　甘、咸、平。归肾、肺经。

【功效】　补肾益精,养血润燥,止血。

【主治】　肾虚阳痿,小便频数;阴血亏虚,肠燥便秘;虚劳咳嗽、咯血。

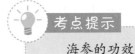

考点提示

海参的功效

【用量用法】　50～100g。煮食、炒食或烧制。

【药膳应用】

1. 肺痨咯血　海参一个,每日煮食,同时加入白芨粉9g(《中国药用海洋生物》)。

2. 再生障碍性贫血　海参一个,鸡蛋同服(《现代实用中药》)。

3. 遗尿　海参蒸熟加糖喝汤,每次一匙,日服一次(《青岛中草药手册》)。

【使用注意】　脾虚不运、外邪未尽者禁服。

乌贼鱼(《名医别录》)

【别名】　墨鱼　乌鲗　缆鱼

【性味归经】　咸、平。归肝、肾经。

【功效】　养血滋阴。

【主治】　肝肾不足或血虚所致妇人闭经,或产后缺乳。

【用量用法】　1～2只。炖汤、炒食或烩食。

【药膳应用】

1. 妇女血虚经闭　乌贼一只,桃仁10g,调酒煮汤食(《陆川本草》)。

2. 贫血头晕,闭经　乌贼肉60g,鹌鹑蛋二只,煮食(《曲池妇科》)。

【使用注意】　民间认为墨鱼为发物,患病之人酌情忌食。

牡蛎(《本草拾遗》)

【别名】　蚝子肉

【性味归经】　甘、咸、平。归心、肝经。

【功效】　养血安神,软坚散结。

【主治】　心血不足,烦热失眠,心神不安;瘿瘤。

【用量用法】 50~100g。煮食或炒食。

【药膳应用】

1. 心血不足,烦热失眠,心神不安 牡蛎肉 25g,洗净煎服。早晚各一次,连服数日(《中国食疗大全》)。

2. 甲状腺肿大 牡蛎肉、海带,调味煮汤食(《中国饮食保健学》)。

【使用注意】 脾虚滑精者忌食。

带鱼(《本草从新》)

【别名】 带柳 裙带鱼 海刀鱼

【性味归经】 甘、平。归胃经。

【功效】 补虚,解毒,止血。

【主治】 病后体虚,食少体倦;产后缺乳。

【用量用法】 100~250g。烧制或蒸食。

【药膳应用】

1. 妇女更年期食少便溏,体倦乏力,烦躁不安 带鱼清蒸,取其上层油食之最佳(《金峨山房药录》)。

2. 产后乳汁不足 鲜带鱼 200g,木瓜 250g。煎汤服(《常见药用动物》)。

【使用注意】 凡疮疡未愈或过敏体质禁食。

泥鳅(《滇南本草》)

【别名】 鳅 鳅鱼

【性味归经】 甘、平。归脾、肝、肾经。

【功效】 补益脾肾,利水,解毒。

【主治】 脾胃虚弱,消瘦乏力;肾虚阳痿;消渴;湿热黄疸。

【用量用法】 100~250g。煮食或烧制。

【药膳应用】

1. 阳痿早泄 泥鳅煮食(《濒湖集验方》)。

2. 小儿盗汗 泥鳅 200g。每日 1 次,幼儿分次服,连服数日(《常见药用动物》)。

3. 湿热黄疸,小便不利 泥鳅炖豆腐食(《泉州本草》)。

【使用注意】 本品能补能清,诸病不忌。

 知识链接

泥鳅的药理作用

泥鳅属高蛋白低脂肪食品,营养价值高,而且有利于抵抗血管衰老,对老年人及心血管疾病患者有益;其滑涎有抗菌消炎的作用,能明显促进急性黄疸型肝炎患者的黄疸消退及转氨酶下降,从而改善肝功能。

鳝鱼(《雷公炮炙论》)

【别名】 黄鳝

【性味归经】 甘、温。归脾、肝、肾经。

【功效】 补肝肾,益气血,强筋骨,祛风湿。

【主治】 体虚乏力,头昏心悸;虚劳咳嗽;风寒湿痹;消渴;痔疮出血。

【用量用法】 100~500g。煮、炖、炒食。

【药膳应用】

1. 虚劳咳嗽 黄鳝250g,冬虫夏草3g。煮汤食用(《常见药用动物》)。

2. 体虚乏力,头昏心悸 鳝鱼一条(去内脏),猪瘦肉100g,黄芪15g。共煮熟,去药,调味食(《中国药膳学》)。

3. 内痔出血 鳝鱼。煮食(《便民食疗方》)。

【使用注意】 虚热及外感者慎食。

鳜鱼(《开宝本草》)

【别名】 桂鱼 石桂鱼

【性味归经】 甘、平。归脾、胃经。

【功效】 健脾益胃,补气养血。

【主治】 气血不足,虚劳羸瘦。

【用量用法】 一条。煮、炖,蒸食。

【药膳应用】

1. 治老年及病后体弱 鳜鱼1条,黄芪、党参各15g,山药30g,当归头12g。先煎药取汁,入鱼共煮熟食用(《中国药膳学》)。

2. 小儿斑痘不出 腊八日收鳜鱼烧存性,研细,用酒调服(《调火燮类编》)。

【使用注意】 寒湿盛者慎用。

鲫鱼(《新修本草》)

【别名】 鲋 鲫瓜子

【性味归经】 甘、平。归脾、胃、大肠经。

【功效】 健脾和胃,利水消肿,通乳。

【主治】 脾胃虚弱,水湿停滞致纳少神倦,泄泻,水肿;产后乳少。

【用量用法】 一条。煮、炖、煨、炸。

【药膳应用】

1. 脾胃气冷,食少虚弱 鲫鱼250g,细切作脍,沸豉汁热投之。入胡椒、干姜、莳萝、橘皮等末,空心食之(《食医心镜》)。

> 💡 **考点提示**
>
> 鲫鱼可用于产后缺乳

2. 全身水肿 鲫鱼一条,砂仁面6g,甘草末3g。将药末纳入鱼腹内,用线缝好,清蒸熟烂,分三次当菜吃(忌盐酱20天)(《吉林中草药》)。

3. 产后乳汁不足 鲫鱼500g,通草9g,猪前蹄1只或漏芦6g,共煮熟,去药,食肉及汤(《中国膏药学》)。

【使用注意】 不应与鹿肉、芥菜、猪肝同食。

鲤鱼(《神农本草经》)

【别名】 赤鲤鱼 鲤拐子 鲤子

【性味归经】 甘、平。归脾、肾、胃、胆经。

【功效】 健脾和胃,利水下气,通乳,安胎。

【主治】 脾虚水肿,小便不利;脚气;妊娠胎动不安;产后缺乳。

【用量用法】 100～250g。煮汤或炖食。

【药膳应用】

1. 脾虚水肿,小便不利 鲤鱼一条,将鱼肉与赤小豆100g同煮,熟后去滓取汤汁,顿服(《外台秘要》)。

2. 产后腹痛 赤鲤鱼烧灰,酒调服(《普济方》)。

3. 胃痛,胸前胀痛,消化不良 鲤鱼250g,加胡椒1.5g、生姜3片、鸡内金9g、荸荠63g,共煮汤服(《山东药用动物》)。

【使用注意】 风热者慎服。

鳖(《名医别录》)

【别名】 甲鱼 水鱼 团鱼 元鱼

【性味归经】 甘、平。归肝、肾经。

【功效】 滋阴补肾,凉血退热,软坚散结。

【主治】 骨蒸痨热,久疟久痢,癥瘕痞块,崩漏带下。

【用量用法】 250～500g。炖食。

【药膳应用】

1. 骨蒸痨热 甲鱼一只,去肠及内脏,地骨皮25g,生地黄15g,牡丹皮15g,共炖汤,分数次服食,连服数剂(《中国食疗大全》)。

2. 久疟不愈 甲鱼一只,洗净,用猪油炖,入盐少许食(《贵州中医验方》)。

3. 鼓胀 甲鱼一只,(洗净),槟榔12g,大蒜适量,共煮熟,食肉喝汤(《中国药膳学》)。

【使用注意】 脾胃阳虚及孕妇慎服。

龟(《名医别录》)

【别名】 乌龟

【性味归经】 甘、咸、平。归肺、肾经。

【功效】 益阴补血。

【主治】 劳瘵骨蒸,久嗽久疟,咯血便血。

【用量用法】 一只。煮或炖食。

【药膳应用】

1. 虚劳失血咯血、咳嗽寒热 龟肉,和葱、椒、酱、油煮熟食之(《便民食疗方》)。

2. 肺痨吐血 龟肉、沙参、虫草,共炖食之(《四川中药志》)。

3. 老年肾虚尿多 龟肉250g,小公鸡肉250g。共炖熟,加盐调味食用(《中国药膳学》)。

【使用注意】 胃有寒湿者忌服。

海带(《吴普本草》)

【别名】 海草 昆布

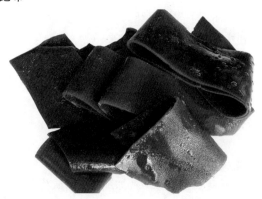

图 5-13 海带

【性味归经】 咸、寒。归脾、肾经。

【功效】 消痰软坚,利水消肿。

【主治】 瘰疬,瘿瘤,噎膈,水肿,睾丸肿痛。

【用量用法】 50～100g。煮、炖、煨、炒、凉拌。

【药膳应用】

1. 单纯性甲状腺肿 海带120g,鸭子一只,共煮炖熟,吃肉喝汤1周2次(《中华药膳宝典》)。

2. 高血压 昆布1尺,草决明30g,水煎,吃昆布饮汤(《中国药膳学》)。

【使用注意】 脾胃虚寒、孕妇及哺乳期妇女忌食。

紫菜(《本草经集注》)

【别名】 索菜 紫英 乌菜

【性味归经】 甘、咸、寒。归肺、脾、膀胱经。

【功效】 化痰软坚,清热利水,止咳。

【主治】 瘰疬,瘿瘤,喉痹,咳嗽,水肿。

【用量用法】 30～60g。煮汤。

【药膳应用】

1. 瘰疬,瘿瘤 紫菜15g,加水煎汤服;或用猪肉与紫菜煮汤,略加油,盐调味食(《食疗宝典》)。

2. 水肿 紫菜30g,益母草15g,玉米须15g,煎服(《中国药用孢子植物》)。

【使用注意】 脾胃虚寒,腹痛便溏者忌食。

第十节 调味品与其他佐料

调味品是在烹调过程中主要用于调和食物口味的一类原料的统称。常用的调味品有大蒜、生姜、胡椒、花椒、茴香、桂皮、白砂糖、蜂蜜、红糖、油、酱油、醋、酒、盐等。

调味品可以在烹调中调和五味,有增进食欲,促进消化吸收,杀菌、消毒和延长食物的保质期等作用。中医认为调味品还有其自身的功效,对人体的健康起保护作用,如:糖类能补益脾胃,缓急止痛;姜能温中散寒;食盐能和胃坚筋骨,清热凉血等。总之,调味品是形成主辅食口味特点,在食品制作中起重要作用的添加品。

大蒜(《本草经集注》)

【别名】 胡蒜 独头蒜

【性味归经】 辛、温、归脾、胃、肺、大肠经。

【功效】 温中行滞,解毒,杀虫。

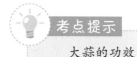
考点提示

大蒜的功效

【主治】 脾胃虚寒所致的脘腹冷痛,顿咳或肺痨咯血,痢疾泄泻,痈肿疮疡或钩虫、蛲虫病以及带下阴痒。

【用量用法】 1～50g。生食、绞汁、煎服或拌入食物。

【药膳应用】

1. 感冒 蒜头、茶叶各9g。开水泡服(《福建药物志》)。

2. 心腹冷痛 蒜、醋浸2～3年,食至数颗(《濒湖集验方》)。

3. 慢性支气管炎 大蒜头10个,猪瘦肉90g,均切片,按常规炒熟即成。日1～2次(《山东省中医验方汇编》)。

【使用注意】 阴虚火旺及目疾、口喉疾患者慎用;不宜空腹食用。

生姜(《名医别录》)

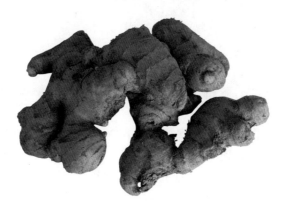

图5-14 生姜

【别名】 姜

【性味归经】 辛、温。归肺、脾、胃经。

【功效】 解表散寒,降逆止呕,止咳化痰。

【主治】 外感风寒,恶寒发热,无汗,头身疼痛;脾胃虚寒所致恶心呕吐;痰饮咳喘等。

【用量用法】 5～10g。绞汁、煎服。

【药膳应用】

1. 呕吐百药不愈 生姜30g(切丁),醋浆140g,共煮,空腹和滓食之(《食医心镜》)。

2. 受寒胃痛、腹痛、痛经 生姜10g,胡椒10粒,红糖适量,水煎服(《中国药膳学》)。

3. 外感风寒,恶寒发热,无汗,头身疼痛　生姜 6g,紫苏叶 30g,水煎服,可用红糖调味(《本草汇言》)。

【使用注意】　阴虚内热及实热者禁服。

辣椒(《植物名实图考》)

【别名】　番椒　海椒　辣子

【性味归经】　辛、热。归心、脾经。

【功效】　温中散寒,开胃消食。

【主治】　风寒感冒;受凉腹痛;冻疮。

【用量用法】　1~50g。炒或拌入食物。

【药膳应用】

1. 秋疟　辣椒,煎粥食(《本草纲目拾遗》)。

2. 痢疾水泻　辣椒 1 个,早晨用热豆腐皮包裹,吞下(《医宗汇编》)。

3. 风寒感冒　辣椒 3 个,花椒 10 粒,生姜 1 片,食盐适量,水煎服(《中国药膳学》)。

【使用注意】　阴虚火旺及目疾、痈肿者慎食。

胡椒(《新修本草》)

【别名】　玉椒　浮椒

【性味归经】　辛、热。归胃、大肠、肝经。

【功效】　温中散寒,下气止痛,止泻,开胃,解毒。

【主治】　脘腹冷痛,呕吐清水,泄泻冷痢。

【用量用法】　1~3g。拌入食物或炖汤时用。

【药膳应用】

1. 泄泻　用胡椒为末,姜汁调敷脐上(《幼科指南》)。

2. 胃寒疼痛　胡椒粉 2g,葱白 3 茎,生姜 6g,先煮葱、姜,入胡椒粉,趁热饮下(《经验方》)。

3. 冻疮　胡椒 10%,白酒 90%。把胡椒浸入白酒中,7 日后过滤使用。涂于冻疮处,每日 10 次(内蒙古《中草药新医疗法资料选编》)。

【使用注意】　热病及阴虚火旺者禁服,孕妇慎服。

花椒(《神农本草经》)

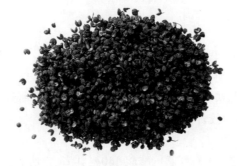

图 5-15　花椒

【别名】 大椒 秦椒 蜀椒 汉椒

【性味归经】 辛、温、有小毒。归脾、胃、肾经。

【功效】 温中止痛,除湿止泻,杀虫止痒。

【主治】 脘腹冷痛,吐泻呃逆,蛔虫病。

【用量用法】 2~5g。拌入食物。

【药膳应用】

1. 胃寒冷痛呕吐 川椒3~5g,白面粉150g,生姜3片。先将川椒为末,与面糊和匀,入水煮粥,后加生姜稍煮即可(《中国药膳大观》)。

2. 胆道蛔虫病 花椒3g,醋60ml,煎服(《中国药膳学》)。

【使用注意】 阴虚火旺者慎用。

茴香(《本草蒙筌》)

【别名】 小茴香 谷茴香

【性味归经】 甘、辛、温。归肝、肾、胃、膀胱经。

【功效】 温肾暖肝,行气止痛,和胃。

【主治】 寒疝腹痛;肾虚腰痛;肾阳亏虚,夜尿频多。

【用量用法】 10~25g。研末蘸食。

【药膳应用】

1. 胃痛,腹痛 小茴香子、良姜、没药根各6g,炒香附9g,水煎服(《江西草药》)。

2. 遗尿 小茴香6g,桑螵蛸15g。装入猪尿脬内,焙干研末,每次3g,日服2次(《吉林中草药》)。

【使用注意】 阴虚火旺者禁用。

桂皮《本草经集注》

【别名】 山肉桂 土桂 山桂皮

【性味归经】 辛、甘、温。归脾、胃、肝、肾经。

【功效】 温肾壮阳,温中散寒。

【主治】 亡阳证,脉微肢冷;脘腹冷痛;腰膝冷痛;痛经,经闭;阴疽流注。

【用量用法】 6~12g。煎汤。

【药膳应用】

1. 胃痛,腹痛 桂皮15~21g。煎服(《福建中草药》)。

2. 甲状腺功能减退之肥胖 淫羊藿30g,肉桂10g,粳米50g。先煮前2味药取汁,入米煮粥,早晚空服吃1碗(《中华药膳宝典》)。

3. 小儿遗尿 肉桂1g,雄鸡肝1具。鸡肝切片,拌肉桂粉放碗内蒸熟,低盐调味食之(《中国药膳学》)。

【使用注意】 阴虚火旺,里有实热者及孕妇忌用。

蜂蜜(《神农本草经》)

【别名】 石蜜 石饴 蜂糖

【性味归经】 甘、平。归脾、胃、肺、大肠经。

【功效】 补脾润肺,缓急止痛,润肠通便,润肤生肌,解毒。

【主治】 肺虚久咳、燥咳;脘痛;慢性便秘;烫伤;风疹,疔疮肿毒。

【用量用法】 15～30g。冲调或入丸剂、膏剂。

【药膳应用】

1. 胃、十二指肠溃疡 蜂蜜54g,生甘草9g,陈皮6g。先煎陈皮、甘草取汁,入蜜,分3次服(《现代实用中药》)。

2. 体虚便秘 蜂蜜30g,麻油15g,鸡蛋1个。先水煮沸蜂蜜,下蛋冲成蛋花,放入适量麻油即成(《中国药膳宝典》)。

【使用注意】 痰湿痞满,泄泻者忌用。

【附品】

1. 饴糖 味甘、性温;入脾、胃、肺经。具有缓急补虚,生津润燥的功效。常用于脾胃虚弱,少气懒言,腹痛隐隐,肺虚咳嗽等证。

2. 白糖 味甘、性平;入脾、肺经。具有和中缓急,生津润燥的功效。常用于肺燥咳嗽,脾胃虚弱,脘腹隐痛。

3. 冰糖 味甘、性平;入脾、肺经。具有健脾和胃,润肺止咳的功效。常用于肺燥咳嗽,噤口痢。

4. 红糖 味甘、性温;入肝、脾、胃经。具有补脾缓肝,活血散瘀的功效。常用于产后恶露不尽,肝木乘脾,腹中拘急,风寒感冒。

花生油(《本草纲目拾遗》)

【别名】 落花生油 果油

【性味归经】 甘、平。归脾、肺、大肠经。

【功效】 润燥滑肠。

【主治】 肠道积滞、便秘、烫伤。

【用量用法】 60～125g。炒菜、做汤。

【药膳应用】

1. 蛔虫性肠梗阻 花生油60ml,葱头50g,炖服;继用凤尾草30g,水煎冲玄明粉15g服(《浙江药用植物志》)。

2. 烫伤 花生油500ml(煮沸待冷),石灰水(取熟石灰粉500g,加冷开水1000ml,搅匀静置,滤取澄清液)500ml,混合调匀,涂抹患处(《浙江药用植物志》)。

【使用注意】 腹泻患者慎用。

【附品】

1. 菜子油 味辛、甘、性平;入肺、胃经。具有解毒消肿,润肠的功效。常用于便秘,风疮不愈。

2. 麻油 味甘、性凉;入大肠经。具有润肠通便,解毒生肌的功效。常用于小儿初生,大小便不通,痈疽疮疡。

食盐(《名医别录》)

【别名】 盐 咸鹾

【性味归经】 咸、寒。归肺、胃、肝、肾、大肠、小肠经。

【功效】 涌吐,清火,凉血,解毒,软坚,杀虫,止痒。

【主治】 饮食不化,心腹坚满疼痛;大便秘结。

【用量用法】 适量。炒菜、做汤等做菜时常用。

【药膳应用】

1. 血痢不止 用白盐纸包烧研,调粥吃三、四次(《救急方》)。

2. 习惯性便秘 每日早晨空腹喝盐水一茶杯。(《中医药膳学》)。

【使用注意】 水肿及咳喘患者忌服。

酱油(《名医别录》)

【别名】 豉油 酱汁 豆酱汁

【性味归经】 咸、寒。归脾、胃、肾经。

【功效】 清热解毒,除烦。

【主治】 烫伤,妊娠尿血。

【用量用法】 5～10g。调入食物。

【药膳应用】

1. 中砒毒 豆酱,调水服(《本草纲目》)。

2. 妊娠尿血 豆酱一大盏(焙干),生干地黄60g。为末。每于食前,以粥饮调下,妇服之(《海上方》)。

【使用注意】 多食生痰动气。

醋(《名医别录》)

【别名】 苦酒 醇酢 米醋

【性味归经】 酸、苦、温。归肝、胃经。

【功效】 散瘀消积,止血,安蛔,解毒。

【主治】 饮食停滞或食欲不振;吐血、便血或衄血;癥瘕积聚。

【用量用法】 10～30g。调入食物或拌制药物。

【药膳应用】

1. 牙痛 陈醋四两,花椒二钱。水煎,去椒含漱(《全国中草药新医疗法展览会资料选编》)。

2. 诸肿毒 醋调大黄末涂(《随息居饮食谱》)。

【使用注意】 脾胃湿重,痿痹,筋脉拘急者慎服。

 知识链接

饮酒宜适度

《养生要集》云:"颍川韩元长曰:酒者,五谷之华,味之至也,故能益人,亦能损人。节其分剂而饮之,宜和百脉,消邪却冷也。若升量转久,饮之失度,体气使弱,精神侵昏,物之效验,无过于酒也。宜慎,无失节度。"

酒(《名医别录》)

【别名】 杜康

【性味归经】 甘、苦、辛、温。归心、肺、肝、胃经。

【功效】 通血脉,御寒气,行药势。

【主治】 胸痹,阴寒内盛诸证。

【用量用法】 适量。温饮,或和药煎,或浸药。

【药膳应用】

1. 冷气心痛 烧酒入飞盐饮(《本草纲目》)。

2. 寒湿泄泻,小便清者 头烧酒饮之(《本草纲目》)。

3. 妇女遍身风疮作痒 蜂蜜少许,和酒服之(《奇效良方》)。

【使用注意】 阴虚、失血及湿热甚者禁服。

 本章小结

　　本章选取介绍的制作药膳的原料种类繁杂,质地有殊,性质有别,味道迥异,均含有人体所需的营养物质。《素问·脏气法时论》曰:"五谷为养,五果为助,五畜为益,五菜为充。"很好地诠释了食物对人体的作用。我们研究和选择合适的食材作为原料制作药膳,必须熟知食材自身的性能。正如《素问·宣明五气篇》所说"辛走气,气病无多食辛;咸走血,血病无多食咸;苦走骨,骨病无多食苦;甘走肉,肉病无多食甘;酸走筋,筋病无多食酸。"只有掌握了食物原料本身的性能,通过合理配伍才能适应人们保健和治疗的需要,才能制作出既美味又适合大众需要的药膳。

(王晓春)

 目标测试

A1 型题

1. 具有健脾益气,和胃除烦,止泻功效的食物类原料是
   A. 粳米 　　　　　　　 B. 糯米 　　　　　　　 C. 小麦
   D. 大麦 　　　　　　　 E. 小米

2. 夏季暑热,口渴,心烦,常选哪种食材制作羹汤
   A. 黄豆 　　　　　　　 B. 赤小豆 　　　　　　 C. 绿豆
   D. 豌豆 　　　　　　　 E. 豇豆

3. 既可生食,又可凉拌、煲汤、作酱的食物原料是
   A. 茄子 　　　　　　　 B. 番茄 　　　　　　　 C. 冬瓜
   D. 南瓜 　　　　　　　 E. 土豆

4. 具有健脾理气,解毒杀虫,降血脂的是
   A. 葱白 　　　　　　　 B. 大蒜 　　　　　　　 C. 洋葱
   D. 毛笋 　　　　　　　 E. 小茴香

5. 具有清热解毒,凉血止痢,除湿通淋功效的野菜是
   A. 鱼腥草 　　　　　　 B. 马齿苋 　　　　　　 C. 枸杞叶
   D. 荠菜 　　　　　　　 E. 南瓜尖

6. 肺热燥咳可用哪种鲜果制作药膳
   A. 石榴 　　　　　　　 B. 柿子 　　　　　　　 C. 枇杷

D. 大枣   E. 桃子

7. 具有滋阴养血,补肝益肾,生津润肠功效的水果是

    A. 苹果   B. 西瓜   C. 甘蔗

    D. 桑椹   E. 杏子

8. 有补肾调经,祛风解毒功效的禽肉类食物原料是

    A. 鸡肉   B. 鸽肉   C. 鸭肉

    D. 鹅肉   E. 鹌鹑

9. 有补益脾肾,益气养血,强筋壮骨的畜肉类食物原料是

    A. 牛肉   B. 猪肉   C. 兔肉

    D. 羊肉   E. 狗肉

10. 肾虚阳痿,小便频数,阴血亏虚,肠燥便秘宜选用哪种水产类食物原料制作药膳

    A. 鲫鱼   B. 海参   C. 牡蛎

    D. 泥鳅   E. 海带

A2 型题

11. 刘某某,男,65 岁。该老年男性身体消瘦,常出现腰酸背痛,小便短少,尿频尿急。刘某某要求营养师制作一款"青头鸭羹",请你准备好食物原料

    A. 青头鸭一只、萝卜250g、冬瓜250g、葱、食盐适量。

    B. 青头鸭一只、萝卜50g、冬瓜500g、蒜、酱油适量。

    C. 青头鸭一只、鸡肉250g、冬瓜250g、葱、食盐适量。

    D. 青头鸭一只、萝卜250g、冬瓜50g、葱、食盐适量。

    E. 青头鸭一只、萝卜250g、冬瓜50g、醋、食盐适量。

第六章　药物类原料

1. 掌握:常用药物类原料的功效和主治。
2. 熟悉:常用药物类原料性味归经和药膳应用。
3. 了解:常用药物类原料的使用注意。

药膳所用药物类原料是指经过烹制加工口感和口味能被人们接受,同时还能养生延年、治疗疾病的中药材,包括植物的根和根茎、果实和种子、茎叶、全草、花、树皮和根皮、菌类以及动物类等。

 案例

刘某,女,32岁,公司职员。自上周连续加班熬夜后,出现身体不适,体倦乏力,纳食不香,失眠,健忘等不适症状。到医院检查各项指标均正常,医生诊断为亚健康状态,建议用药膳调理。

请问:1. 选择哪些药物类原料?
　　　2. 如何加工制作?

第一节　根和根茎类

人参(《神农本草经》)

【别名】　红参、野山参。

【性味归经】　甘、微苦,微温。归脾、肺、心、肾经。

【功效】　大补元气,复脉固脱,补脾益肺,生津养血,安神益智。

【主治】　元气虚脱,脾气不足,肺气亏虚,热病气虚津伤或气阴两虚证。

【用量用法】　3~9g。泡、炖、蒸、焖、煨、煮、熬。

【药膳应用】　常与粳米、乳鸽、白酒、大枣等配合使用。

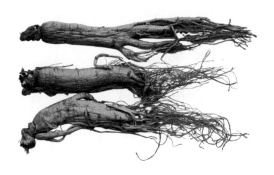

图6-1 人参

1. 年老体衰,久病羸瘦,神疲乏力,短气,健忘 人参粉3g,粳米100g,冰糖少许。将参、米放入锅内,加清水适量,用武火烧沸,转用文火煨成粥,待熟后入冰糖,搅匀即成。每日1剂,早餐食用(《食鉴本草》)。

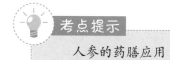

考点提示

人参的药膳应用

2. 肺虚及肺肾两虚之喘息,咳嗽,浮肿 蛤蚧1对,人参15g。蛤蚧用酒和蜜涂,久炙,与人参共研为细末,分作6份。每次用糯米30g,煮成稀粥,投药1份,搅匀,趁热空腹缓缓食用,每日2份,3日服完(《食疗本草学》)。

3. 支气管哮喘缓解期属肺脾肾俱虚 人参3g,黄芪、茯苓各15g,白术9g,陈皮、冬虫夏草各6g,乳鸽1只(去毛和内脏),一并置于大碗中,加水适量,置于蒸锅中,隔水炖至乳鸽熟,加少量食盐、味精。食肉饮汤,佐餐常服(《中国药膳》)。

4. 气虚体弱,脾胃不足,倦怠无力,面色发白,反胃呕吐,大便稀溏 人参、生姜各3~5g,白茯苓15~20g,粳米100g。将人参、生姜切为薄片,茯苓捣碎,浸泡半小时,煎取药汁,同粳米煮粥服食(《圣济总录》)。

5. 心气不足,心悸气短,疲乏无力 炒酸枣仁15g,茯神9g,人参、陈皮各3g,开水沏茶常饮(《中国药膳》)。

【使用注意】 实证、热证者忌服。

西洋参 (《本草从新》)

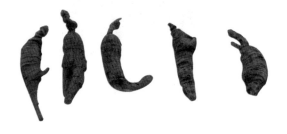

图6-2 西洋参

【别名】 洋参、花旗参。

【性味归经】 苦、微甘,寒。归心、肺、肾经。

【功效】 补气养阴,清火生津。

91

【主治】 阴虚火旺所致的喘咳痰血,热病气阴两伤所致的烦倦口渴等。

【用量用法】 3~6g。浸泡、炖、蒸、煮。

【药膳应用】 常与粳米、麦冬、石斛等配合使用。

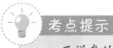

考点提示

西洋参的功效和主治

1. 心阴不足,心悸心烦,失眠多梦,口干咽燥 西洋参30g,麦冬150g,龙眼肉250g,炒酸枣仁120g,水煎3次,合并滤液,浓缩,兑适量炼蜜收膏。每日早晚各服15~30g(《中国药膳》)。

2. 热病后期,气阴不足,口干烦渴,气短乏力 西洋参3g,粳米50g,麦冬、淡竹叶各10g。西洋参研末,水煎麦冬、淡竹叶,去渣取汁,再入洋参末、粳米,慢火煮稀粥食用,每日1剂(《宫廷颐养与食疗粥谱》)。

3. 热病后期,阴虚津亏,口渴咽干,烦热,口舌糜烂 石斛6g,西洋参3g,沸水冲泡代茶饮用(《中医现代药膳食疗手册》)。

4. 血虚易倦,低热盗汗,久咳干咳 甲鱼500g,桑椹20g,西洋参6g。甲鱼去内脏,留甲及裙边切块;桑椹加水熬汁;西洋参切片。甲鱼加水及桑椹汁后,将洋参加入,加水同煮,待熟后加酒、盐、葱、姜调味,食甲鱼及汤,洋参片可食。佐餐常食(《中医现代药膳食疗手册》)。

【使用注意】 中阳衰微、胃有寒湿者忌服;忌铁器及火炒。

党参(《本草从新》)

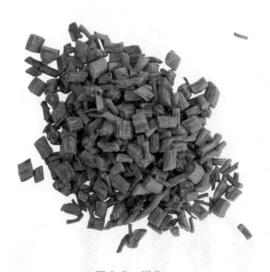

图6-3 党参

【别名】 台参、野台参、潞党参、西党参。

【性味归经】 甘,平。归脾、肺经。

【功效】 补中益气,养血生津。

考点提示

党参的功效和主治

【主治】 体虚倦怠,食少便溏;咳嗽气喘,语声低弱;面色萎黄,头晕心悸;自汗、脱肛,子宫脱垂;年老体弱,久病体虚等。

【用量用法】 10~15g。浸泡、炖、蒸、煮、焖、熬。

【药膳应用】 常与粳米、猪肉、大枣、黄芪等配合使用。

1. 体虚气弱,乏力倦怠,心悸失眠,食欲不振,便溏浮肿 党参 10g,大枣 20 枚,糯米 250g,白糖 50g。将党参、大枣放在砂锅内,加水泡发后,煎煮 30 分钟左右,捞出党参、大枣,药液备用;将糯米洗净,放在大瓷碗中,加水适量,蒸熟后,扣在盘中,将党参、大枣放糯米饭上,药液加白糖,煎成浓汁后浇在枣饭上即成。每日早、晚餐根据食量服用(《醒园录》)。

2. 气血亏损,腰腿酸痛,气短,心悸,失眠,自汗 党参、当归、山药各 10g,猪腰 500g,酱油、醋、姜、蒜、香油适量。猪腰切开剔去筋膜臊腺,洗净。将洗净的当归、党参、山药与猪腰同置锅内,加水适量,清炖至猪腰熟透。捞出猪腰,待冷,切成薄片,放在平盘上,加入酱油、醋、姜丝、蒜末、香油等调料即可食用,佐餐常食(《百一选方》)。

3. 胃下垂 党参、黄芪各 50g,母鸡 1 只,大枣 5 枚,生姜 5 片,将鸡宰杀,去毛杂,与 4 味药物加水共炖,熟后加食盐、味精适量即可服食。一般 3~5 日 1 次,连用 3~5 次(《中国民间百病自疗宝库》)。

【使用注意】 本品对虚寒证最为适宜,热证、实证不宜使用。不能与藜芦同用。

黄芪(《神农本草经》)

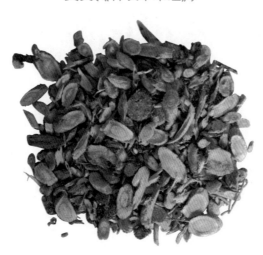

图6-4 黄芪

【别名】 黄耆、王孙、绵黄芪。

【性味归经】 甘,微温。归脾、肺经。

【功效】 补气升阳,益卫固表,利水消肿,托毒生肌。

【主治】 神倦乏力,气短懒言,面色萎黄,食少便溏;久泻脱肛,内脏下垂;崩漏带下,胎动不安;自汗咳喘;疮疡内陷,脓成不溃或溃久不敛等。

【用量用法】 10~30g。浸泡、炖、蒸、焖、煮,熬。

【药膳应用】 常与粳米、党参、鸡肉、羊肉、大枣等配合使用。

1. 劳倦所伤,年老体弱,久病羸弱,心慌气短,体虚自汗,泄泻久痢,食欲不振,气虚浮肿 黄

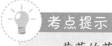

考点提示

黄芪的药膳应用

芪 30g,人参 10g,粳米 90g,白糖适量。将黄芪、人参切片,用冷水浸泡半小时,入砂锅煎沸,煎出浓汁后取汁,药渣再煎一次,将一二次煎药汁合并后分两等份,早晚各用 1 份,同粳米加水煮粥,粥成后入白糖。早晚空腹服用(《圣济总录》)。

2. 各种贫血,血虚体弱,宫冷崩漏,脘腹冷痛 当归 15g,黄芪 25g,羊肉 500g,葱、生姜、料酒、味精各适量。上述原料放入锅内,加水适量,置武火上烧沸,再用文火煨炖,直至羊肉熟烂即成。食肉喝汤,佐餐常食。外感发热、咽喉肿痛、牙痛者不能食用,忌用铜器,忌食南瓜(《中国药膳》)

3. 小儿慢性肾炎 生黄芪、生苡仁、糯米各 30g,赤小豆 15g,鸡内金末 9g。先将黄芪放入小锅内,加水 600ml,煮 20 分钟,捞出渣;再加入生苡仁、赤小豆煮 30 分钟。最后加入鸡内金末和糯米,煮熟成粥连续服用(《岳美中医案集》)。

4. 慢性腹泻,体虚自汗,浮肿,慢性肝炎、肾炎,疮疡久溃不收 黄芪 60g,粳米 100g,红糖少许。黄芪入锅,加清水适量,用中火煮沸后,去渣取药汁。粳米入锅,加药汁及清水适量,用武火煮沸后,转用文火煮至米烂成粥。分早晚两次服用(《冷庐医话》)。

【使用注意】 表实邪盛,内有积滞,阴虚阳亢,疮疡阳证、实证等不宜使用。

当归(《神农本草经》)

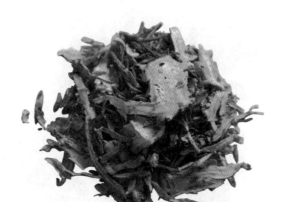

图 6-5 当归

【性味归经】 甘、辛,温。归肝、心、脾经。

【功效】 补血,活血,止痛,润肠。

【主治】 面色萎黄,眩晕心悸,肠燥便秘;月经不调,痛经,经闭及跌打损伤,风湿痹阻,痈疽疮疡等。

【用量用法】 5～15g。浸酒、炖、蒸、焖、煮。

【药膳应用】 常与生姜、羊肉、大枣、粳米等配合使用。

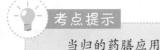

考点提示

当归的药膳应用

1. 产后血虚内寒,腹中拘急,隐隐作痛 羊肉 125g,当归 15g,生姜 30g。羊肉切块加二味药及水煮汤,可加花椒、酒、盐调味,食肉饮汤(《伤寒论》)。

2. 血虚诸证,月经不调,经闭腹痛 当归 10g,粳米 50g,红枣 5 枚,红糖适量。先将当归加水煎煮半小时,去渣取汁,再将洗净的粳米、大枣同适量红糖放入当归汁中同熬成粥。每日1剂(《中国药粥谱》)。

3. 久病体虚,倦怠乏力,消瘦　鳝鱼500g,当归、党参各15g。取鳝鱼除去头、骨、内脏,洗净,切丝;当归和党参洗净切片,用纱布包扎,一并入锅加水适量,煎煮60分钟捞出药包,加入适量盐、葱、姜等调料。分顿佐餐食用(《本草逢原》)。

【使用注意】　湿盛中满、大便溏泻者忌用。

山药(《药谱》)

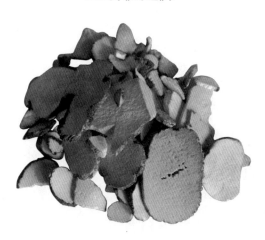

图6-6　山药

【别名】　薯蓣、山芋、怀山药、白药子。

【性味归经】　甘,平。归脾、肺、肾经。

【功效】　补脾养胃,生津益肺,补肾涩精。

【主治】　脾胃虚弱,饮食减少,便溏腹泻;妇女脾虚带下;肺虚久咳咽干;肾虚遗精、尿频;消渴多饮。

【用量用法】　15~30g,熬粥、蒸食、炖汤、凉拌,或作丸、散剂及口服液。

【药膳应用】　常与大枣、粳米等配合使用。

1. 脾虚泄泻、久痢、四肢乏力　取新鲜山药30g,去皮切滚刀块备用(如暂时不用可浸入盐水中,以防止氧化发黑)。粳米50g放入锅中,加适量水,大火煮沸,改小火熬约30分钟时,放入山药,再煮15分钟即可(《中国药膳》)。

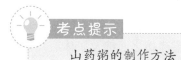

考点提示

山药粥的制作方法

2. 肺肾两虚之喘咳　银耳30g、莲子50g用清水浸泡,泡发后把莲子去掉蒂头撕小块,冲洗干净后将二者放入锅内加入清水,大火煮开后转小火煮约30分钟以上,等银耳煮软后加入山药30g、枸杞20g,续煮3~5分钟,加入冰糖调味即成。

3. 消渴证　取乌鸡1只,宰杀后去除内脏、头脚,清洗干净,剁成大块,放入沸水中余烫3分钟,捞起清洗干净。将山药洗净表皮,去皮切成斜刀块备用(如暂时不用可浸入盐水中,以防止氧化发黑)。将乌鸡、葱段、姜片放入炖锅内,加入足量清水,大火煮开后加料酒,转小火炖45分钟,加入山药块和枸杞,再煮15分钟,关火前加盐调味即可

(《中国药膳》)。

【使用注意】 湿盛中满而有积滞者忌食。

葛根(《神农本草经》)

【别名】 干葛、甘葛、粉葛、葛子根。

【性味归经】 甘、辛,凉。归脾、胃经。

【功效】 解肌退热,透发麻疹,生津止渴,升阳止泻。

【主治】 外感表证;麻疹不透;热病口渴;阴虚消渴;热泄热痢;脾虚泄泻。

【用量用法】 10~15g。熬粥、炖汤。

【药膳应用】 常与粳米配合使用。

1. 胃热烦渴 葛根粉30g,粟米60g。以水浸粟米一宿,次日滤出,与葛根粉拌匀,煮粥。每日1剂,分2次食用(《圣济总录》)。

2. 消渴 葛根、麦门冬、竹茹、菝葜各15g,上为粗末,水煎服或熬粥食之,每日1剂(《鸡峰普济方》)。

3. 高血压病所致颈项强痛 葛根500g,研为粗末,加水煎煮,共3次,过滤去渣,合并滤液浓缩,少兑蜂蜜收膏。白开水冲服,每次15g,每日2次(《抗衰老膏方集锦》)。

【使用注意】 表虚多汗者忌服。

生地黄(《神农本草经》)

【性味归经】 甘、苦,寒。归心、肝、肾经。

【功效】 清热凉血,养阴生津。

【主治】 热盛津伤之口渴,内热之消渴;热入营血之发热神昏,口干舌绛;血热妄行之斑疹吐衄,便血崩漏等。

【用量用法】 10~15g。浸泡、炖、蒸、煮、捣汁。

【药膳应用】 常与粳米、蜂蜜等配合使用。

1. 夏日伤暑之身热、口渴、尿赤及挟湿之吐泻、食少 鲜藿香、鲜佩兰、鲜荷叶、鲜生地、鲜建兰叶各6g,鲜梨汁10g,鲜首乌5g。取鲜藿香、鲜佩兰、鲜荷叶、鲜生地、鲜首乌、鲜建兰叶分别洗净,切成节或片,一并入锅加水适量,煎煮20分钟,去渣取汁。汁中加入鲜梨汁及白糖,溶化混匀,滤过。每日1剂,分顿饮用(《降夷撮要》)。

2. 热盛津伤之面部及肌体有皮肤损害者 鲜生地15g,生石膏30g,绿豆衣、橹豆衣、红玫瑰各9g,蜂乳适量。先将生石膏30g加水500ml,煮沸后小火煎30分钟,再将余药放入,煮沸后文火再煎25分钟,取汁弃渣,待温热时调入蜂乳适量。每日1剂,分2次服用(《中华现代药膳食疗手册》)。

【使用注意】 脾虚湿滞、腹满便溏者不宜使用。

三七(《本草纲目》)

【别名】 参三七、田七、田漆。

【性味归经】 甘、微苦,温。归肝、胃经。

【功效】 化瘀止血,活血定痛,强壮补虚。

【主治】 心血瘀阻之胸痹;痛经;跌打损伤;疮痈肿痛;虚损劳伤。

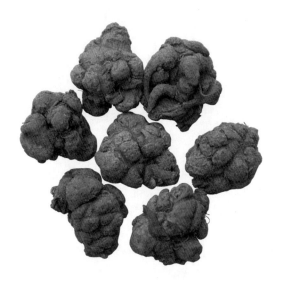

图6-7 三七

【用量用法】 3～10g。浸泡、煮、蒸、熬。

【药膳应用】 常与白酒、鸡蛋、鸡肉等配合使用。

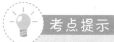

考点提示

三七的功效和主治

1. 冠心病属气阴两虚,心血瘀阻者 鸡肉300g,西洋参片、三七各3g。以上鸡肉切块放入炖盅,加西洋参片、三七与开水适量,加盖隔水炖半小时。调味后食肉饮汤,每日1剂(《中华现代药膳食疗手册》)。

2. 跌打损伤,瘀阻疼痛 三七10～30g,白酒500～1000ml。三七浸入白酒中泡7天。每服5～10ml,每日2次(《中国药膳》)。

3. 吐血 鲜藕汁1小杯,三七粉5g,生鸡蛋1个,少量盐和油。鲜藕汁加水适量,煮沸。三七粉与生鸡蛋调匀,加入沸汤中,加入少量油盐食用(《同寿录》)。

【使用注意】 孕妇慎服。

丹参(《神农本草经》)

【性味归经】 苦,微寒。归心、心包、肝经。

【功效】 活血祛瘀,凉血消痈,养血安神。

【主治】 血瘀所致的胸痹心痛;妇女月经不调,痛经,产后腹痛,癥瘕积聚;疮疡痈肿;热病烦躁,心悸失眠等。

【用量用法】 5～15g。浸泡、蒸、煮、炖、熬。

考点提示

丹参的功效和主治

【药膳应用】 常与红花、白酒等配合使用。

1. 冠心病属气虚血瘀者 人参6g,丹参、山楂各30g,置于瓶中,加白酒500ml,浸泡半月后即成。每日服2～3次,每次10～15ml(《中国药膳》)。

2. 冠心病属阴寒内盛者 丹参20g,熟附子10g,加适量水煎90分钟,去渣取汁,入红糖适量略煮饮用,每日1剂(《中医药膳手册》)。

3. 久患癫痫,气血亏虚者 丹参、龙眼肉、炒枣仁各15g。水煎,白蜜适量调服,每日1

剂(《常见病的饮食疗法》)。

4. 慢性肝炎,早期肝硬化属气滞血瘀者　丹参15g,田鸡250g。将田鸡去皮及肠杂洗净,加水与丹参同炖,熟后调味。每日1剂,佐餐食田鸡肉喝汤(《食疗药膳》)。

【使用注意】　反藜芦,不能与藜芦同用。

麦门冬(《神农本草经》)

【别名】　麦冬,寸冬。

【性味归经】　甘、微苦、微寒。归肺、心、胃经。

【功效】　润肺养阴,益胃生津,清心除烦。

【主治】　阴虚燥热的干咳痰黏,口渴咽干,大便燥结;热扰心营的心烦不眠,舌绛而干等。

【用量用法】　10～15g。浸泡、炖、蒸、焖、熬。

【药膳应用】　常与粳米、生地、冰糖等配合使用。

1. 肺燥咳血,虚劳烦热,热病津伤的咽干口燥　麦门冬20g,粳米100g,冰糖少许。麦门冬入锅,加适量清水,中火煎熬,弃渣取药汁;粳米、麦冬汁、冰糖,放入锅内,加清水适量,用武火煮沸后,转用文火煮至米烂成粥服食(《南阳活人书》)。

2. 慢性支气管炎属肺肾阴虚者　百合30g,玉竹、天门冬、麦冬各12g,水煎,滤汁去渣,加粳米100g及适量水,同煮为粥,加入蜂蜜15g。早晚分食(《中国药膳》)。

3. 肺阴耗伤(肺炎恢复期),低热,口渴心烦　荸荠汁、鲜芦根汁、鲜藕汁、梨汁、麦冬汁各等量混合。每次服30ml,每日3次(《温病条辨》)。

4. 慢性低血压属气阴虚者　人参6g(或党参21g),麦冬、黄精各15g,橘皮12g,炙甘草9g,五味子6g,水煎,滤汁去渣,加粳米100g及适量水,共煮成粥。1日内分2次服食(《中国药膳》)。

【使用注意】　虚寒泄泻者慎服。

玉竹(《神农本草经》)

【别名】　葳蕤。

【性味归经】　甘,平。归肺、胃经。

【功效】　滋阴润肺,生津。

【主治】　干咳少痰;阴虚外感,热病伤津的烦热口渴,消渴。

【用量用法】　10～15g。浸泡、炖、蒸、煮、焖、熬。

【药膳应用】　常与粳米、猪肉、冰糖、鸭肉、麦冬等配合使用。

1. 热病伤阴之咽干咳嗽,心烦口渴;秋冬肺燥干咳;肺结核干咳　玉竹30g,瘦猪肉100～150g。加清水400ml,煎至200ml,用食盐、味精调味。每日1剂,食肉饮汤,佐餐常食(《饮食疗法》)。

2. 糖尿病或高热病后的烦渴,口干舌燥,阴虚低热不退　玉竹15～20g(鲜品用30～60g),粳米100g,冰糖少许。先将鲜玉竹洗净,去掉须根,切碎煎取浓汁后去渣,或用干玉竹煎汤去渣;入粳米,加水适量煮为稀粥。粥成后放入冰糖,稍煮一二沸即成。每日1剂,分顿食用(《粥谱》)。

3. 性功能减退并乏力多汗,口渴喜饮,睡眠不良,便干尿赤　玉竹片、麦冬各10g,兔肉

500g。玉竹、麦冬开水浸泡胀发,使其柔软;兔肉切块与玉竹、麦冬一起水煮后加调料红烧即成。佐餐,适量(《中华现代药膳食疗手册》)。

4. 胃肠息肉 玉竹20g,旱莲草15g,桃仁9g。用布包,水煎去渣,于药汁中加适量薏米煮粥。每日1剂,空腹食用(《疾病的食疗与验方》)。

【使用注意】 痰湿气滞者禁服,脾虚便溏者慎服。

何首乌(《开宝本草》)

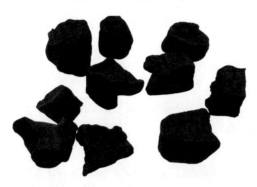

图6-8 何首乌

【别名】 首乌、地精、何相公。

【性味归经】 苦、甘、涩,微温。归肝、肾经。

【功效】 补益精血,截疟,解毒,润肠通便。

【主治】 眩晕耳鸣,心烦失眠,面黄乏力;腰膝酸软,遗精,崩漏带下,须发早白;肠燥便秘,血燥生风的皮肤瘙痒,痈疽疮疡,体虚久疟等。

【用量用法】 10~30g。浸泡、炖、蒸、煮、熬。

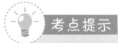
考点提示
何首乌的药膳应用

【药膳应用】 常与粳米、大枣等配合使用。

1. 肝肾不足之头晕耳鸣、心悸失眠、腰膝酸软、须发早白、遗精阳痿、肠燥便秘 制何首乌30g,粳米50g,红枣5枚,红糖适量。将制首乌煎取浓汁,与粳米、红枣同入砂锅内煮粥,粥将成时,放入红糖或冰糖少许以调味,再煮一二沸即可。每日1剂,早晚各服1次(《太平圣惠方》)。

2. 高血压属肝肾不足者 兔肉500g,制何首乌、巴戟天、花生各30g,生姜4片。以上原料洗净,置锅中加水适量,煮沸后小火焖煮2~3小时,调味即成。佐餐常食(《中华现代药膳食疗手册》)。

3. 肝肾不足,乏力,腰酸背痛,记忆不佳 鲫鱼500g左右一尾,桑椹10g,制首乌6g,丁香一粒。鲫鱼去鳞及内脏弄净,桑椹、首乌加水先煎汁。药汁、研碎的丁香、酒、姜、盐、味精等与鱼一起清蒸即成。佐餐常食(《中华现代药膳食疗手册》)。

4. 阴虚血枯,血脉痹阻,腰膝酸软,齿摇发脱,须发早白,阳痿遗精,便秘难解;亦可辨证用于高脂血症、动脉粥样硬化症及中老年人日常保健 制首乌60g,白酒500ml。将制首乌洗净,切碎,装入白酒瓶中浸泡,密封,每天摇动数次,3~5日后即可饮用。每日1~2次,每次可饮10~15ml(《开宝本草》)。

【使用注意】 大便溏泄及有湿痰者慎服;忌铁器。入药膳多用制首乌。

白茅根(《神农本草经》)

【别名】 茅根、兰根。

【性味归经】 甘,寒。归肺、胃、膀胱经。

【功效】 凉血止血,清热利尿。

【主治】 血热妄行之出血;热淋,水肿,烦渴,胃热呕吐,肺热咳嗽,湿热黄疸等。

【用量用法】 15～30g。浸泡、焖、炖、煮、蒸。

【药膳应用】 常与粳米、猪肉、淡竹叶、冰糖等配合使用。

1. 热毒郁营型血小板减少性紫癜 猪皮500g,白茅根60g(布包),冰糖适量。将猪皮去毛洗净,加入煎好的白茅根,水炖至稠黏,再入冰糖拌匀,每日1剂,分4～5次食用,连服数剂(《疾病的食疗与验方》)。

2. 热病引起的衄血,皮下出血,痰中带血 鲜茅根20g,鲜藕节200g,鲜生地30g。三味鲜药加水500ml,煮沸30分钟,去渣留汁,每日饮4～5次,每次100ml(《中华现代药膳食疗手册》)。

3. 小儿病毒性肝炎,伴口渴便干、小便黄赤量少者 白茅根50g(干品15g),瘦猪肉100g,盐少许。将白茅根洗净,剪成段状,加水2碗,煮沸,小火煎至1碗,滤汤去渣;猪肉切丝或末,倒入白茅根汤中,继续加热至肉烂时,加盐少许调味。每日1剂,分顿食肉喝汤(《小儿常见食疗方》)。

4. 小儿肾炎,血尿 淡竹叶10g,鲜茅根30g,共置锅内,加水400ml,文火煎30分钟,去渣取汁。每日1剂,代茶饮(《中医药膳手册》)。

5. 肝硬化腹水、急慢性肾炎水肿属脾胃湿热,水液停聚者 赤小豆100g,白茅根50g。将赤小豆用温水浸泡2小时,白茅根洗净切段,布包,同放入砂罐,加水适量,文火煮至豆烂,去茅根备用。每日1剂,分次喝汤食豆,得效即可停食(《补缺肘后方》)。

【使用注意】 脾胃虚寒、溲多不渴者禁服。

第二节 果实和种子类

陈皮(《神农本草经》)

【别名】 新会皮、广陈皮、橘皮。

【性味归经】 辛、苦,温。归脾、肺经。

【功效】 理气调中,燥湿化痰。

【主治】 脾胃气滞证及湿痰,寒痰,咳嗽等。

【用量用法】 3～10g。浸泡、煮、煎、熬。

【药膳应用】 常与粳米、冰糖、大枣等配合使用。

1. 脘腹胀满,消化不良,食欲不振,咳嗽痰多 橘皮15g,粳米100g,白糖适量。橘皮洗净煮水,约煮20分钟,去渣留汁,用汁煮粥,或将橘皮洗净,烘干研细末,待粥欲成时放入,稍煮片刻,放白糖拌匀。每日1剂,早晚食用(《调疾饮食辨》)。

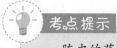

考点提示

陈皮的药膳应用

2. 食欲不振,消化不良 大红枣10枚,鲜橘皮10g(或干橘皮3g)。大红枣用锅炒焦,和

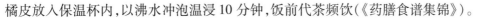

橘皮放入保温杯内,以沸水冲泡温浸 10 分钟,饭前代茶频饮(《药膳食谱集锦》)。

3. 脾虚胃弱,咳嗽气喘,或健美皮肤　陈皮(最好用鲜橘皮)、白糖适量。将陈皮用水洗净,撕成小块,放入杯内,用开水泡焖好。将泡焖的陈皮汁倒出,汁内加白糖搅匀,代茶饮用(《百病家庭疗法大全》)。

4. 咳嗽痰多,痰色稀白　陈皮 10g,茯苓 30g,粳米适量,小火煮熟。每日 1 剂,常服(《中医药膳手册》)。

【使用注意】　气虚证、阴虚燥咳、吐血证及舌赤少津、内有实热者慎服。

桃仁(《神农本草经》)

【别名】　桃核仁

【性味归经】　苦,平。归心、肝、肺、大肠经。

【功效】　活血祛瘀,润肠通便。

【主治】　多种瘀血证,跌打损伤;肠燥便秘,肺痈、肠痈;咳嗽气喘。

【用量用法】　5～10g。捣碎、浸泡、煎、煮、熬。

【药膳应用】　常与粳米、红花、丹参等配合使用。

1. 女子气滞血瘀之痛经　薤白 15g,丹参、桃仁各 20g,粳米 100g,冰糖适量。先将薤白、丹参、桃仁煎沸 20 分钟,去渣留汁,放入粳米煮粥,将熟时加入冰糖,成粥后在痛前温服(《中医药膳学》)。

2. 心律失常属心血瘀阻者　桃仁 12g,红花 9g。水煎 2 次,去药渣,合并 2 次煎液 150ml。药液与冰糖 10g 煮化后下藕粉 20g,边下边搅,成稀糊状即可。早或晚食 1 剂,直至病愈(《中医药膳手册》)。

3. 疝气,膀胱小肠气痛属血凝气滞者　桃仁(炒,去皮、尖,研)、茴香(炒)各 30g 为末。每服 6g,葱白 2 寸,煨热蘸药细嚼,空心热酒下(《古今医统》)。

4. 中老年气血亏虚引起的习惯性便秘　芝麻仁、松子仁、胡桃仁、桃仁(去皮、尖,炒)、甜杏仁各 10g,粳米 200g。将五仁混合碾碎,入粳米共煮稀粥。食用时,加白糖适量。分顿食用(《经验方》)。

【使用注意】　孕妇忌服,便溏者慎用。

杏仁(《神农本草经》)

【别名】　苦杏仁。

【性味归经】　苦,微温,有小毒。归肺、大肠经。

【功效】　止咳平喘,润肠通便。

【主治】　肺气失宣之咳嗽气喘;肠燥便秘。

【用量用法】　3～10g。打碎、浸泡、煎、煮、熬。

【药膳应用】　常与大米、羊肺、梨、冰糖等配合使用。

1. 久病体虚,肺痿咳嗽,吐痰黏白,精神疲乏,心悸气喘,口唇干燥　羊肺 1 具,杏仁、柿霜、绿豆粉各 30g,白蜂蜜 60g。取杏仁去皮研末,与柿霜、绿豆粉一起装入碗内,放入蜂蜜调匀,加清水少许至以上四味混合成浓汁状;羊肺洗净放入以上药汁,置盆内加水 500g,隔水炖熟。吃肺喝汤,每日 2～3 次,3 日服完,连服数剂(《本草纲目》)。

2. 风热肺燥咳嗽　杏仁 5～10g(去皮尖)打碎,鸭梨(雪梨)1 个去核后切片,与杏仁加水同煮,待鸭梨熟后加冰糖调味。每日 1~2 剂,不拘时饮汤食渣(《中医药膳手册》)。

3. 大便干燥,痔疮下血　粳米 50g 煮粥,粥快熟时入杏仁 20 个(去皮尖),粥熟调白糖。分次晨起空腹作早餐食(《中医药膳手册》)。

【使用注意】　本品有小毒,用量不宜过大;婴儿慎用。

瓜蒌(《神农本草经》)

【别名】　栝楼。

【性味归经】　甘,寒。归肺、胃、大肠经。

【功效】　瓜蒌皮清肺化痰,利气宽胸;瓜蒌仁润肺化痰,滑肠通便。

【主治】　痰热咳嗽,肺痿,胸痹,结胸,消渴,黄

疸,便秘,痈肿初起。

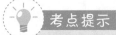

考点提示

瓜蒌的功效和主治

【用量用法】　6~20g。浸泡、煎、煮、熬。

【药膳应用】　常与白糖、杏仁等配合使用。

1. 热痰咳嗽,痰多色黄,黏稠难咯,胸中痞闷,舌苔黄腻　瓜蒌瓤 250g,白糖 100g,发酵面团 1000g。瓜蒌瓤(去子)剁碎,加白糖拌匀为馅。发酵面团擀皮后加入上馅,制成烙饼或馍,烙或蒸令熟。空腹食用,每日 1~2 次作主食(《宣明论方》)。

2. 肺癌,咳嗽,胸闷,痰多　绿茶 2g,瓜蒌 5g,甘草 3g。瓜蒌、甘草加水 600ml,煮沸 5~10 分钟,放入绿茶再煮 3 分钟。取汁饮服,每日 1 剂,上、下午分 2 次服(《药茶——健身益寿之宝》)。

【使用注意】　凡脾胃虚寒,大便不实,有寒痰、湿痰者忌服。反乌头。

酸枣仁(《神农本草经》)

【别名】　枣仁、酸枣核。

【性味归经】　甘,平。归心、肝经。

【功效】　养心安神,敛汗。

【主治】　心悸失眠,体虚多汗等。

【用量用法】　10~20g。浸泡、煎、煮、熬、研末。

【药膳应用】　常与粳米、白糖等配合使用。

1. 心肝两虚,心烦不眠　酸枣仁、熟地各 10g,粳米 30~60g。将酸枣仁微炒,捣碎,与熟地共煎取药汁,再以药汁煮粥,每日 3 次(《太平圣惠方》)。

2. 阴虚火扰,心悸怔忡,失眠健忘,神倦,遗精　龙眼肉、炒枣仁各 10g,芡实 12g。炒枣仁捣碎,用纱布袋装;芡实加水 500ml,煮半小时后,加入龙眼肉和炒枣仁,再煮半小时;取出枣仁,加适量白糖,滤出汁液。每日 1 剂,不拘时饮,并吃龙眼肉及芡实(《中国药膳》)。

3. 体虚自汗、盗汗　酸枣仁 30g,黑糯米 60g,红糖适量。将酸枣仁捣碎,用纱布袋包扎,与黑糯米加水适量,煮米开花粥稠,然后去掉布袋,再入红糖拌匀,加盖焖 5 分钟后可服。每晚临睡前 1 小时,温热服食,连服数日(《常见病民间饮食滋补疗法》)。

【使用注意】　有实邪及滑泄者慎服。

乌梅(《神农本草经》)

【别名】　梅实、乌梅肉。

【性味归经】 酸、涩,平。归肝、脾、肺、大肠经。

【功效】 敛肺止咳,涩肠止泻,安蛔止痛,生津止渴。

【主治】 肺肠失固之久咳久泻,脾虚久痢,腹痛吐蛔。

【用量用法】 3~30g。煎服。

【药膳应用】 常与粳米、红糖、绿茶等配合使用。

1. 气津两伤,久咳久泻,心烦口渴,消渴引饮,小便清长,肠风下血 乌梅(去核,捶碎)7颗,粟米(淘净)100g。将乌梅、粟米同放入砂罐,加水800ml,浸一宿,去乌梅,煮至成粥即可。每日1剂,于空腹时顿食之(《圣济总录》)。

2. 慢性支气管炎干咳少痰者,慢性胃肠功能紊乱之久泻难愈,胆道蛔虫症等;亦可用于夏季的预防保健 乌梅12g,红糖适量。先将乌梅洗净,剖开去核,放入砂罐中,加水煎煮2小时,滤渣取汁,加红糖调味即可。每日1剂,代茶频饮(《摘元方》)。

3. 肺胃津伤之干咳少痰,久治不愈,或口燥咽干,大渴喜饮,或胃中嘈杂,干呕呃逆,或暴注下泻,久泻久痢 乌梅肉20~30g,生姜5g,绿茶3~5g,红糖适量。将乌梅切碎,生姜去皮切丝,与绿茶一同放入砂罐锅内,加清水适量,煮沸20分钟,加入红糖即可。每日1剂,分2次温服(《世医得效方》)。

4. 胃阴不足,胃脘疼痛,灼热嘈杂,食欲不振 乌梅2500g,饴糖适量。乌梅煮烂去核,浓缩汁肉,捣膏,加入饴糖拌匀,冷却装瓶。每服10ml,每日3次,饭前服(《常见病的饮食疗法》)。

5. 泻痢,口渴 乌梅30g,麦冬15g。加水煎汤,徐徐饮服(《食疗本草学》)。

【使用注意】 外有表邪或内有实热积滞者均不宜服。

枸杞子(《神农本草经》)

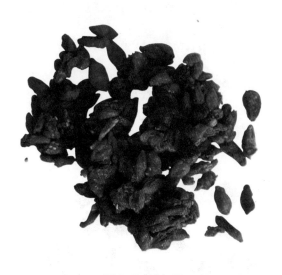

图6-9 枸杞子

【别名】 西枸杞、甜菜籽、杞果。

【性味归经】 甘,平。归肝、肾、肺经。

【功效】 滋补肝肾,明目,润肺。

【主治】 肝肾不足所致腰酸遗精,头晕目眩,视力减退,内障目昏,消渴等。

【用量用法】 10~15g。浸泡、煎、煮、熬。

【药膳应用】 常与粳米、白酒、菊花、猪肉等配合使用。

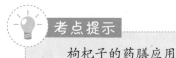

1. 肝肾阴虚,头晕目眩,消渴、遗精 枸杞子20～30g,五味子10g。将上药放入容器中,沸水泡焖6～8小时。代茶频饮(《摄生众妙方》)。

2. 腰膝酸痛,头晕眼花 鲜虾仁500g,枸杞子30g。将虾仁上浆划油,另起锅烹,入葱、姜、小料,倒入虾仁、枸杞,加盐、料酒、高汤,调好口味,颠翻均匀即成。佐餐常食(《中国药膳》)。

【使用注意】 脾虚便溏者慎服。

决明子(《神农本草经》)

【别名】 草决明、还瞳子。

【性味归经】 甘、苦,微寒。归肝、大肠经。

【功效】 清肝明目,润肠通便。

【主治】 肝热所致的目赤、目暗及肠燥便秘等。另外,本品对高血压病及高脂血症有效。

【用量用法】 10～15g。浸泡、煎、煮、熬。

【药膳应用】 常与粳米、菊花等配合使用。

1. 目赤肿痛,怕光多泪 决明子(炒香)10～15g,白菊花10g。加水200ml,煎至100ml,去渣留汁,入粳米100g,再加水400ml,冰糖适量,煮成稀粥。每日1次,稍温服食(《中国药粥谱》)。

2. 高血压,高脂血症,习惯性便秘 决明子10～15g,粳米50g,冰糖适量。先把决明子放入锅内炒至微有香气,待冷后煎汁,去渣取汁;放入粳米煮粥,粥熟后加入冰糖,再煮一二沸即可。每日1剂,分顿食用(《粥谱》)。

【使用注意】 气虚便溏者忌用。

第三节 茎 叶 类

石斛(《神农本草经》)

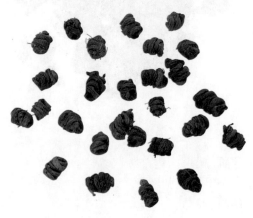

图6-10 石斛

【别名】 万丈须、吊兰、石兰、林兰、枫斗、金钗石斛、石斛兰。

【性味归经】 甘、淡、微咸,寒。归胃、肾、肺经。

【功效】 益胃生津,滋阴清热。

【主治】 阴伤津亏,口干烦渴,食少干呕,病后虚热,目暗不明。

【用量用法】 10～15g,鲜品可用30g。煎汤,泡茶,煎膏滋。

【药膳应用】

1. 胃有虚热,津液不足,口中干渴,饮食不香 石斛、麦冬、谷芽各10g。沸水浸泡,代茶饮用(《中医药膳手册》)。

2. 高血压,动脉硬化,视物不清 银耳30g,石斛20g,冰糖5g,鸡蛋1枚。银耳在温水中泡发后,去蒂头洗净,撕成瓣状放入锅中,加水500ml,放入石斛,先武火烧沸改文火煮1～2个小时;冰糖放入另外一个锅中加水,置于武火上熬成汁,兑入鸡蛋清搅匀后撇去浮沫,将糖汁缓缓冲入银耳锅中即可。每日1次,稍温服食(《中医药膳手册》)。

【使用注意】 脾胃虚寒者少食。

肉苁蓉(《神农本草经》)

【别名】 肉松蓉、地精、金笋、大芸。

【性味归经】 甘、咸,温。入肾、大肠经。

【功效】 补肾阳,益精血,润肠通便。

【主治】 肾虚精亏所致的阳痿遗精,白浊,尿频余沥,腰痛脚软,耳鸣目花,月经后期,宫寒不孕;肠燥便秘。

【用量用法】 10～15g。煎汤,或入丸、散,或浸酒。

【药膳应用】 常与粳米、羊肉、白酒等配合使用。

1. 阳气衰乏,身体羸弱,畏寒肢冷,滑精,宫冷不孕 肉苁蓉15g,精羊肉100g,葱白7根。同煎去渣,入鹿角胶10g,粳米100g,煮粥。空腹常食(《太平圣惠方》)。

2. 阳虚,脾肾不足之人或中老年人保健 肉苁蓉3g,黑枣、桂圆肉各4个,莲心3颗。上药放入杯内,用开水冲泡,加盖焖片刻即可。每日1剂,代茶饮(《现代医食》)。

3. 肾虚阳痿,遗精早泄 肉苁蓉15g,精羊肉100g,粳米50g。肉苁蓉加水适量,煮烂去渣;精羊肉切片入砂锅内加水200ml,煎数沸,待肉烂后,再加水300ml;将粳米煮至米开汤稠时,加入肉苁蓉汁及羊肉再同煮片刻停火,盖紧焖5分钟即可。每日1剂,早晚温热服(《药性论》)。

【使用注意】 相火偏旺,大便滑泻,实热便结者禁用。

百合(《神农本草经》)

【别名】 山丹、百合蒜、大师傅蒜、夜合花。

【性味归经】 甘、微苦,微寒。归心、肺经。

【功效】 养阴润肺;清心安神。

【主治】 阴虚久嗽,痰中带血;热病后期,余热未清,或情志不遂所致的虚烦惊悸、失眠多梦、精神恍惚;痈肿;湿疮。

【用法用量】 6～12g。煎汤,或蒸食、煮粥。

【药膳应用】 常与粳米、蜂蜜等配合使用。

1. 肺阴亏虚之干咳,虚烦失眠 百合50g,粳米

考点提示

百合的药膳应用

60g,银耳 30g。先将百合与米分别淘洗干净,放入锅内,加水,用小火煨煮,等百合与粳米熟烂时,加糖适量,即可食用。或百合 10g,蜂蜜适量,开水冲泡饮用(《中医药膳手册》)。

2. 虚烦惊悸、失眠多梦 百合 15g,小麦 30g,生地 20g,生龙齿 15g。将龙齿放入砂锅内,加清水 500ml 先煎 30 分钟后纳入余药,武火煮沸改文火煮 20 分钟,去渣取汁温服(《中华临床药膳食疗学》)。

【使用注意】 风寒咳嗽及中寒便溏者忌服。

荷叶(《神农本草经》)

【性味归经】 苦、涩,平。归肝、脾、胃经。

【功效】 清暑利湿,升阳止血。

【主治】 暑热病证;脾虚泄泻;热扰血络之多种出血证。

【用量用法】 3~10g。煎汤。

【药膳应用】 常与粳米、冰糖等配合使用。

1. 暑热,头晕胸闷,暑湿泄泻 鲜荷叶 1 张,洗净切细,煎浓汁,入粳米 50g,冰糖适量煮粥;或先用粳米、冰糖煮粥,至米开汤未稠时,调入干荷叶末 20g,文火煮数沸。每日 2 次,稍温服食(《中国药膳大辞典》)。

2. 上消化道出血之吐血或黑便 荷叶顶(剪去边缘和叶部分)、藕节各 7 个,蜂蜜适量。将二味同蜜捣细,加水适量煎煮。去滓温饮,每日 1 剂,分 2~3 次服用(《太平圣惠方》)。

3. 妊娠初期出现胎漏下血 鲜荷叶 1~2 张,红糖 30~50g,先将荷叶切成细条,与红糖同煮后,去荷叶渣,温饮之(《食物与治病》)。

4. 单纯性肥胖、高脂血症、糖尿病、脂肪肝、胆石症 荷叶 60g,生山楂、生苡仁各 10g,橘皮 5g。采鲜嫩荷叶洗净,晒干,研为细末;其余各药亦焙干研成细末,混合均匀。每日晨起,将混匀之药末放入开水瓶中,用沸水冲入,塞上瓶塞,泡约 30 分钟后即可饮用。以此代茶,日用 1 剂,水饮完后可再加开水浸泡。连服 3~4 个月(《华夏药膳保健顾问》)。

【使用注意】 气虚不能摄血之失血症忌用。

竹叶(《名医别录》)

【性味归经】 甘、辛、淡,寒。归心、小肠、胃经。

【功效】 清热除烦,生津利尿。

【主治】 热病烦渴,小儿惊痫,口疮尿赤,咳逆吐衄。

【用量用法】 10~15g。煎汤,泡服。

【药膳应用】 常与粳米、石膏、绿茶等配合使用。

1. 心火上炎之口渴、舌干、声音嘶哑、心悸烦热 鲜淡竹叶 1000g,糯米 2000g,酒曲适量。竹叶加水煎煮,滤取药汁;糯米加水蒸制成饭,待稍冷与药汁混匀,拌入酒曲,装入酒坛,等发酵成酒酿后即可食用。每日 2 次,每次 20ml(《本草纲目》)。

2. 肺热伤阴型咽炎 鲜竹叶 10~15 张,麦冬 6g,绿茶 0.5~1g,开水冲泡。每日 1 剂,代茶饮(《中国药膳》)。

3. 下焦湿热、膀胱蕴毒型泌尿系感染 鲜竹叶 20~45g(干者 15~30g),生石膏 45~60g,粳米 50~100g,砂糖少许。先将竹叶洗净,同石膏加水煎汁,去渣,放入粳米,煮成稀粥。每日 1 剂,分顿食用(《中国药膳》)。

4. 脓疱疮 竹叶 20 片,灯心草 10 根,绿豆皮 10g,煎汤饮。每日 1 剂(《中国药膳》)。

5. 热病烦渴,小儿惊痫,口舌生疮,小便短赤 竹叶 10g,白米 50g。先煮竹叶煎汤代水,煮米做粥如常法。可供早晚餐食用。孕妇勿食(《食医心镜》)。

番泻叶(《饮片新参》)

【别名】 泻叶、泡竹叶。

【性味归经】 甘、苦,寒。归大肠经。

【功效】 泻下导滞。

【主治】 热结便秘,习惯性便秘及老年便秘;腹水肿胀。

【用量用法】 5～9g。泡服,煎汤宜后下。

【药膳应用】 常与大枣、白糖配合使用。

1. 习惯性便秘 番泻叶 5～10g。沸水冲泡代茶饮(《中医大辞典》)。

2. 热结便秘,烦热口臭,小便黄赤 番泻叶 5～10g,鸡蛋 1 枚,菠菜少许。鸡蛋打入碗中搅散备用;番泻叶用水煎,去渣留汁,倒入鸡蛋,加菠菜、食盐、味精调味,煮沸即成。喝汤食蛋(《中华临床药膳食疗学》)。

【使用注意】 妇女哺乳期、月经期及孕妇忌用。

艾叶(《神农本草经》)

【别名】 冰台、艾蒿、医草、灸草。

【性味归经】 辛、苦,温。归脾、肝、肾经。

【功效】 温经止血,散寒止痛,祛湿止痒。

【主治】 气血不和之各种出血,月经不调,痛经,胎动不安,心腹冷痛;泄泻久痢,带下,湿疹,疥癣,痔疮痈疡。

> 💡 **考点提示**
> 艾叶的功效和主治

【用量用法】 3～10g。煎汤,或入丸、散,或捣汁。外用制成艾炷或艾条熏灸,捣敷、煎水熏洗或炒热温熨。

【药膳应用】 常与粳米、阿胶、红糖等配合使用。

1. 月经过多,崩漏属虚寒者 艾叶 15g,入锅加清水适量,武火煮沸后改文火熬半小时,入捣碎的阿胶粒 20g,边煮边搅匀至阿胶熔化后服。每日 1 剂,5～6 日为 1 疗程(《中医药膳手册》)。

2. 妊娠下血不止,手足逆冷 生艾叶 20g,捣汁,加阿胶、蜜适量,煎汁,去渣。每日 1 剂,温服(《圣济总录》)。

3. 痛经,少腹冷痛,得热痛减 艾叶 20g,红糖 15g,加水 400ml,同煎代茶饮。连服 3～5 日后可止(《中医药膳手册》)。

4. 胃寒疼痛 艾叶 3g(以春季采集之幼苗为好)。艾叶晒干制成粗末,沸水冲泡后饮。每日 3～4 次,代茶频饮(《常见病验方研究参考资料》)。

5. 慢性风湿及类风湿性关节炎等属寒湿痹阻,经脉不通者 干艾叶 30g,糯米(蒸熟)1000g,酒曲适量。将艾叶浓煎取汁,用糯米拌浸,入曲如常法酿酒,候酒熟去渣,装瓶备用。每次可饮 50ml,每日不拘次数,徐徐饮之,常令酒气相接(《圣济总录》)。

【使用注意】 阴虚血热者慎用。

紫苏(《名医别录》)

【别名】 苏叶、苏梗、紫菜。

【性味归经】 辛,温。归肺、脾、胃经。

【功效】 散寒解表,宣肺化痰,行气和中,安胎,解鱼蟹毒。

【主治】 风寒表证之恶寒发热,咳嗽,气喘,胸腹胀满;脾胃气滞之胸闷不舒,恶心呕吐;胎动不安;妊娠恶阻;食鱼蟹中毒。

【用量用法】 5~10g。煎汤服用。

【药膳应用】 常与粳米、陈皮、生姜等配合使用。

1. 风寒感冒之恶寒发热,咳嗽,气喘,胸腹胀满 紫苏嫩叶300g洗净,入沸水锅焯透,捞出洗净,挤干水分,切段放盘内。加入精盐、味精、酱油、麻油,拌匀作菜食用,佐餐常食(《中国保健中药》)。

2. 痰湿内阻中焦,妊娠呕吐,胃脘胀满 紫苏叶、藿香各9g,砂仁3g,陈皮6g,加水煎服。每日1剂,分3~4次服完(《中医药膳手册》)。

3. 鱼蟹中毒引起的吐泻、腹痛 紫苏、生姜各30g,煎汤服(《中国药膳学》)。

【使用注意】 阴虚、气虚及温病患者慎服。

第四节 全 草 类

荆芥(《神农本草经》)

【别名】 姜芥、荆芥穗、炒荆芥、黑芥穗。

【性味归经】 辛,微温。归肺、肝经。

【功效】 发表散风,透疹消疮,炒炭止血。

【主治】 外感表证;麻疹不透;风疹瘙痒;疮疡初起兼有表证;吐衄下血。

【用量用法】 3~10g。煎服,不宜久煎。发表透疹消疮宜生用,止血宜炒用。

【药膳应用】 常与淡豆豉、粳米、葱白等配合使用。

1. 感冒,发热恶寒,头痛,脉浮者 薄荷3~5g,淡豆豉、荆芥各5~10g,粳米50~100g。先将各药煮沸5分钟,去渣留汁;粳米煮粥,待粥将熟时,加入药汁,同煮为稀粥,温食(《养老奉亲书》)。

2. 肝肾阴亏,言语謇涩,半身不遂,脑动脉硬化 葛粉250g,荆芥穗30g,淡豆豉150g。将葛粉做成面条,荆芥穗、淡豆豉水煮6~7沸去滓取汁,煮葛粉面条至熟。每日1剂,早晚各食1次,10日为1疗程(《中国药膳》)。

3. 风热侵咽型咽炎 荆芥9g,桔梗12g,甘草6g,粳米60g。前三味药布包煎,取汁去渣,加粳米煮粥吃。每日1剂,连服数剂(《中国药膳》)。

【使用注意】 凡表虚自汗、阴虚盗汗及虚喘均当慎用。

薄荷(《新修本草》)

【别名】 南薄荷、夜息花、薄荷叶、苏薄荷。

【性味归经】 辛,凉。归肺、肝经。

【功效】 散风热,清头目,利咽喉,透疹,解郁,辟秽,解毒。

【主治】 风热表证之头痛目赤,咽喉肿痛;肝气郁滞之胸闷不舒,胁痛;腹胀吐泻;麻疹不透;瘾疹瘙痒。

【用量用法】 3~6g。内服:煎汤,不可久煎,宜后下,或入丸、散;外用:捣汁或煎汁涂。

【药膳应用】 常与粳米、冰糖、菊花等配合使用。

1. 外感风热,头痛目赤,咽喉肿痛,及气滞脘腹胀满 薄荷、砂糖适量。沸水浸泡,代茶饮(《中国药膳》)。

2. 风热型感冒 薄荷、菊花各9g,桑叶、淡竹叶各6g。水煎,沸后5分钟,滤出药汁,去渣;粳米100g煮粥,粥将熟时兑入药汁,稍煮即成。每日1剂,分2次食用(《中国药膳》)。

3. 麻疹发疹期 绿豆50g,先煮汁至200ml,去渣,再加入金银花6g,薄荷3g,煮2分钟即可。可加适量白糖饮服(《中华现代药膳食疗手册》)。

【使用注意】 表虚汗多者禁服。

藿香(《名医别录》)

【别名】 排香草、野藿香、土藿香、苏藿香、杜藿香。

【性味归经】 辛,微温。归脾、胃、肺经。

【功效】 祛暑解表,化湿和胃。

【主治】 夏令感冒,寒热头痛,胸脘痞闷,呕吐泄泻,口臭等。

【用量用法】 6~10g。内服:煎汤,或入丸、散;外用:煎水含漱。

【药膳应用】 常与粳米、佩兰、薄荷等配合使用。

1. 感受暑热,发热,头昏头痛,胸脘痞闷,恶心呕吐,寒湿泄泻 藿香15g(鲜藿香30g),粳米100g。藿香洗净,入锅,煎5分钟,取汁;粳米淘净,入锅,加水适量,用武火烧沸,再用文火煮成粥,加入藿香汁,再煮沸即可。每日2次,随量食(《医余录》)。

2. 暑湿感冒 鲜藿香叶、鲜荷叶各12g(干者减半),白糖适量。水煎(或开水沏),代茶饮(《中国药膳》)。

3. 寒湿或风寒泄泻 藿香、煨姜各6g,防风、白豆蔻各3g。水煎,滤汁去渣;粳米100g,加水适量,煮成粥,加入药汁,稍煮成稀粥。每日1剂,趁热服粥,以出微汗为佳(《中国药膳》)。

4. 暑热乏力易倦,多汗口渴,食欲不振 藿香15g,薄荷10g。纱布包裹加水200ml煮沸2分钟,温浸待凉备用;煮绿豆100g,红枣30g,待开花再入百合250g,共煮汤待凉,食时加糖、藿香薄荷水,每日1剂(《中华现代药膳食疗手册》)。

【使用注意】 不宜久煎。阴虚火旺者禁服。

佩兰(《神农本草经》)

【别名】 兰草、水香、燕尾草、女兰、醒头草。

【性味归经】 辛,平。归脾、胃经。

【功效】 解暑化湿,辟秽和中。

【主治】 暑湿内阻之胸脘闷胀;湿浊困脾之食欲不振,口甜腻。

【用量用法】 6~10g,鲜用加倍。煎汤。

【药膳应用】 常与粳米、藿香、薄荷等配合使用。

1. 暑热汗多,口苦舌干,食欲不振,消化不良　鲜佩兰适量,洗净剪段煮水 150ml;干香菇温水浸发与榨菜片共煮汤,入蛋液,沸汤入佩兰水、番茄、盐、味精调味,再沸淋入麻油装碗即成,常食(《中华现代药膳食疗手册》)。

2. 过食肥腻,消化不良,纳呆食减,口中黏腻无味,或口臭　佩兰 6g,藿香 3g,薄荷 4.5g,白蔻仁 15g,共为粗末,沸水冲泡,盖焖 10 分钟。代茶频饮(《瀚海颐生十二茶》)。

3. 暑湿胸闷,食减,口甜腻　佩兰鲜叶适量,开水冲泡,代茶饮(《中国药膳大辞典》)。

【使用注意】　阴虚血燥,气虚者慎服。

茵陈(《神农本草经》)

【别名】　因尘、马先、茵陈蒿。

【性味归经】　微苦、微辛,微寒。归脾、胃、肝、胆、膀胱经。

【功效】　清热利湿,利胆退黄。

【主治】　湿热之黄疸,小便不利,亦可治阴黄,湿疹瘙痒等。

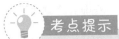

考点提示

茵陈的功效和主治

【用量用法】　10 ~ 15g,大剂量可用至 30 ~ 60g。内服:煎汤,或入丸、散。

【药膳应用】　常与粳米、栀子等配合使用。

1. 湿热黄疸,小便不利　茵陈蒿 250g,配精盐、味精、白糖、麻油制成。佐餐常食(《营养保健野菜 335 种》)。

2. 急性黄疸型肝炎,身目俱黄,色如橘子色　茵陈 30g,蚬肉 100 ~ 150g,水煎服,每日 1剂,分顿服用(《饮食疗法》)。

3. 湿热黄疸及肝炎、胆囊炎、胆结石　茵陈 10g 切碎用沸水冲泡或水煎,代茶饮(《中国食疗大全》)。

4. 湿热肝炎,小便不利,短赤,食欲不振或黄疸　绵茵陈 45g,粳米 50g,砂糖适量。先水煎绵茵陈,去渣取汁,再入粳米煮粥,粥熟入砂糖。每日 1 剂,分顿食用(《粥谱》)。

【使用注意】　脾虚血亏而致的虚黄、萎黄禁服。

益母草(《神农本草经》)

【别名】　茺蔚、益明、臭秽、贞蔚。

【性味归经】　苦、辛,微寒。归肝、肾、心包经。

【功效】　活血调经,利水消肿,清热解毒。

【主治】　气血瘀滞之月经不调,经闭,胎漏难产,胞衣不下,腹痛,疮疡,不孕不育。

【用量用法】　10 ~ 15g。内服,煎汤熬膏或入丸、散。

【药膳应用】　常与粳米、红糖、鸡蛋等配合使用。

1. 月经不调、产后恶露不尽、功能性子宫出血、慢性肾炎水肿属气血瘀滞者　益母草 50 ~ 100g,鸡蛋 2 枚。益母草洗净与鸡蛋同煮,待蛋熟后去壳,复煮片刻。每日 1 剂,分 2 次食蛋饮汤(《家庭食疗手册》)。

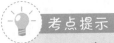

考点提示

益母草的药膳应用

2. 瘀血痤疮　益母草 30g,苏木 15g,桃仁 10g,加水适量煎 30 分钟,弃渣,入黑豆 150g,煮八成熟,再投粳米 250g 同煮粥,加红糖。每日 1 剂,早晚分服(《中国药膳手册》)。

3. 不孕、不育 益母草 30g,当归 15g,鸡蛋 2 枚。益母草、当归加清水 2 碗,煎取 1 碗,纱布滤去药渣。鸡蛋煮熟,冷却去壳,扎小孔数个,用药汁煮片刻。饮药汁,食鸡蛋。每周 2~3 个,一月为 1 疗程(《疾病食疗 900 方》)。

4. 女子瘀血经少,月经不调,痛经 益母草 60g,红糖 50g。益母草煎 200ml 液汁,加入红糖拌匀饮用,服后可用热水袋暖腹,每日 1 剂(《常见病的饮食疗法》)。

【使用注意】 阴虚血少、月经过多、瞳仁散大者均禁服。

第五节 花 类

菊花(《神农本草经》)

【别名】 真菊、金蕊、药菊、杭菊、白菊花。

【性味归经】 甘、苦,微寒。归肺、肝经。

【功效】 疏风清热,平肝明目,解毒消肿。

【主治】 外感风热见发热头痛、目赤肿痛;肝火头痛、眩晕,心胸烦热;疔疮肿毒。

【用量用法】 10~15g。煎汤,或入丸、散或泡茶饮。

【药膳应用】 常与粳米、枸杞子、桑叶、冰糖等配合使用。

> **考点提示**
> 菊花的功效和主治

1. 外感风邪所致头痛、鼻塞 白菊花 200g,白酒 2000ml。菊花装入纱布袋,与白酒同置入酒坛内,密封,浸 10 日后取饮。每日 2 次,每次 10~15ml(《苏颂首经》)。

2. 肝火头痛、眩晕、目赤及高血压 于霜降前将菊花采摘去蒂,烘干或蒸后晒干,亦可置通风处阴干,然后磨粉备用。先用粳米 50~100g 煮粥,待粥将成时,调入菊花末 10~15g,稍煮一二沸即可。可供早晚餐温热服食,尤以夏季服用为好(《老老恒言》)。

3. 视力减退、目眩、夜盲 枸杞子 3g,菊花、绿茶各 2g,沸水冲泡,代茶频饮(《中华现代药膳食疗手册》)。

4. 皮肤溃疡、局部皮肤虫咬后瘙痒水肿 车前草 15g,菊花 10g,豆腐 200g。车前草、菊花同煮 10 分钟取汁(约 100ml)。豆腐加汤煮沸,加调味品适量,然后将药汁加入煮沸即可,分食(《中华现代药膳食疗手册》)。

【使用注意】 气虚胃寒、食少泄泻者慎服。

金银花(《名医别录》)

【别名】 银花、忍冬花、鹭鸶花、二宝花。

【性味归经】 甘,寒。归肺、心、胃经。

【功效】 清热解毒,消痈散肿,凉血止痢。

【主治】 温病发热,热毒血痢,瘰疬,痔漏,痈肿疔疮,喉痹。

【用法用量】 10~20g。煎汤,或入丸、散。

【药膳应用】 常与粳米、桑叶、薄荷、菊花、冰糖等配合使用。

1. 温病初起,发热恶寒,咽喉肿痛 金银花 30g,水煎去渣取汁,再加粳米 50g,清水适量,共煮为稀粥食用。每日 1 剂(《实用药膳学》)。

2. 肺炎初起,证属风热犯肺者　金银花21g,菊花、桑叶各9g,杏仁6g,芦根30g(鲜者加倍),水煎去渣,加入蜂蜜30g。每日1剂,代茶饮(《中国药膳》)。

3. 疮痈肿毒　金银花、连翘各9g,两药洗净,加水煎汤饮之,可加少许冰糖(《中华现代药膳食疗手册》)。

4. 小儿湿热内蕴型暴泻痢下　金银花10g,入水煎30分钟,去渣取汁,莲子肉50~100g入煎汁煮烂如粥食。每日1剂(《中医药膳手册》)。

【使用注意】　脾胃虚寒及疮疡属阴证者慎服。

玉米须(《滇南本草》)

【别名】　玉麦须、玉蜀黍须。

【性味归经】　甘,平。归膀胱、肝、胆经。

【功效】　利水消肿,利湿退黄。

【主治】　水肿,小便不利,短赤淋痛,湿热黄疸等。

【用量用法】　30~60g。煎汤。

【药膳应用】　常与粳米、猪肉等配合使用。

1. 慢性肾炎水肿　取干燥玉米须50g,加温水600ml,用文火煎煮20~30分钟,得300~400ml药液,过滤后内服,每日1次或分次服完(中华医学杂志,1956,42(10):922)。

2. 肾炎、肾结石初期　玉米须,用量不拘,煎浓汤频服(《贵阳市秘方验方》)。

红花(《本草图经》)

【别名】　红蓝花、刺红花、草红花。

【性味归经】　辛,温。归心、肝经。

【功效】　活血通经,祛瘀止痛。

【主治】　血瘀所致的经闭,痛经,产后腹痛,胸痹心痛,癥瘕积聚,跌打损伤,关节疼痛,中风偏瘫,瘀斑。

【用法用量】　3~10g。煎汤,入散剂或浸酒,鲜者捣汁。

【药膳应用】　常与粳米、糯米、白酒、桃仁等配合使用。

1. 月经不调而有血虚、血瘀者　红花、当归各10g,丹参15g,糯米100g。先煎诸药,去渣取汁,后入米煮粥。分顿空腹服食(《宫廷颐养与食疗粥谱》)。

2. 脾虚湿盛,痰瘀互结而致闭经、癥瘕者　云茯苓50g,红花6g,红糖100g。将茯苓、红花放入砂锅,加水同煎,取汁加红糖。分顿温服(《实用药膳学》)。

3. 跌仆损伤疼痛及关节肌肉疼痛　红花100g,川芎60g,桂皮30g。加工成粗末,用白酒5000ml浸泡密封半个月以上。每日3次,适量饮用(《中华现代药膳食疗手册》)。

4. 心脉瘀阻,心痛彻背　丹参、红花各15g,桃仁10g,鸡蛋4枚。先将诸药煎10分钟,再入鸡蛋同煮,蛋熟后打破,文火煮至蛋清变成紫红色取出,去蛋黄食蛋白。每日2枚(《中华现代药膳食疗手册》)。

【使用注意】　孕妇及月经过多者禁用。

葛花(《名医别录》)

【性味归经】　甘,凉。归胃经。

【功效】　解酒醒脾。

【主治】　伤酒之发热烦渴;不思饮食,呕逆吐酸;吐血;肠风下血。

【用量用法】　3～15g。煎汤,或入丸、散。

【药膳应用】　常与绿茶、大枣等配合使用。

1. 酒醉不解,呕吐吞酸　葛花4.5g,决明子、绿茶各3g,沸水泡饮(《中华现代药膳食疗手册》);橙皮(去白)、陈皮各500g,檀香200g,葛花、绿豆花各250g,人参、白豆蔻仁各100g,共研磨成末,拌匀,加盐300g。每日2次,早、晚各服一汤匙,用白开水冲服(《中国药膳》)。

2. 纳呆　葛花6g,红枣50g,沸水泡饮(《中华现代药膳食疗手册》)。

第六节　树皮和根皮类

五加皮(《神农本草经》)

【别名】　南五加皮、五谷皮、红五加皮。

【性味归经】　苦、辛,微甘,温。归肝、肾经。

【功效】　祛风湿,补肝肾,强筋骨,活血脉。

【主治】　风寒湿痹,腰膝疼痛,筋骨痿软;小儿行迟;体虚羸弱,跌打损伤,骨折;水肿,脚气,阴下湿痒。

【用法用量】　6～9g,鲜品加倍。煎汤、浸酒或入丸、散。

【药膳应用】　常与粳米、白酒等配合使用。

1. 风湿筋肉关节拘挛疼痛　五加皮(切细)1L,以清酒1斗渍10日,温服一中盏,每日3次(《太平圣惠方》)。

2. 小儿行迟　五加皮粉3g,粳米30g。将粳米煮稀粥,粥成后调入五加皮粉,可再加糖适量调味。每日1剂(《全幼心鉴》)。

3. 肾虚腰痛,小儿麻痹后遗症,脚冷阳痿　五加根皮9～15g。水煎服,或炖猪骨服,每日1剂(《广西本草选编》)。

【使用注意】　阴虚火旺者慎服。

杜仲(《神农本草经》)

【别名】　思仙、木棉、思仲、石思仙。

【性味归经】　甘、微辛,温。归肝、肾经。

【功效】　补肝肾,强筋骨,安胎止崩。

【主治】　肝肾亏虚所致的腰脊酸痛,足膝痿弱,耳鸣眩晕,胎动不安,妊娠下血,崩漏。

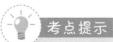

考点提示

杜仲的功效和主治

【用量用法】　6～15g。煎汤,浸酒或入丸、散。

【药膳应用】　常与羊肾、猪腰、白酒等配合使用。

1. 肾虚腰痛,阳痿遗精,胎动不安　杜仲末10g,猪肾1枚。猪肾洗净切片,椒盐腌去腥水,拌入杜仲末,以荷叶包裹,煨熟后佐餐常食(《本草权度》)。

2. 妊娠三两月,胎动不安　杜仲(去皮,锉,姜汁浸,炒去丝)、川续断(酒浸)各60g。上为细末,枣肉煮烂,杵和为丸如梧桐子大。每次服70丸,空腹用米汤送下,每日3次

（《普济方》）。

3. 糖尿病属阴阳两虚者　猪腰 1 对,核桃肉、杜仲、金樱子各 30g。一同炖熟,佐餐常食（《疾病的食疗与健康》）。

4. 前列腺肥大属肾气不足者　猪腰 1 只,杜仲、苁蓉各 30g,葱白适量。煲汤食用,每日 1 剂（《疾病的食疗古验方》）。

【使用注意】　阴虚火旺者慎服。

天麻（《神农本草经》）

【别名】　赤箭、神草、定风草。

【性味归经】　甘,平。归肝经。

【功效】　息风止痉,平肝潜阳。

【主治】　肝风内动之惊痫抽搐,眩晕头痛,肢麻,痉挛抽搐,风湿痹痛。

【用量用法】　3～10g。浸泡、煮、焖、炖、蒸、熬。

【药膳应用】　常与鸡肉、白酒等配合使用。

1. 肢体麻木,口眼㖞斜,头痛,小儿惊厥　天麻9g,猪心 1 个。先将猪心洗净切片,与天麻片同炒,加适量盐等调味品,作菜肴,佐餐常食（《中华现代药膳食疗手册》）。

2. 头晕目眩,头痛,肢体麻木　天麻10g,花生米 100g,青豆50g。将天麻用蒸馏水浸泡提出药液,花生米用开水泡 15 分钟捏去皮,青豆用凉水发开。将花生米与青豆在开水锅内氽熟,捞出加入天麻液、精盐、味精、香油调匀即成。佐餐常食（《中国药膳》）。

3. 病后体弱,头晕目眩,视物不清,手足麻木无力　天麻12g,乌鸡500g。将乌鸡剁成块,入开水氽透放入汽锅内,天麻一同放入,加葱、姜、花椒、料酒、精盐,上笼蒸烂即可。佐餐常食（《中国药膳》）。

【使用注意】　气血虚弱者慎服。

第七节　菌　　类

茯苓（《神农本草经》）

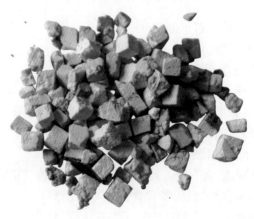

图 6-11　茯苓

【别名】 茯菟、松著、松木薯、松苓。

【性味归经】 甘、淡,平。归心、脾、肾经。

【功效】 利水渗湿,健脾和胃,宁心安神。

【主治】 脾虚水肿,小便不利;痰饮咳逆,呕哕,泄泻,淋浊,惊悸,健忘。

【用量用法】 10～15g。煎汤,或入丸、散。

【药膳应用】 常与粳米、面粉、鲫鱼等配合使用。

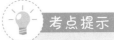

1. 脾虚水肿 鲫鱼1条,云茯苓25g,先将茯苓加水煎汤取汁100ml,鲫鱼洗净处理后入锅中,加入药汁、适量清水及葱、姜、味精及少量盐,煮熟服用。每日1剂(《中国食疗大全》)。

2. 脾胃气虚,消化不良,体虚水肿 圆米粉1000g,茯苓30g,人参10g,白术20g,白糖200g。将茯苓、人参、白术分别切片,加水煮2～3次,去渣留汁。药汁中加白糖、圆米粉拌匀,上笼旺火蒸熟。每日早、晚饭前食5～10g(《实用抗衰老药膳学》)。

3. 脾肾虚弱,神倦食少,腹胀肠鸣,大便溏泄,痰饮眩晕,心悸神衰 白茯苓粉15g,大米50g。先将大米洗净煮粥,八成熟时加茯苓粉拌匀煮熟。每日1次,常食(《中国药粥谱》)。

4. 脾虚湿滞之身体过胖症,或用于减肥健美 茯苓30g,赤小豆100g,小米50g。将茯苓研为细面;赤小豆浸泡10小时以上,再将三味加水适量,共煮成粥。每日1剂,清早空腹温食(《中华养生药膳大典》)。

【使用注意】 阴虚而无湿热、虚寒滑精、气虚下陷者慎服。

灵芝(《神农本草经》)

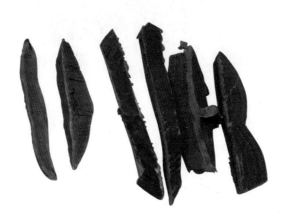

图6-12 灵芝

【别名】 三秀、芝、灵芝草。

【性味归经】 甘、平。归肺、心、脾经。

【功效】 益气血,安心神,健脾胃。

【主治】 虚劳,心烦失眠,神疲乏力,久咳气喘,矽肺,肿瘤,消化不良。

【用量用法】 10～15g,煎汤,或浸酒饮用。2～6g,研末冲服。

【药膳应用】 常与丹参、白酒、肉类等配合使用。

1. 气血虚损,体弱,肝炎 灵芝、黄芪各 15g,瘦猪肉 100g。将猪肉洗净切块,放入砂锅内,加灵芝、黄芪、调料、水适量;将砂锅置武火上烧沸,用文火炖熬至猪肉熟烂即成,佐餐常食(《中国药膳大全》)。

2. 气虚血瘀的神经衰弱,失眠,头昏,冠心病 灵芝 30g,丹参、三七各 5g,加白酒 500ml,浸 15 日,每次服 10ml,每日 2 次(《中国药膳大全》)。

3. 中气虚弱,体倦乏力,表虚自汗 灵芝 3g,乳鸽 1 只。将乳鸽浸入水中淹死,除去毛和内脏,洗净,放入盅内,加水适量,再加入切成片的灵芝及适量的盐、味精、生姜、葱、绍酒等,隔水炖熟即成。每日 1 剂,佐餐常食(《中国药膳大全》)。

4. 各种癌症 紫芝菌核 15~20g,加水 250ml 煎服,每日 3 次分服(《抗癌良方》)。

【使用注意】 实证慎服。

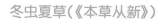

冬虫夏草(《本草从新》)

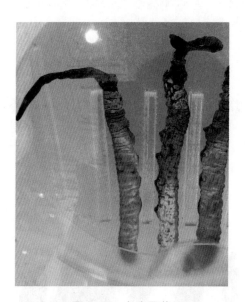

图 6-13 冬虫夏草

【别名】 夏草冬虫、虫草、冬虫草。

【性味归经】 甘,温。归肺、肾经。

【功效】 保肺气,实腠理,补肾益精,益肾壮阳,补肺平喘,止血化痰。

【主治】 肺虚咳喘,劳嗽痰血,自汗盗汗,肾虚阳痿、遗精、腰膝酸痛。

【用量用法】 5~10g。煎汤,或与鸡、鸭炖服。

【药膳应用】 常与粳米、鸭、猪肉、白酒等配合使用。

1. 病后虚损 冬虫夏草 3~5 枚,老雄鸭 1 只,去肚杂,纳药于中,以线扎好,加酱油、酒如常蒸烂。佐餐食用(《本草纲目拾遗》)。

2. 肺肾阴虚,虚喘劳嗽,咯血,自汗盗汗,阳痿遗精,腰膝酸痛,病后久虚不复 冬虫夏草 10g,瘦猪肉 50g,小米 100g。将冬虫夏草用布包好,与小米、猪肉同煮,粥熟,取出冬虫夏草。分顿喝粥食肉(《中国药膳大辞典》)。

3. 肿瘤病人体质虚弱,贫血,白细胞下降 冬虫夏草 10g,桂圆肉、红枣各 15g,冰糖 6g,上锅蒸熟。分顿食用(《抗癌食物中药》)。

4.肾阳不足,腰膝酸软,遗精滑精,阳痿早泄,或脾胃虚寒之呕吐嗳气,腹部冷痛,体弱畏寒;亦可用于中老年人的日常保健　羊肉 500g,冬虫夏草 15g,姜、蒜、盐各适量。将羊肉泡于冷水,浸去血水,切碎,与虫草、蒜、姜等一齐入锅,加水焖煮至熟烂,加佐料调味至鲜即得,食羊肉喝汤(《普济本事方》)。

【使用注意】　有表邪者慎用。

第八节　动　物　类

阿胶(《神农本草经》)

【别名】　驴皮胶、真阿胶、陈阿胶。

【性味归经】　甘,平。归肝、肺、肾经。

【功效】　补血止血,滋阴润燥。

【主治】　血虚诸证。虚劳咯血,吐血,尿血,便血,血痢,妊娠下血,崩漏;阴虚心烦失眠;肺虚燥咳;血虚风动之惊厥抽搐。

【用量用法】　5～10g。烊化兑服。

【药膳应用】　常与糯米、红糖、鸡蛋等配合使用。

1.血虚,眩晕心悸;吐血,尿血,便血　阿胶 15g,糯米 100g。将阿胶捣碎,糯米煮粥,入阿胶稍煮烊化即成。每日 1 剂,早晚温热服食(《寿世新编》)。

2.老人体虚,大便秘结　阿胶 6g,连根葱白 3 根,蜜 2 匙。先煎葱,入阿胶、蜜溶开。食前温服(《仁斋直指方》)。

3.肺阴虚,咳嗽气短,咳痰吐血　阿胶 15g,杏仁、马兜铃各 10g,糯米 30g。将杏仁、马兜铃入砂锅中,加水 500ml,煎取 100ml,去渣取汁,入糯米煮为粥。阿胶烊化为汁,兑入粥内搅匀。每日 1 剂,连服数日(《小儿药证直诀》)。

4.胎动不安,便血　阿胶 30g,糯米 50g,红糖少许。将阿胶捣碎,放入锅内,用文火炒,至阿胶呈黄色,再研成细末待用。糯米淘净,放入锅中,加清水适量,用武火烧沸后,转用文火煮至米九成熟时,加阿胶粉、红糖,继续煮至米烂成粥。每日 1 剂,分顿温服(《食医心镜》)。

【使用注意】　脾胃虚弱,消化不良者慎服。

鸡内金(《神农本草经》)

【别名】　鸡肫腔、鸡肫内黄皮、鸡腕皮、鸡黄皮。

【性味归经】　甘,平。归脾、胃、小肠、膀胱经。

【功效】　健脾消食,涩精止遗,消癥化石。

【主治】　饮食积滞,消化不良之呕吐反胃,泄泻;小儿食积,遗尿;结石。

【用量用法】　煎汤,3～10g;研末服,每次 1.5～3g;或入丸、散。

【药膳应用】　常与粳米、白术、山药、面粉等配合使用。

1.食积腹满　鸡内金每次 1.5～3g,为末,乳服(《本草求原》)。

2.反胃,食即吐出　鸡内金 1.5～3g,烧灰,酒服(《千金方》)。

3.脾胃虚弱型小儿营养不良　生鸡内金 90g,轧细过箩,置盆中浸以沸水,半日后和入面粉 250g,白砂糖适量,用所浸之水和匀,做成一个个薄饼,烙成金黄色食用(《中医药膳手册》)。

4. 饮食停滞,脘腹饱胀,消化不良,小儿疳积　将鸡内金用文火炒至黄褐色,研为细粉。先用粳米 100g,白糖适量,入砂锅内,加水 800ml 左右,煮至米开汤未稠时,取鸡内金粉 6g,调入粥锅内,再煮一沸,视粥稠停火。每日 1 剂,早、晚空腹温热食用(《寿世新编》)。

【使用注意】　脾虚无积者慎服。

白花蛇(《开宝本草》)

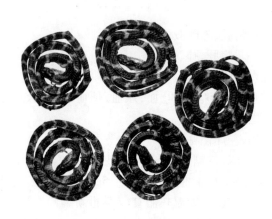

图6-14　白花蛇

【别名】　蕲蛇、大白花蛇。

【性味归经】　甘、咸,温,有毒。归肝、脾经。

【功效】　祛风湿,透筋骨,定惊搐。

【主治】　风湿,麻风,疥癣,小儿惊风抽搐,破伤风。

【用量用法】　2~5g。煎汤或浸酒、熬膏;或入丸、散。

【药膳应用】　常与白酒配合使用。

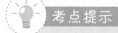

考点提示

白花蛇酒的制作方法

1. 风湿阻络,头身酸疼,关节痹痛,筋脉拘挛,或肌肉麻木,半身不遂　白花蛇一条,羌活、天麻、防风各 15g,当归、五加皮各 20g,白酒 1000ml。将方中各药装入纱布袋,扎口,浸入盛酒的罐中,密封存放 2 周后,即可开封备用。每次 1 小盅,每日 2 次(《本草纲目》)。

2. 虚劳亏损,肢冷体痛,关节僵硬,腰背酸痛　白花蛇 1 条,杜仲、牛膝、川芎、当归、僵蚕、威灵仙、生黄芪、五加皮各 20g,钟乳石、生薏仁、生地各 30g,桂枝 10g,黄酒 1500ml。钟乳石研碎,棉布包与上药共入酒中浸泡,密封 2 周后即成。每次 20ml 温服,每日 2 次(《中华现代药膳食疗手册》)。

3. 破伤风项颈紧硬,身体强直　白花蛇、乌梢蛇各 2 寸(颈后取,先酒浸,去骨,并酒炙),蜈蚣 1 条(全者)。上 3 味,为细散。每服 10~15g,每日 2 次,煎酒小沸调服(《圣济总录》)。

【使用注意】　阴虚内热者忌服。

紫河车(《本草拾遗》)

【别名】 胞衣、混沌皮、混元丹、胎衣、混沌衣。

【性味归经】 甘、咸,温。归肺、心、肾经。

【功效】 养血益气,补肾养精。

【主治】 男女一切虚损劳积之证。

【用量用法】 每次 1~3g。研末或装胶囊吞服,重证加倍;或入丸剂;或用鲜品煎服。

【药膳应用】 常与猪肉、砂仁等配合使用。

1. 阴虚盗汗及一切虚劳诸证 鲜紫河车 1 具,猪排骨 500g。将鲜紫河车去膜,剔血络,切碎,与猪排骨(切段)放在砂锅内,加水适量及佐料,炖烂熟即可分次适量服食(《中华临床药膳食疗学》)。

2. 五软证兼气血虚弱患儿 紫河车半具,砂仁 10g,姜、葱、盐、味精适量。将鲜紫河车洗净切块,与砂仁、调料同煮约 1 小时即成,可适量食之(《中华临床药膳食疗学》)。

3. 肺结核咳嗽咯血,潮热盗汗 紫河车 1 具,白及、百部各 15g,同炖熟,食盐调味,佐餐常食(《中国药膳学》)。

【使用注意】 凡有表邪及实证者禁服,脾虚湿困纳呆者慎服。

珍珠(《开宝本草》)

【别名】 真朱、真珠、蚌珠、珠子。

【性味归经】 甘、咸,寒。归心、肝经。

【功效】 镇心安神,养阴息风,清热化痰,去翳明目,解毒生肌。

【主治】 惊悸,怔忡,癫痫,惊风搐搦,烦热消渴,喉痹口疮,目生翳障,疮疡久不收口。

【用量用法】 0.6~0.9g。内服:入丸、散。

【药膳应用】 常与红枣、白糖等配合使用。

1. 惊悸,癫痫,惊风,目赤肿痛 珍珠粉 0.3g,枣泥 50g,白糖适量。将珍珠粉、枣泥、白糖拌匀做成馅,做成糯米汤圆 20 个左右,供点心食用(《中华药膳食疗手册》)。

2. 肺气阴两虚之咳嗽、气喘、咯血 珍珠粉 0.3g,川贝母粉 10g,白及 15g,鲫鱼 1 尾。将鲫鱼去鳞及内脏,药粉塞入鱼腹,加水蒸熟食之。每日或隔日 1 剂,分 2 次,空腹连鱼肉、药粉一齐吃下(《中国药膳辨证治疗学》)。

【使用注意】 阴虚火旺者慎服。

本章小结

本章主要介绍能够用来制作药膳的常用中药的性味、归经、功效主治及药膳应用。用作药膳的中药根据用药部位分为根和根茎类 14 种,果实和种子类 8 种;茎叶类 8 种;全草类 6 种;花类 5 种;树皮和根皮类 3 种;菌类 3 种;动物类 5 种。这些中药经过加工制作的药膳既能协同药物增加疗效,同时还具有养生保健和延年益寿的作用。

(朱文慧)

目标测试

A1 型题

1. 山药的功效是
   A. 清热解毒   B. 补脾益胃   C. 疏肝解郁
   D. 燥湿利尿   E. 活血化瘀

2. 百合可用于下列哪种病证
   A. 风寒咳嗽   B. 中寒便溏   C. 肺痨咳嗽
   D. 脾虚腹泻   E. 体虚自汗

3. 下列哪一项是茯苓的功效
   A. 利水渗湿   B. 清热解毒   C. 化痰散结
   D. 滋阴润肺   E. 活血化瘀

4. 药膳藿香的常用量是
   A. 1~3g   B. 3~6g   C. 6~10g
   D. 20~30g   E. 30~60g

B1 型题

(5~6 题共用备选答案)
   A. 当归   B. 白芍   C. 熟地黄
   D. 紫河车   E. 大枣

5. 能益精血,补肺肾的药物是
6. 能益精血,补肾阴的药物是

(7~8 题共用备选答案)
   A. 党参   B. 西洋参   C. 山药
   D. 黄芪   E. 白术

7. 能补气养阴,固精止带的药物是
8. 能补气养阴,清火生津的药物是

(9~10 题共用备选答案)
   A. 丹参   B. 地黄   C. 山药
   D. 黄芪   E. 灵芝

9. 能活血化瘀,用于瘀血所致痛经的药物是
10. 能补气固表,用于体虚汗出的药物是

第七章 食疗药膳配方

学习目标

1. 掌握:重点药膳配方的配伍、制法服法、功效应用。
2. 熟悉:一般药膳配方的配伍、制法用法、功效应用及各类药膳配方的使用注意。
3. 了解:各类药膳配方的方义、来源。

药膳配方是在中医基础理论指导下,将两种或两种以上的药食依据一定的配方原则组合而成,它必须遵循君、臣、佐、使的配方原则并满足配菜中主料、辅料和佐料的烹饪学配菜原则。

案例

患者,男,35岁。头发脱落,白发斑斑,常腰酸背痛、眼睛疲劳、消化不良、记忆衰退、头痛、胸闷耳鸣、脸色苍白。中医诊断肝肾亏虚,精血不足,脏腑失养。家属咨询医院营养科,日常如何选择食疗药膳配方进行调养。

请问:1. 请根据患者证候分析应该选择哪类药膳?

2. 试列举两首药膳配方并写出其功效应用。

第一节 解 表 类

凡以解表类药食为主要原料制作而成,具有疏肌解表、促使发汗,用以发散表邪、解除表证的食疗药膳食品,均属于解表类。主要适用于外感六淫之邪侵犯肌表,症见恶寒发热,头痛身痛,无汗或有汗,脉浮等。解表类药膳相应的分为辛温解表、辛凉解表、扶正解表三类。

一、辛温解表

葱豉粥(《本草纲目》)

【配伍】 葱白3茎,豆豉10g,大米100g。

【制法服法】 将葱白洗净,切细;豆豉、大米淘净,同入锅中,加清水适量煮粥,待熟时调入葱白,再煮一、二沸即成。每日1~2剂,连服3~5天。

【功效应用】 发汗解表,散寒止痛。适用于外感风寒,头痛鼻塞,阴寒腹痛、身痛等。

【方义】 葱白通阳发表,解毒止痛;豆豉解表除烦,透疹解毒,二者同用,可有效解除外感风寒,头身疼痛,肌肉酸痛等症状。

【使用注意】 服食后卧被取汗。

生姜粥(《饮食辨录》)

【配伍】 粳米 50g,生姜 5 片,连须葱 3 茎,米醋适量。

【制法服法】 先用砂锅煮米做粥,将生姜捣烂与米同煮,粥将熟时放入葱、醋,文火稍煮即可,乘热食之,覆被取微汗出。

【功效应用】 解表散寒,温中止呕。适用于外感风寒束表引起的头痛身痛,无汗呕逆等证。

【方义】 生姜温中止呕、发汗解表、温肺止咳;粳米补中益气,健脾和胃,除烦渴,止泻痢,又助药力;葱白发汗解表,散寒通阳,是治疗感冒风寒轻证的常用品;米醋调味,健胃消食。四味相伍,共奏解表散寒,温中止呕之效。

【使用注意】 阴虚内热、热毒炽盛者忌用。

防风粥(《千金月令》)

【配伍】 防风 10～15g,葱白 2 根,粳米 100g。

【制法服法】 先将防风、葱白煎煮取汁,去渣;粳米按常法煮粥,待粥将熟时加入药汁,煮成稀粥服食。每日早、晚食用。

【功效应用】 祛风解表,散寒止痛。适用于外感风寒,发热,畏冷,恶风,自汗,头疼,身痛等。

【方义】 防风祛风解表,胜湿止痛;葱白发汗解表,散寒通阳,与防风相须配伍,加强其发汗解表之功效;粳米温中益气,善助药力。

【使用注意】 阴虚内热、热盛之证者忌用。

二、辛凉解表

薄荷粥(《医余录》)

【配伍】 干薄荷 15g(鲜品 30g),粳米 50g,冰糖 15g。

【制法服法】 先将薄荷煎汤(不宜久煎,一般煮 2～3 分钟),去渣取汁。粳米洗净煮粥,待粥将熟时,加入冰糖适量及薄荷汤,再煮 1～2 沸即可。稍凉后服,每日 1～2 次。

【功效应用】 疏散风热,清利咽喉。适用于风热感冒,头痛目赤,咽喉肿痛。

【方义】 薄荷疏散风热,清利头目,解表透疹,含挥发油,水煎剂对人结核杆菌、伤寒杆菌有抑制作用,挥发油少量内服有发汗,解热及兴奋中枢的作用,外用能麻痹神经末梢,消炎、止痛、止痒,并有清凉之感。中老年人春夏季节服用本品,清心怡神,疏风散热,增进食欲,帮助消化。

【使用注意】 素体阳虚或脾虚便溏者慎用。

双花茶(《疾病的食疗与验方》)

【配伍】 双花 20g,绿茶 6g,白糖 50g。

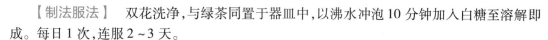

【制法服法】 双花洗净,与绿茶同置于器皿中,以沸水冲泡10分钟加入白糖至溶解即成。每日1次,连服2~3天。

【功效应用】 辛凉解表。适用于风热感冒,发热微恶风寒,咽干口渴等。

【方义】 双花轻宣疏散,清热解毒;茶叶清头目,除烦热,利小便,生津液,解百毒;白糖除烦热,生津液,改善双花苦味。

【使用注意】 素体阳虚或脾虚便溏者忌用。

荆芥粥(《本草纲目》)

【配伍】 荆芥10g(鲜者30~60g),大米50g,调味品适量。

【制法服法】 将荆芥择洗干净,放入锅中,加清水适量,浸泡5~10分钟后,水煎取汁,加大米煮粥,待熟时调入食盐等调味品,再煮一、二沸即成;或将鲜荆芥洗净,切细,调入粥中服食。每日1~2剂,连续3~5天。

【功效应用】 疏风解表,宣散疹毒。适用于风寒、风热感冒,风疹瘙痒或麻疹透发不畅等。

【方义】 荆芥疏风解表,宣散疹毒,止血,温而不燥,性质平和,善祛风邪,为解表良药,无论风寒、风热感冒,均可应用。煮粥服食,对风寒、风热感冒均可选用。

【使用注意】 表虚自汗、阴虚火旺者忌用。

三、扶正解表

葱豉煲豆腐(《饮食疗法》)

【配伍】 淡豆豉15g,葱白15g,豆腐200g。

【制法服法】 豆腐加水1000ml,煮沸,加入淡豆豉,煎取大半碗,再入葱白,煮沸即出锅。趁热服食,服后盖被取微汗。

【功效应用】 益气健脾,疏散表邪。主治年老体虚者之风寒感冒或风温初起,症见头身痛,恶寒微热,咳嗽咽痛,鼻塞流涕等。

【方义】 淡豆豉辛散轻浮,透散外邪,解热除烦,长于宣散解表,凡外受寒热,暑湿交感,饮食不运者皆可应用。葱白专主发散风寒邪气。葱、豉相合,发汗解表之力增强。豆腐益气和中,与葱、豉共收扶正解表之功。

山药葱白粥(《医学衷中参西录》)

【配伍】 干山药45~60g(鲜山药100~200g),粳米100g,葱白3茎,糖少许。

【制法服法】 葱白洗净切段待用,山药和粳米淘洗干净,加清水,先以武火煮沸,继以文火煎煮20~30分钟,以米熟为度,出锅前加入葱白再煮5分钟即成。早、晚趁热食用,服食加糖调味。

【功效应用】 发散解表,补脾益胃。适用于脾胃虚弱,食少,久泻久痢及肺肾亏虚,干咳少痰,潮热盗汗,偶感外邪者。

【方义】 山药固肾益精,滋阴清热,健脾补肺,泻热补虚,一举两得;粳米益脾胃,除烦渴,与山药配伍犹适于一切体虚之人及外感高热、久病初愈的患者,加葱白发汗解表,增强本方解表之力。

【使用注意】 外感邪气而正气不虚者不宜食用。

神仙粥(《保健药膳》)

【配伍】 葱白30g,姜片3g,糯米50g。

【制法服法】 糯米洗净后跟冷水一起放入电饭煲中,开锅后打开盖子,继续煮至糯米开花,粥很黏稠的时候加入葱段、姜片继续再煮5分钟,粥熟后加入食醋半汤匙,趁热食之。每日一剂,服后盖被捂汗,以微微汗出为宜。

【功效应用】 发散风寒,益气开胃。适宜于气虚外感风寒之头疼、发热、畏寒、周身酸懒、乏力、鼻塞流涕、咳嗽喷嚏及胃寒、呕恶、不思饮食等症。

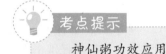
考点提示
神仙粥功效应用

【方义】 葱白发散表邪、宣通阳气;生姜发汗解表、温中止呕、温肺止咳;糯米粥助胃气,补津液;食醋抑制病毒、细菌生长,有防治感冒的功效。服药后盖被捂汗,使邪随汗液而出。

第二节 清 热 类

凡以清热类药物和食物为主组成,具有清热、泻火、凉血、解毒等作用,用于治疗里热证的药膳称为清热类食疗药膳。

清热类药膳分为清气分热、清热解暑、清热解毒、清脏腑热、清退虚热药膳五类。

一、清气分热

白虎粥(《医学衷中参西录》)

【配伍】 生石膏50g,粳米50g。

【制法服法】 上2味,加水煎煮,至米熟烂,去渣取汁,趁热顿服。每日1~2剂。

【功效应用】 清热泻火,除烦止渴。适用于外感寒邪入里化热,或温热病邪在气分所致壮热头痛、面赤心烦、汗出口渴、脉洪大有力等症。

【方义】 石膏清热泻火,退热解肌,除烦止渴;粳米益气调胃,除烦渴助石膏之力,又顾护胃气,预防大量服用石膏而损伤脾胃;同时利用浓稠的粥液,使石膏细末悬浮其中,防止有效成分沉淀损失。

【使用注意】 表证未解、里证未成及气虚发热者忌用。

竹叶粥(《老老恒言》)

【配伍】 生石膏45g,鲜竹叶10g,粳米100g,白砂糖5g。

【制法服法】 竹叶洗净,同生石膏一起加水煎煮,去渣取汁,放入粳米,煮成稀粥,调入白糖即成。每日分2~3次食用,病愈即止。

【功效应用】 清热泻火,除烦利尿。适用于温热病发热口渴,心烦尿赤,口舌生疮等症。

【方义】 竹叶清解气分,生津止渴,清心除热,通利小便。用之,一则协同石膏清热泻火,生津止渴;二则清心利尿。粳米调养胃气,清热而兼和胃,补虚而不恋邪。白糖调味,清热生津。四味合用,共奏清热泻火,除烦利尿之功,解热而不伤胃,祛邪而不伤正。

【使用注意】 凡脾胃虚寒或阴虚发热者不宜使用。

五汁饮(《温病条辨》)

【配伍】 生梨200g,荸荠500g,鲜苇根100g(干品50g),鲜麦冬50g(干品25g),鲜藕500g。

【制法服法】 梨去皮、核,荸荠去皮,苇根洗净,麦冬切碎,藕去皮、节,然后置于榨汁机内榨汁过滤后冷藏。一般宜凉饮,不甚喜凉者可隔水炖温服。

【功效应用】 清热润燥,养阴生津。适用于温病邪伤津液所致身热不甚、口中燥渴、干咳不止等。

【方义】 梨清热化痰,生津润燥;荸荠凉润肺胃,清热化痰;鲜藕清热生津,凉血止血;苇根清泄肺胃气分热邪,生津除烦,解毒止呕;麦冬滋肺养胃,润燥生津,养阴清心。药食皆为甘寒清润之品,都为鲜品,富含汁液,共奏清热养阴,生津止渴之功,是退热除烦、止渴疗嗽之佳饮。

【使用注意】 脾虚便溏者慎用。

二、清热解暑

绿豆汤(《遵生八笺》)

【配伍】 绿豆100~200g。

【制法服法】 绿豆洗净,加水1000~1500ml,大火煎煮一沸,保持汤汁鲜绿为度,取汤晾凉饮用。

【功效应用】 清热解毒,止渴消暑,清利头目。适用于暑热烦渴,头目昏聩,湿热泄泻,水肿腹胀,疮疡肿毒,丹毒疔肿,痄腮,痘疹等。

【方义】 绿豆,清热之功在皮,解毒之功在肉。绿豆汤是家庭常备夏季清暑饮料,清暑开胃,老少皆宜。

【使用注意】 素体阳虚、脾胃虚寒、泄泻者慎食。

荷叶冬瓜汤(《饮食疗法》)

【配伍】 鲜荷叶1张,鲜冬瓜500g,食盐适量。

【制法服法】 荷叶、冬瓜切块共入锅内,加水煲汤,食盐调味,饮汤食冬瓜。

【功效应用】 清热祛暑,利尿除湿。适用于暑温、湿温所致发热烦闷、头晕头痛、口渴尿赤等证。

【方义】 荷叶清暑利湿、升发清阳、清利头目、凉血止血;冬瓜是夏秋冬季的佳蔬,冬瓜皮利水消肿,清热消暑。两味合用,汤清爽口,常用于暑温、湿温证的治疗。此外,荷叶尚有化湿除痰,活血祛瘀的作用,与冬瓜的淡渗利尿作用结合,可用于痰瘀互阻型肥胖症的辅助治疗。

翠衣饮(《温病条辨》)

【配伍】 西瓜翠衣6g,鲜扁豆花6g,鲜银花6g,丝瓜皮6g,鲜荷叶边6g,鲜竹叶心6g。

【制法服法】 以上诸药食以水煎取浓汁,置凉后代茶频频饮服。每日 1 ~ 2 剂。

【功效应用】 清解暑热。适用于暑温证之身热口渴、头目不清等。

【方义】 主药西瓜翠衣即西瓜的中果皮,清热生津、利尿解暑;鲜扁豆花化湿解暑,鲜银花辛凉清热,合为辅药。丝瓜皮清热通络,利尿解暑;鲜荷叶清暑利湿,升发脾胃清阳;竹叶清心除烦,解热利尿可使暑湿之邪从下而泄,三者共为佐使之药。以上各味共奏祛暑清热,生津止渴,利湿升清之功。

【使用注意】 脾胃虚寒、素体阳虚寒湿偏盛者禁用。

三、清热解毒

鱼腥草饮(《本草经疏》)

【配伍】 鲜鱼腥草 250 ~ 1000g(或干品 30 ~ 60g)。

【制法服法】 鲜鱼腥草捣汁饮服。或干品冷水浸泡 2 小时后,煎煮一沸,去渣取汁,频频饮服。

【功效应用】 清热解毒,消痈排脓,利水通淋。适用于肺痈咳嗽吐痰及痢疾、淋证等。

【方义】 鱼腥草清热解毒,消痈排脓,利水通淋。药理研究证实其有抗菌、抗病毒、祛痰、平喘、利尿、止血、镇痛等作用,并可增强白细胞的吞噬作用,提高机体的免疫力。本方在临床可用于肺脓肿、肺炎、支气管扩张症、支气管炎等病的治疗。此外,对于热毒、湿热引起的痢疾泄泻、水肿淋证也有一定的治疗作用。

马齿苋绿豆粥(《饮食疗法》)

【配伍】 鲜马齿苋 120g,绿豆 60g。

【制法服法】 绿豆清洗后先煮至开花,粥汤黏稠,将经沸水烫过的马齿苋加入绿豆粥内同煮 5 分钟即成,稍凉分 2 次食用。

【功效应用】 清热解毒,凉血止痢。主治痢疾,症见腹痛、腹泻、里急后重、泻下赤白脓血便。

【方义】 马齿苋清热利湿,解毒消肿,凉血止痢,可治痢疾与泄泻;绿豆消暑利尿,清热解毒。二者配伍,常用于治疗细菌性痢疾、慢性非特异性溃疡性结肠炎及肠功能紊乱等病证。

英花酒(《药酒验方选》)

【配伍】 蒲公英 15g,金银花 15g,黄酒 600ml。

【制法服法】 上药以黄酒 600ml 煎至 300ml,去渣取汁,分两次服,早、晚饭后各一次温饮。

【功效应用】 清热、解毒、消肿。适用于乳痈,症见乳房部结块、红肿热痛、扪之坚实,伴有全身发热,溃后脓出稠厚等。

【方义】 蒲公英、金银花均为清热解毒、散结消痈的要药。蒲公英是治疗乳痈要药,单用煎服有效,并可用鲜品捣烂或干品研调外敷。黄酒辛温,活血散瘀,可助公英、金银花散结消肿之力。

四、清脏腑热

芦根茶(《千金要方》)

【配伍】 芦根、竹茹各 30g,生姜 2 片。

【制法服法】 将芦根、竹茹切碎,置保温瓶中,加生姜 2 片,以沸水适量冲泡,频频饮用,每日 1 剂。

【功效应用】 清火降逆。适用于胃火上逆引起的呕吐,呕声洪亮、冲逆而出,口臭、烦渴、舌红及热病后呕逆等症。亦可用于妊娠呕吐见上症者。

【方义】 竹茹清热化痰、除烦止呕、和胃消食;芦根清热生津、除烦止呕,与竹茹同伍,相辅相成,共奏清热除烦、生津止逆之功。配合生姜和胃止呕作用,效力更强。生姜微温,可制约二味寒凉之性。药性和平,故妊娠呕吐亦可用之。

【使用注意】 脾胃虚弱或寒湿伤脾,舌苔白腻者忌用。

茅根赤豆粥(《补缺肘后方》)

【配伍】 鲜茅根 200g(干茅根 50g),赤小豆 200g,白糖适量。

【制法服法】 先将茅根洗净,加水适量,煎煮半小时,捞去药渣,再加已淘净且泡 2 小时的赤小豆,继续煮成粥。分三顿一日内食用,连服 3 ~ 5 天。

【功效应用】 清热解毒,利水消肿。适用于血热妄行所致的衄血、咯血、吐血、尿血及热淋,水肿,小便不利,湿热黄疸等。

【方义】 白茅根,凉血止血,清热利尿,泄肺和胃。煮粥服食对下焦湿热,尿血血淋,小便不利等颇有效验;赤小豆利水除湿,和血排脓,消肿解毒。配伍茅根共奏清热解毒,利水消肿之功。

【使用注意】 膀胱虚寒而尿频、遗尿者忌食。

茹梅饮(《圣济总录》)

【配伍】 竹茹 30g,乌梅 6g,甘草 3g。

【制法服法】 上三味药浓煎取汁,代茶频饮。

【功效应用】 清泄胃热,降逆止呕,生津止渴。适用于胃热呕吐,暑热烦渴等证。

【方义】 竹茹清热降逆,益胃安中;乌梅味酸,生津止渴;甘草,一则与乌梅合用,甘酸化阴,生津止渴;二则调和药味,使膳方甘酸爽口。三药合用,共奏清胃止呕、生津止渴之功,临床可用于急性胃肠炎、幽门不全梗阻的治疗及暑病烦渴、热病后期胃阴受损虚呃不止等证的治疗。

五、清退虚热

青蒿鳖甲汤(《温病条辨》)

【配伍】 青蒿 6g,鳖甲 15g,细生地 12g,知母 6g,丹皮 9g。

【制法服法】 水煎服。

【功效应用】 养阴透热。适用于邪热内伏证,表现为夜热早凉,热退无汗,能食形瘦,舌红少苔,脉数。可用于肺结核、贫血、其他慢性消耗性疾病等证属阴虚火旺者。

【方义】 鳖甲直入阴分,咸寒滋阴,以退虚热;青蒿芳香清热透毒,引邪外出。二者合用,透热而不伤阴,养阴而不恋邪。生地甘凉滋阴,知母苦寒滋润,助鳖甲以退虚热;丹皮凉血透热,助青蒿以透泄阴分之伏热。现代研究证实,本方具有解热、镇静、抗菌、消炎、滋养强壮作用。

【使用注意】 青蒿不耐高温,煎煮时间不宜太长,或可用沸水泡服;阴虚欲抽搐者忌服。

地骨皮粥(《千金要方》)

【配伍】 地骨皮15g,麦门冬6g,大米50g。

【制法服法】 将地骨皮、麦门冬洗净水煎取汁,加大米煮粥,待熟时调入白糖,再煮一、二沸即成。每日1剂,连续3~5天。

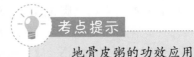
考点提示
地骨皮粥的功效应用

【功效应用】 养阴退热,清肺凉血。适用于阴虚内热所致的潮热盗汗,骨蒸,小儿疳积发热,肺热咳喘,或咯血等。

【方义】 地骨皮上清肺热止咳喘,下入肾经退虚热,故虚热、实热皆可应用。作为药膳服食,无论是虚热所致的骨蒸潮热、手足心热,还是实热所致的咳嗽痰黄、咯血等用之皆效;麦门冬滋阴生津、润肺止咳、清心除烦。

杞叶粳米粥(《太平圣惠方》)

【配伍】 鲜枸杞叶250g(干品125g),淡豆豉60g,粳米250g。

【制法服法】 先用水煎豆豉,去渣取汁,再用豉汁煮米粥,待米熟,下枸杞叶,煮2~3沸,以植物油、葱、盐等调味即成。就温食用,每日2次。

【功效应用】 清退虚热、除烦止渴。适用于虚劳发热、心烦口渴等症。

【方义】 枸杞叶退虚热,除烦渴,养阴;豆豉,李时珍说:"黑豆性平,作豉则温。既经蒸罯,故能升能散。"配以枸杞叶,辛温不燥,发散不烈,无过汗伤津之弊,用治虚劳发热最为适宜。粳米补中益气,以资化源。本方甘而不腻,寒不伤胃,养阴清热,标本兼顾。

第三节 泻 下 类

泻下类药膳是由能润滑大肠,促使排便的药物和食物组成的,具有通导大便,泻下积滞作用的食疗药膳。适用于实热、燥屎、冷积、停痰、积饮、宿食、虫积、瘀血等有形实邪积聚,结滞不通的里实证。

番泻叶茶(《中国药学大辞典》)

【配伍】 番泻叶1.5~10g。

【制法服法】 缓下,每次1.5~3g;攻下,5~10g。将番泻叶放入茶杯中,以沸水泡5分钟后饮用。

【功效应用】 泻下导滞。适用于积滞便秘或习惯性便秘,症见大便干结,口干口臭,面赤身热,小便短赤,心烦,腹部胀满或疼痛等证。现代常用本品泡服,于X线腹部造影及腹部外科手术前肠道清洁。

【方义】 番泻叶具有泻下及抗菌作用。少用健胃,促进消化;服适量能起缓下作用;欲其大泻则服40~60ml。

【使用注意】 脾胃虚寒,食少便溏者慎用;妇女月经期、孕妇、哺乳期禁用。

郁李仁粥(《食医心鉴》)

【配伍】 郁李仁30g,粳米100g。

【制法服法】 将郁李仁研末,加水浸泡淘洗,滤取汁,加入粳米煮粥,空腹食用。

【功效应用】 润肠通便,利水消肿。适用于大便不通,小便不利,腹部胀满,兼见面目浮肿者。

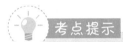
考点提示

郁李仁粥功效应用

【方义】 郁李仁性专降下,善导大肠燥结,利周身水气,故本膳用于痰饮水湿所致的大小便不利最为适宜。

【使用注意】 不宜久服,孕妇慎用。

苏子麻仁粥(《普济本事方》)

【配伍】 麻子仁、紫苏子各15g,粳米50g。

【制法服法】 将苏子、麻子仁洗净,研为细末,加水再研,取汁,用药汁煮粥。

【功效应用】 理气养胃,润肠通便。适用于妇人产后郁冒多汗,大便秘结,以及老人、体虚患者大便秘结。

【方义】 麻子仁润肠胃通便;紫苏子降逆下气,宣通肺郁。两药同用,上开肺闭,下润肠燥;以之为粥,更合调治结合的药膳宗旨。

【使用注意】 服用不可过量。

第四节 温里祛寒类

凡以温热药、食为主组成,具有温里散寒作用,能治疗里寒证的药膳,谓之温里祛寒类食疗药膳。此类药膳一般具有温中助阳,散寒止痛,温通经络等功效。根据里寒所伤之处的不同,本类药膳又分为温中祛寒,温经散寒两类。

一、温中祛寒

干姜粥(《寿世青编》)

【配伍】 干姜1~3g,高良姜3~5g,粳米50~100g。

【制法服法】 将干姜、高良姜洗净切片。用水适量,先煮姜片,去渣取汁,再入粳米于药汁中,文火煮烂成粥。调味后早、晚趁温热服,尤以秋冬季服用为佳。

【功效应用】 温里散寒。适用于脾胃虚寒,脘腹冷痛,呕吐呃逆,泛吐清水,肠鸣腹泻等症。

【方义】 干姜能走能守,专主温中止痛,降逆止泻;高良姜大辛大热,善温脾暖胃而祛寒止痛。二姜相伍温里散寒,专攻腹中寒气,止痛止呕的效用更强。粳米补中益气,健脾益胃。二姜配伍粳米煮粥,温助阳气之力以逐寒,增强温中止痛之功,又能以益气健脾之功补中,调和燥热辛辣之偏性,达到温中祛寒的目的。

【使用注意】 久病脾胃虚寒之人,宜先从小剂量开始,逐渐增加服用量。

砂仁肚条(《大众药膳》)

【配伍】 砂仁 10g,猪肚 1000g,花椒 2g,胡椒 2g,葱、姜、食盐、味精等调料适量。

【制法服法】 猪肚洗净,入沸水氽透捞出,刮去内膜,锅内加老汤、葱、姜、花椒各适量,放入猪肚,煮沸后以文火煮至猪肚熟,撇去血泡浮沫,捞出猪肚晾凉切片。再以原汤 500g 煮沸后,放肚片、砂仁、花椒、食盐等,沸后用湿淀粉勾芡即成。早晚佐餐食用。

【功效应用】 补脾益胃,理气和中。适用于脾胃虚弱,食欲不振,食少腹胀,体虚瘦弱及妊娠恶阻等,亦可用于虚劳冷泻,宿食不消,腹中虚痛等证。

【方义】 砂仁行气化湿,温脾止呕,顺气安胎;猪肚补虚损,健脾胃,"以脏补脏"。二者合用,补脾行气,使气血生化有源;花椒、胡椒温中散寒,开胃止痛,助主料温中健脾,并借其辛散行气,调味增香。

【使用注意】 砂仁不宜久煮;凡阴虚血燥,火热内炽者不宜食用。

丁香鸭(《大众药膳》)

【配伍】 整鸭 1000g,丁香 5g,肉桂 5g,草蔻 5g,葱、姜、食盐、卤汁、冰糖、麻油等调料适量。

【制法服法】 丁香、肉桂、草蔻水煎两次,每次煮 20 分钟,取汁共 3000ml。将药汁、净鸭与葱、姜同放锅中,武火烧沸后文火煮至六成熟捞出晾凉。再将鸭子放入卤汁锅内,用文火煮至肉熟捞出。该锅内留卤汁加冰糖,文火烧至糖化,放入鸭子,将鸭子一面滚动,一面用勺浇卤汁至鸭色呈红亮时捞出,涂匀麻油即成。早晚佐餐食用。

【功效应用】 温中和胃,暖肾助阳。适用于脾胃虚寒所致的胃脘冷痛,反胃呕吐,呃逆嗳气,食少腹泻以及肾阳虚之阳痿,遗精,下半身冷等证。

【方义】 丁香温中降逆,暖肾助阳;肉桂散寒止痛,助丁香暖脾肾、散寒止痛,增香调味;草蔻温中祛寒,燥湿健脾;鸭肉健脾补虚,滋阴养胃,利水消肿,与以上温阳健胃药相伍,可阴阳并调,使阴生阳长。既补益脾胃,散寒止痛,且无滋补腻滞或温燥伤胃之弊。

【使用注意】 用量不宜过大;阴虚火旺,急性热病者忌食。

二、温经散寒

艾叶生姜煮蛋(《饮食疗法》)

【配伍】 艾叶 10g,老生姜 15g,鸡蛋 2 个,红糖适量。

【制法服法】 老生姜用湿草纸包裹 3 层,放入热炭灰中煨 10 分钟,取出洗净切片备用。将艾叶、鸡蛋洗净,与姜片一同放入锅内,加清水适量,文火煮至蛋熟,去壳取蛋,再放入药汁内煮 10 分钟,加入红糖溶化,饮汁吃蛋。

【功效应用】 温经通脉,散寒止痛,暖宫调经。适用于下焦虚寒所致的腹中冷痛,月经失调,行经腹痛,胎漏下血,带下清稀,崩漏,宫寒不孕等证。

【方义】 艾叶温里和中,祛寒止痛;老生姜温肺解表,温中止呕,煨制后,较生姜则不散,比干姜则不燥,辛散之性减而祛寒之效增,与艾叶相伍,温里散寒之功大大增强。鸡蛋益气血,安五脏,滋阴液,安胎,久病大病或产后体虚,或胎动不安者用之最宜,与艾、姜同煮,可促进气血生化,扶正达邪;加红糖以补血活血又能矫味。

【使用注意】 阴虚血热或湿热内蕴者忌食。

附子粥(《太平圣惠方》)

【配伍】 制附子 3～5g,干姜 1～3g,粳米 60g,红糖适量。

【制法服法】 用附子、干姜久煎去渣取汁(煎煮 2 小时以上),下米及红糖同煮至粥熟即成。

【功效应用】 暖肾回阳,散寒止痛。适用于命门火衰,脾肾阳虚所致的畏寒肢冷,阳痿尿频,脘腹冷痛,大便溏泄,小便清长等证。

【方义】 附子回阳救逆,补阳温中,蠲痹止痛;干姜温中回阳,散寒通脉,与附子配伍,暖中阳助运化,以资命门之源,回阳救逆,既能增强附子温阳之效,又能制约附子的毒性。粳米、红糖,益气健中,助正达邪。

【使用注意】 里热重,阴虚火旺,湿温潮热者忌食。

当归生姜羊肉汤(《伤寒论》)

【配伍】 当归 20g,生姜 10g,羊肉 300g,胡椒粉 2g,花椒粉 2g,食盐适量。

【制法服法】 羊肉入沸水锅内焯去血水,捞出晾凉切条;砂锅内加适量清水,下入羊肉、当归、生姜,武火烧沸去浮沫,文火炖 2 小时,至羊肉熟烂,加胡椒粉、花椒粉、食盐调味即成。每周 2～3 次,饮汤食肉。

【功效应用】 温阳散寒,养血补虚,通经止痛。适用于寒凝气滞引起的脘腹冷痛,寒疝及产后腹痛,虚劳不足,阳虚形寒畏冷等证。

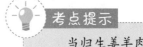

考点提示

当归生姜羊肉汤的功效应用

【方义】 当归补血活血,调经止痛,润肠通便;生姜温中散寒止呕;羊肉为补阳佳品。三者配伍,共奏温阳散寒,养血补虚之功。不仅是寒凝气滞、脘腹冷痛之良膳,亦为年老体弱,病后体虚,产后气血不足者的滋补佳品。

【使用注意】 阳热证、阴虚证、湿热证患者均不宜服用。

第五节 祛 风 湿 类

凡以祛风湿类药食为主组成,具有祛风除湿,解除痹痛作用,用以调治风湿痹证的药膳食品,称为祛风湿类食疗药膳。

五加皮酒(《本草纲目》)

【配伍】 五加皮 60g,糯米 1000g,甜酒曲适量。

【制法服法】 五加皮煎取浓汁,以药汁、米、曲酿酒。每次 5～10ml,每日 1 次。

【功效应用】 祛风湿,补肝肾,除痹痛。适用于风湿痹证之腰膝酸痛,或肝肾不足,筋骨痿软。

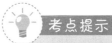

考点提示

五加皮酒的功效应用

【方义】 五加皮补肝肾,强筋骨,祛风湿,止痹痛,无论对肝肾不足者,或是风寒湿痹者,均可应用;对风湿日久,兼有肝肾两虚者,尤为适宜。煎取药汁酿酒,以增其活血通脉,祛风除湿之功。

【使用注意】 凡湿热痹证或阴虚火旺者不宜多饮或久服。

白花蛇酒(《本草纲目》)

【配伍】 白花蛇1条,天麻60g,秦艽60g,羌活60g,当归身60g,五加皮60g,防风30g,米酒4000ml。

【制法服法】 白花蛇去骨取肉;各药切碎,以药袋盛之,与酒一起放酒坛内,置酒坛于大锅隔水煮1日,埋阴地7日取出。取药渣晒干研末,酒糊为丸,每服9g,用煮酒30~60ml送下。

【功效应用】 祛风除湿,通络止痛,强筋壮骨。适用于风湿顽痹,骨节疼痛,筋脉拘挛;或中风半身不遂,口眼㖞斜,肢体麻木,及年久疥癣、恶疮、风癞诸证。

【方义】 白花蛇,透骨搜风,通经络,定惊搐,止瘙痒,既能用治风湿痹痛,筋脉拘挛,又可用于中风后半身不遂,口眼㖞斜。配以秦艽、羌活、防风、天麻祛风湿,通经络,止痹痛,意在祛邪;又用当归、五加皮补肝肾,强筋骨,旨在扶正。

【使用注意】 治疗期间,切忌见风、犯欲,及食鱼、羊、鹅等发物。

威灵仙酒(《中药大辞典》)

【配伍】 威灵仙500g,白酒1500ml。

【制法服法】 威灵仙切碎,加入白酒,锅内隔水炖半小时,过滤后备用。每次10~20ml,日3~4次。

【功效应用】 祛风除湿,通络止痛。适用于风寒湿痹,肢节走窜疼痛,关节拘挛。

【方义】 威灵仙祛风湿,通经络,止痹痛,为风湿疼痛,筋脉拘挛,关节屈伸不利之要药。制为药酒,其温通走散之力更强。

【使用注意】 不宜多服,体质虚弱者慎用。

第六节 利水祛湿类

凡由利水、通淋、渗湿、泄浊类药食组方,具有祛除体内水湿潴留作用的膳方,称利水祛湿食疗药膳。本类药膳主要用于治疗水肿、黄疸、淋浊、带下、臌胀、痰饮等病证。

一、利水消肿

冬瓜粥(《粥谱》)

【配伍】 冬瓜100g,粳米100g,味精、盐、香油、嫩姜丝、葱适量。

【制法服法】 冬瓜取肉切块(皮勿弃待用);粳米煮粥。米粥半熟时,将瓜肉、瓜皮放入锅内,再加水适量,继续煮至瓜熟米烂汤稠为度,弃瓜皮,调味随意服食。

【功效应用】 利尿消肿,清热止渴。适用于水肿胀满,脚气浮肿,小便不利;亦可用于痰热喘嗽,暑热烦闷,消渴引饮,痔漏、肥胖症等。

【方义】 冬瓜解热利尿,与粳米煮粥,既可养胃充饥,又可利水消肿。亦可作为慢性胃炎、肝硬化腹水等病的常用粥食,可不拘数量,不按次数,随意服食,为肾脏病、肥胖病、浮肿的理想食物。

【使用注意】 盐应于食粥时调入,不可煎煮时加入,否则影响利水功效。

苓冬赤鲤汤(《外台秘要》方化裁)

【配伍】 茯苓 20g,冬瓜皮 20g,赤小豆 100g,鲤鱼 250g,生姜、盐、味精、料酒、食油适量。

【制法服法】 将赤小豆、茯苓、冬瓜皮加水浸泡半小时;鲤鱼油煎,加清水,放入赤小豆、茯苓、冬瓜皮、生姜、料酒。武火煮沸改文火焖至赤小豆软烂,弃冬瓜皮,调味即可,佐餐食用。

【功效应用】 利水消肿。适用于水湿泛溢,症见面色㿠白,水肿胀满,小便不利,或气逆而咳等。现多用于慢性肾炎、肝硬化伴浮肿或腹水的治疗。

【方义】 茯苓渗湿利水,健脾和胃;冬瓜皮清热利水消肿;赤小豆利水消肿,和血解毒;鲤鱼利水,下气。四者合用,可奏理气健脾,和血解毒,利尿消肿之功。

二、利水通淋

车前草粥(《圣济总录》)

【配伍】 鲜车前草 30g,葱白 3 茎,淡豆豉 10g,粳米 50g,调味品适量。

【制法与服法】 车前草及葱白切碎与淡豆豉同入煲中,加入水 500ml,煎煮 30 分钟后倒出,弃渣取液。将粳米洗净放入锅中,加入车前草药液及适量水,熬煮至粥成后,调入盐、味精、香油等,空腹服。

【功效与应用】 清热利尿,通淋泄浊。适用于热淋,小便不利,尿色黄赤浑浊,咳嗽痰多、痰黄;暑湿泄泻,症见腹痛水泻,小便短少等。

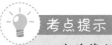
考点提示
车前草粥的功效应用

【方义】 车前叶利小便,通五淋,祛痰止咳;淡豆豉、葱白有宣泄之功。三者合用有宣肺以助膀胱排尿的作用,更以粳米滋养和中,故对体弱及老年人患有膀胱炎、急慢性气管炎又可起辅助治疗作用。

【使用注意】 遗精、遗尿者不宜服。

滑石粥(《太平圣惠方》)

【配伍】 滑石 20g,粳米 50g,白糖适量。

【制法服法】 将滑石磨成细粉,装入药袋,放入锅内,加水 500ml 煎煮 30 分钟后,弃药袋留药液;粳米洗净放入药液中,再加水适量,武火煮沸后文火煮成粥调入白糖。温热食用,每次 1 碗,每日 2 次。

【功效应用】 清热利湿通淋。适用于尿道、膀胱感染而引起的小便不利,淋漓、灼热、涩痛,以及热病烦躁口渴,水肿等证。

【方义】 滑石清热渗湿利窍,主石淋;粳米与滑石相伍,能健脾理气以祛湿,亦可防滑石消利太过而损阴伤胃。

【使用注意】 孕妇忌服;脾胃虚寒,滑精及小便多者不宜服用。

三、利湿退黄

茵陈粥(《粥谱》)

【配伍】 茵陈蒿 30～50g,粳米 100g。

【制法服法】 茵陈蒿洗净入煲加水 200ml,煎至 100ml,去渣取汁,入粳米,再加水 600ml,煮至粥熟,调味即成。微温服,每日 2 次,7 天为 1 疗程。

【功效应用】 清肝泄热,利胆退黄。适用于湿热蕴蒸,胆汁外溢所致之目黄身黄,小便不利,尿黄如浓茶,属于急性黄疸型肝炎者;以及湿疮瘙痒,流黄水者。

【方义】 茵陈蒿利湿热,退黄疸,为黄疸属于湿邪偏盛者所常用,是古今治疗黄疸的要药。方以粳米煮粥,增加营养,开胃和中,防茵陈苦寒伤胃。

金钱草饮(《中国营养食疗学》)

【配伍】 金钱草 200g,冰糖少许。

【制法服法】 金钱草切碎加水 300ml,煎至 100ml,调入冰糖,代茶频饮。

【功效应用】 清肝泄热,利湿退黄。适用于湿热黄疸型肝胆疾病症见胁肋疼痛、口苦口臭、目黄、身黄、尿黄等及石淋尿血、尿痛、腰腹绞痛等证。

【方义】 金钱草清热、利胆、排石、利尿,可用治湿热黄疸、肝胆结石、尿路结石、感染等病证。

【使用注意】 便溏及阴黄者忌食。

栀子粥(《太平圣惠方》)

【配伍】 栀子仁 100g,粳米 100g,冰糖少许。

【制法服法】 栀子仁研细粉备用;粳米放入瓦煲内加水煮至八成熟,加入栀子仁粉 10g,继续熬煮,待粥熟,调入冰糖,煮至溶化即成。每日 2 次温热服食,3 天为 1 疗程。

【功效应用】 清热降火,凉血解毒。适用于肝胆湿热郁结阶段之黄疸,发热,小便短赤;热病烦闷不安,目赤肿痛,口渴咽干;血热妄行之衄血、吐血、尿血。

【方义】 栀子有解热、镇静、降压等作用,又能促进胆汁分泌,降低血中胆红素,对多种细菌有抑制作用。用栀子与粳米做成药粥,主要用以清热解毒,清热燥湿,利胆退黄,且同时能护胃健脾。

【使用注意】 体虚脾胃虚寒,食少纳呆者忌食。

第七节 化痰止咳平喘类

凡以具有化痰止咳、降气平喘作用的药食为主,用于咳嗽痰多、气逆喘满病证的预防与调治的药膳,称化痰止咳平喘类食疗药膳。

一、化痰

川贝秋梨膏(《中华临床药膳食疗学》)

【配伍】 川贝、款冬花、百合、麦冬各30g,秋梨100g,冰糖50g,蜂蜜100g。

【制法服法】 川贝、款冬花、百合、麦冬入煲加水煎成浓汁,去渣留汁;秋梨去皮去核切块与冰糖、蜂蜜一同放入药汁内,文火慢煎成膏。冷却取出装瓶冷藏备用。每次食膏15g,日服2次,温水冲服。

【功效应用】 养阴润肺,化痰止咳。适用于肺热燥咳,肺虚久咳、肺痨咳痰不出。

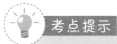
考点提示
川贝秋梨膏的功效应用

【方义】 川贝化痰、止咳、清热;秋梨清热生津,润燥化痰;款冬花、百合、麦冬皆有润肺、止咳、化痰之力。本方清凉甘润,滋阴生津、养阴润肺,使肺阴充而燥咳止。以蜂蜜养脾胃,和营卫,培土生金。

【使用注意】 脾胃虚寒,咳唾清稀者不宜食用。

柚子炖鸡(《本草纲目》)

【配伍】 鲜柚子1个,鸡肉500g,姜片、葱白、百合、味精、盐等适量。

【制法服法】 将柚剥皮、去筋皮、除核,取肉500g;鸡肉洗净切块,焯去血水。再将柚肉、鸡肉同放入炖盅内,置姜片、葱白、百合,调好盐、味精,加开水适量,炖盅加盖,置于大锅中,用文火炖4小时即成。1周服2次,连服3周。

【功效应用】 健脾消食,化痰止咳。适用于脾虚食滞,痰浊聚肺之痰多咳嗽,气郁胸闷,脘腹胀痛,食积停滞等。

【方义】 柚子肉生津止渴,开胃下气,止咳化痰;鸡肉温中补脾,益气养血,补肾益精,配以柚子入肺,使膳方能健脾胃而理肺气,达到气顺痰除,脾健痰化的目的。

【使用注意】 消化不良者仅饮汤不食肉。

昆布海藻煮黄豆(《本草纲目》)

【配伍】 黄豆100g,昆布30g,海藻30g。

【制法服法】 洗净黄豆,放入瓦煲内,加清水适量,文火煮至半熟;再将洗净切碎的昆布、海藻,与黄豆同煮至黄豆熟烂,调入油、盐、味精后可食用。

【功效应用】 清热消痰,软坚散结。适用于早期肝硬化属痰湿郁结,症见烦躁咽痛,咳痰黏稠不爽,伴胸闷胁痛者;以及甲状腺肿大,瘿瘤痰结等。

【方义】 昆布、海藻消痰泄热,软坚散结,相须为用;黄豆营养丰富,补脾胃,益气血。配昆布、海藻则健脾益气而助化痰结、消痰聚,使坚结易散,痰浊易化。

【使用注意】 糖尿病、脂肪肝或早期肝硬化属脾胃阳虚者忌服。

二、止咳

杏仁猪肺粥(《食鉴本草》)

【配伍】 苦杏仁15g,猪肺100g,粳米100g,油、盐、味精适量。

【制法服法】 将苦杏仁去皮尖,放入锅内煮 15 分钟,再放洗净的粳米共煮至米半熟;将处理好的猪肺切块放入锅中,继续文火煮成熟粥,调油、盐、味精,即可食用。温食,每次一碗,早、晚各 1 次。

【功效应用】 润肺化痰,降气止咳。适用于气逆不降,痰浊阻肺症见咳嗽痰多,胸膈痞满,气喘不能平卧,脉滑等。

【方义】 杏仁祛痰止咳平喘,润肠降气;粳米健脾扶胃;猪肺补肺润肺。三者合用,则祛痰降气、润肺平喘。

【使用注意】 忌辛辣、油腻肥甘食物,忌烟、酒。

百部生姜汁(《中华临床药膳食疗学》)

【配伍】 百部 50g,生姜 50g。

【制法服法】 将生姜洗净切块拍扁,与百部同入瓦煲加水煎沸,去渣,改文火煎煮 15 分钟,待温凉即可饮用。因百部甚苦,可调入蜂蜜,以矫正其苦味,又增加其润肺之力。

【功效应用】 散寒和胃,降气平喘,化痰止咳。适用于咳嗽气喘,胸闷口淡,食欲不振,夜咳尤甚,不能入眠,舌苔白,脉弦滑;风寒外袭,肺胃不和所致慢性支气管炎反复发作;百日咳属寒痰者。

【方义】 百部润肺下气,止咳平喘;生姜散寒和胃,降逆,辅百部增强其降气平喘之力,并防胃气冲逆。

半夏山药粥(《药性论》)

【配伍】 半夏 30g,山药 60g。

【制法服法】 半夏先煮半小时,去渣取汁一大碗。山药研成粉,放入半夏汁内,煮沸搅成糊状即可。分 3 天早晚温服。

【功效应用】 燥湿化痰,降胃止咳。适用于脾虚湿痰蕴肺,咳嗽兼胃气上逆者。

【方义】 半夏燥湿化痰,降逆止呕,散结消痞;山药健脾益胃润肺。二者同用,脾肺两调。

【使用注意】 半夏有毒,宜制成法半夏后使用,且宜长时间煎煮。

三、平喘

白果豆皮粥(《家庭食疗手册》)

【配伍】 白果 10g,豆皮 30g,粳米 50g,调味品适量。

【制法服法】 将白果去壳、去皮、去心洗净;豆皮洗净切碎。粳米洗净,与白果、豆皮一齐放入煲内,加水适量,武火煮沸后文火煮成粥,调味即可食用。分 2 次食用,连用两周。

【功效应用】 益气养胃,敛肺平喘。适用于久咳伤肺,肺气不敛,症见咳嗽气喘日久不愈,动则尤甚,体倦气短,饮食不佳等。

【方义】 白果敛肺气,止咳喘;黄豆益肺气,养胃阴,清痰涩,止咳喘,豆皮为黄豆浆凝结成的薄膜,是豆制品中的精华。二者与粳米共煮粥,补益肺胃而不滞,且可降低白果之毒,矫其苦涩之味。

【使用注意】 白果有毒,不宜过量,食前要熟煮去毒;外感咳嗽有痰者不宜食用。

杏仁饼(《丹溪纂要》)

【配伍】 杏仁(去皮尖)40粒,柿饼10个,青黛10g。

【制法服法】 将杏仁炒黄研为泥状,与青黛搅拌匀,放入掰开柿饼中摊开,用湿黄泥包裹,煨干后取柿饼食用。

【功效应用】 清肝泻火,止咳平喘。适用于肝火犯肺之气逆咳嗽,面红喉干,咳时引胁作痛,舌苔薄黄少津,脉弦数。

【方义】 杏仁降肺气,宣肺除痰,痰消气宣,咳喘自平;青黛清热解毒,凉血泻肝,清肺止咳;柿饼润肺化痰,止咳止血。三者合用,以青黛泻肝火,杏仁降气化痰,柿饼润肺,标本兼顾。

【使用注意】 虚寒咳嗽者忌食。

蛤蚧粥(《四季饮食疗法》)

【配伍】 生蛤蚧1只,全党参30g,糯米50g,酒、蜂蜜适量。

【制法服法】 生蛤蚧去内脏,冲洗干净,用酒、蜂蜜涂抹全身,注意保护尾巴不可折断,再置瓦片上炙熟。全党参洗净,炙干,与蛤蚧共研末,调匀成饼。煮糯米稀粥八成熟,加入蛤蚧党参饼搅化,继续煮粥熟即可食。分2~3次服食,每日或隔日服一付,5~6付1疗程,可间断再服。

【功效应用】 补益肺肾,扶胃健脾,纳气定喘。适用于肺虚失于肃降,肾虚不司摄纳,兼中焦气弱所致日久咳喘不愈,面浮肢肿,动则出汗,腰腿冷痛,阳痿等证。

【方义】 蛤蚧益肾补肺,纳气定喘;党参补中益气,健脾胃。与糯米合用,全膳可健脾胃以补中土,益肾气以司摄纳,补肺气以助肃降,适量多食,咳止喘平。

【使用注意】 外感、咳喘痰黄者忌服。

第八节 消食解酒类

凡以消食解酒类药食为主组成,具有消食化积、解酒醒醉等作用,用于治疗伤食、食积或饮酒酒醉病证的药膳,称为消食解酒类食疗药膳。

一、健脾消食

白术猪肚粥(《圣济总录》)

【配伍】 白术30g,槟榔10g,生姜10g,猪肚1付,粳米100g,葱白3茎,食盐适量。

【制法服法】 白术、槟榔、生姜装入药袋内,将药袋纳入猪肚中缝口入锅,加水适量煮猪肚令熟、取汁。以猪肚汁煮米粥,将熟时入葱白及食盐调味。空腹食肚喝粥,3~5天为1疗程。

【功效应用】 健脾益气,消食开胃,理气导滞。适用于脾胃虚弱,纳运失调,气机阻滞之脘腹胀满、纳差纳呆。

【方义】 白术补脾益气;猪肚"以脏补脏",补中益气,配伍白术、粳米尤使本方健脾益胃功能大增;槟榔消积行气;生姜、葱白皆为辛温之品,辛可行气,温能暖中,与槟榔相须为

137

用,强化行气散郁导滞作用。

【使用注意】 气虚下陷者忌用。

山楂麦芽茶(《中国药膳》)

【配伍】 山楂、生麦芽各10g。

【制法服法】 山楂洗净、切片,与麦芽同置杯中,倒入开水,加盖泡30分钟,代茶饮用。

【功效应用】 消食、化积、导滞。适用于伤食、食积证,或大病初愈,胃弱纳差的病证。

【方义】 山楂、生麦芽均属消食化滞、药食兼具的常用消食之品。山楂消乳食、肉食最为适宜;生麦芽多用于消米面、薯类食积、食滞。本方尤其适用于肉食、乳食积滞,味道酸甜可口,老人儿童都易于接受。

甘露茶(《古今医方集成》)

【配伍】 炒山楂25g,生谷芽30g,麸炒神曲50g,炒枳壳20g,姜川朴20g,乌药20g,橘皮120g,陈茶叶100g。

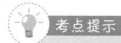
考点提示
甘露茶的功效应用

【制法服法】 上药干燥,共制粗末,和匀过筛,分袋包装,每袋9g。每日1~2次,每次1袋,开水冲泡,代茶温饮。

【功效应用】 消食开胃,理气导滞。适用于饮食停积、气机阻滞所致伤食、食积气滞证。

【方义】 山楂、谷芽、神曲,开胃消食,谷芽与麦芽皆为消米面、薯类食积之有效药食,二者常相须为用。枳壳、厚朴、乌药消胀止痛,橘皮行气健胃。

二、解酒醒醉

葛花枳椇饮(《防醉解酒方》)

【配伍】 葛根20g,葛花10g,枳椇子15g。

【制法服法】 上三味水煎2次,取汁600~800ml,于2小时内分3~5次饮服。

【功效应用】 解散酒毒,清热利湿,除烦止渴。适用于酒毒冲逆,热灼津伤引起的急性酒精中毒头痛头晕,燥热口渴等症。

【方义】 葛花解酒毒;枳椇子解毒利尿,清热除烦;葛根发表解肌,清热生津;三药合用,共奏解肌发表,利尿除湿,清热生津之功。

橘味醒酒汤(《滋补保健药膳食谱》)

【配伍】 糖水橘子250g,糖水莲子250g,青梅25g,红枣50g,白糖300g,白醋30ml,桂花适量。

【制法服法】 青梅切丁;红枣洗净去核,置小碗中加水蒸熟;糖水橘子、莲子倒入锅中,加入青梅、红枣、白糖、白醋、桂花、清水,煮开,晾凉后频食。

【功效应用】 清热利湿,和降胃气。适用于饮酒酒醉,湿热积聚,胃气上逆所致噫气呕逆,吞酸嘈杂,不思饮食等症。

【方义】 橘子化湿行气,顺气和胃;莲子、红枣健脾祛湿;桂花行气散郁;青梅生津止

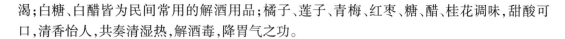

渴;白糖、白醋皆为民间常用的解酒用品;橘子、莲子、青梅、红枣、糖、醋、桂花调味,甜酸可口,清香怡人,共奏清湿热,解酒毒,降胃气之功。

醒酒丹(《寿世保元》)

【配伍】 葛花15g,葛根粉240g,赤小豆花60g,绿豆花60g,白豆蔻15g,柿饼霜120g。

【制法服法】 以上各味共为细末,用生藕汁捣和做丸,如弹子大。每用1丸,嚼碎吞服。

【功效应用】 宣散排毒,醒脾清胃,清热生津。适用于饮酒过度,湿热阻滞,升降失职所致头痛头晕,小便短涩,嗳气吞酸,纳差纳呆,苔腻脉滑等症。

【方义】 葛花、葛根解肌发表,使酒湿之邪从肌表而出;赤小豆花、绿豆花使酒湿从小便而出;白豆蔻调气化湿、醒脾开胃;柿霜、藕汁清热生津。全方合用,可用于酒醉的病证,尤以长期酗酒头痛头晕,小便短涩,纳差纳呆最为适宜。

第九节 理 气 类

凡以理气类药食为主组成,具有行气或降气等作用,用于治疗气滞或气逆病证的药膳,称为理气类食疗药膳。

姜橘饮(《家庭食疗手册》)

【配伍】 生姜60g,橘皮30g。

【制法服法】 水煎取汁,代茶饭前温饮。

【功效应用】 理气建中,燥湿化痰,除满消胀。适用于痰湿阻滞或脾胃虚弱所致中焦脾胃气滞,症见胸部满闷,脘腹胀满,不思饮食或食后腹胀,或口淡无味,苔薄或稍腻等。

【方义】 生姜发汗解表,散寒止咳,健胃理气,降逆止呕;橘皮行气健胃、燥湿化痰,两者合用建中理气,燥湿化痰,消胀止呕,适用于消化不良,胃肠功能紊乱,或急性胃肠炎,神经性呕吐等的调治。

玫瑰茉莉茶(民间验方)

【配伍】 玫瑰花、茉莉花各10g(鲜品20g),红茶3g。

【制法服法】 上3味制粗末,用沸水冲泡10分钟,不拘时温饮,每日1剂。连服数日,在经行前几天服用。

【功效应用】 理气活血,调经止痛。适用于气滞血瘀型,经脉不畅之月经不调或痛经,症见经色暗红、量少、有块,小腹疼痛,伴精神抑郁或烦躁不安,胸胁乳房胀痛,纳食减少等。

考点提示

玫瑰茉莉茶的功效应用

【方义】 玫瑰花、茉莉花均为血中气药,二者功用相当,有理气活血,调经止痛的作用,是治疗气滞血瘀型月经病的佳品;红茶散寒除湿,含有咖啡因,对中枢神经系统有兴奋作用,使人思想活跃、体力恢复,有利于行气解郁;所含茶碱促进血管收缩,改善血液循环。

竹茹芦根茶(《千金要方》)

【配伍】 竹茹 30g,芦根 30g,生姜 3 片。

【制法服法】 上药水煎,代茶饮用。

【功效应用】 清热益胃,降逆止呃。适用于胃热逆气冲上或中虚胃气失于和降引起的呃逆不止。

【方义】 竹茹清热降下,益胃安中;芦根清热生津,清热降逆;生姜"呕家圣药",主治胃寒呕哕,配寒凉之芦根、竹茹,则功在温散,而专其和胃降逆之功。

第十节 理 血 类

凡以活血、止血等理血类药食为主,具有活血化瘀、和血止血作用,以预防 和治疗瘀血、出血等病证的药膳食品,均属于理血类食疗药膳。主要分为活血化瘀和止血两类。

一、活血化瘀

三七鸡(《延年益寿妙方》)

【配伍】 母鸡 1500g,三七 20g,姜、葱、料酒、盐各适量。

【制法服法】 三七一半上笼蒸软,切成薄片;一半磨粉。姜切片,葱切成大段。将鸡剁成长方形小块装盆,放入三七片,葱、姜摆于鸡块上,加适量料酒、盐、清水,上笼蒸 2 小时左右,出笼后拣去葱姜,调入味精,拌入三七粉即成。佐餐随量食用。

【功效应用】 化瘀止血定痛,益气养血和营。适用于胸痹心痛、跌打损伤、崩漏、出血等一切瘀血所致之症。

【方义】 三七和营止血,通脉行瘀,行瘀血而敛新血,为治疗瘀血出血之要药;鸡肉温中益气,补精填髓,主治虚劳瘦弱诸证。两者配伍,一通一补,作用平和,善于理血补虚,无峻攻蛮补之弊,凡瘀血、出血、血虚诸血分之证均可酌情选用。兼能益气养血,和营养颜,血虚面色萎黄,年老久病体弱者也可作为强壮之品。

【使用注意】 孕妇忌服。

益母草煮鸡蛋(《食疗药膳》)

【配伍】 益母草 30 ~ 60g,鸡蛋 2 个。

【制法服法】 鸡蛋与益母草加水同煮,熟后剥去蛋壳,入药液中复煮片刻。吃蛋饮汤。每天 1 剂,连用 5 ~ 7 天,疼痛明显者加入黄酒适量,血虚者加入红糖适量。

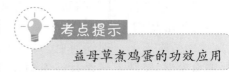
考点提示
益母草煮鸡蛋的功效应用

【功效应用】 活血调经,利水消肿,养血益气。适用于气血瘀滞之月经不调,崩漏,产后恶露不止或不下或尿血、水肿等证。

【方义】 益母草活血祛瘀调经,消水,是治疗血热、血滞及胎产艰涩之要药;鸡蛋滋阴润燥,养心安神。两者相伍祛邪与扶正并举,活血补血,利水消肿。本方药性平和,无峻攻蛮补之弊,可作为妇人产后调补之方,助子宫整复。

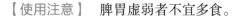

【使用注意】 脾胃虚弱者不宜多食。

桃仁粥(《太平圣惠方》)

【配伍】 桃仁 21 枚(去皮尖),生地黄 30g,桂心 3g(研末),粳米 100g,生姜 3g,米酒 180ml。

【制法服法】 地黄、桃仁、生姜加米酒 180ml 共研,绞汁备用。另以粳米煮粥,再下药汁,更煮令熟,调入桂心末。每日 1 剂,空腹热食。

【功效应用】 化瘀通经,散寒止痛。适用于寒凝血瘀之攻心腹痛、痛经、产后腹痛、关节痹痛等;临床也可作为冠心病、心绞痛、类风湿性关节炎、行经腹痛等病的辅助治疗。

【方义】 桃仁破血行瘀,润燥滑肠;生地黄活血通经;桂心助阳散寒、通脉止痛;生姜温散和中。粳米煮粥,补中益气、健脾和胃,资生化源,祛邪不伤正。

【使用注意】 不宜久服;大便稀溏者慎用。

二、止血

糯米阿胶粥(《食医心鉴》)

【配伍】 阿胶 30g,糯米 100g,红糖适量。

【制法服法】 糯米清水煮至将熟时,放入捣碎的阿胶,边煮边搅,稍煮 2~3 沸,加入红糖溶化即成。每日分两次趁热空腹食下,3 日为 1 疗程,间断服用。

【功效应用】 滋阴润燥,补血止血。适用于阴血不足所致虚劳嗽血,肺燥久咳,吐血衄血,便血;妇女月经不调,崩漏;孕妇胎动不安,胎漏等。

【方义】 阿胶补血滋阴;糯米补中益气;红糖养血活血。各药食共收滋阴润燥益肺,养血止血安胎之功。

【使用注意】 脾胃虚弱者不宜多食。

艾叶炖鸡(《中华养生药膳大典》)

【配伍】 艾叶 15g,母鸡 1500g,米酒 60ml,葱白,精盐适量。

【制法服法】 母鸡切块,入沸水中烫透,捞出放砂锅内,加入艾叶、米酒、清水适量,煮沸;加精盐、葱白,文火煨至熟烂,弃艾叶、葱白即成。佐餐食用,连用 5~7 天。

【功效应用】 益气助阳,温经散寒,止血安胎。适用于气血虚寒所致月经过多、崩漏、妊娠下血、便血等。

【方义】 艾叶温经止血,散寒除湿,安胎;葱白发散通阳;米酒温通血脉。两者共助艾叶温中止血之力。母鸡温中益气,补精填髓,助后天生化之源,补精血之亏损,使标病除而根本固。

【使用注意】 阴虚血热者慎用。

第十一节 补 益 类

凡以补益药食为主组成,具有补益人体气血阴阳等作用,用以治疗虚证的药膳,称为补益食疗药膳。补益类药膳也相应分为补气、补血、补阴、补阳四类。

一、补气

黄芪汽锅鸡(《随园食单》)

【配伍】 母鸡1000g,黄芪30g,清汤500g,盐、料酒、葱、姜、胡椒粉适量。

【制法服法】 母鸡入沸水焯至鸡皮伸展,捞出冲洗,沥干水待用;黄芪切片,塞入鸡腹内;把鸡放入砂锅内,加入葱、姜、料酒、清汤、盐,用湿棉纸封口。上蒸笼用武火蒸,水沸后蒸1.5~2小时,至鸡肉熟烂出笼去黄芪,加入胡椒粉调味即成,空腹食之。

【功效应用】 益气升阳,补虚养血。适用于脾胃气虚,清阳下陷所致食少倦怠,自汗易感冒,血虚眩晕、肢体麻木及中气下陷所致的久泻、脱肛、子宫脱垂等。

【方义】 黄芪补气升阳,益卫固表,利水消肿;鸡肉填髓补精。二者配伍,黄芪得鸡肉之助,则气化于精血,补气之力更强;鸡肉得黄芪之健脾助运化之力,化生精血之功更显,相辅相成。

人参粳米粥(《食鉴本草》)

【配伍】 人参3g,粳米100g,冰糖适量。

【制法服法】 粳米与人参片同入砂锅,加水煮至粥熟,加入冰糖至溶,即可食用。

【功效应用】 大补元气,补益脾肺。适用于元气不足,脾肺气虚所致的短气懒言,神疲乏力,动则气喘汗出,食少,大便溏薄等及年老体弱,不思饮食,倦怠欲睡而又久不能入寐,或津伤口渴等。

【方义】 人参大补元气,补脾益肺;粳米补中益气,健脾和胃;冰糖补益中气,和胃润肺。

二、补血

阿胶羊肝(《中医饮食疗法》)

【配伍】 阿胶15g,鲜羊肝500g,水发银耳3g,青椒片3g,白糖5g,胡椒粉3g,料酒、酱油、盐、味精、香油、淀粉、蒜末、姜、葱适量。

【制法服法】 阿胶放于碗内,加入白糖和水,上屉蒸化;羊肝切薄片,加干淀粉拌匀;另用一碗,加精盐、酱油、味精、胡椒粉、淀粉勾兑成汁;炒锅内放油500g,烧至五成热,下肝片滑开滑透,倒入漏勺沥油;炒锅内留少许底油,放入姜葱炸锅,加入青椒、银耳,烹入料酒,倒入肝片、阿胶汁,略翻炒后,泼入芡汁,炒匀,淋入香油即成。

【功效应用】 补血养肝。适用于肝血不足,失于濡养所致面色萎黄、头晕耳鸣、目暗昏花、双目干涩、雀目夜盲等证。

【方义】 阿胶补血止血,滋阴润肺;羊肝益血补肝,明目。均为血肉有情之品,二者合用,功能补养肝血。

【使用注意】 脾胃虚弱之食欲不振、大便溏薄者忌服;外感表证未愈者,不宜用。

菠菜猪肝汤(《中国药膳学》)

【配伍】 菠菜30g,猪肝100g,清汤(肉汤、鸡汤均可)、调料适量。

【制法服法】　菠菜水余后切段;猪肝切薄片加盐、味精、淀粉拌匀;将清汤烧沸,加入生姜、葱白、熟猪油等,煮 3 分钟后,放入拌好的猪肝片及菠菜,至肝片煮熟即可。佐餐常服。

【功效应用】　补血养肝,润燥滑肠。适用于血虚萎黄、血不养肝之视力减退,血虚肠燥大便涩滞等证。

【方义】　菠菜养血润燥,滑肠通便;猪肝养血补肝明目。

【使用注意】　脾胃虚寒泄泻、肾炎及肾结石患者不宜食用。

三、补阴

生地黄鸡(《肘后方》)

【配伍】　生地黄 250g,乌雌鸡 1000g,饴糖 150g。

【制法服法】　将生地黄洗净,切片,拌入饴糖,塞入鸡腹内。置于笼屉上,武火蒸 2~3 小时,待鸡肉熟烂后,食肉饮汁。

【功效应用】　滋补肝肾,补益心脾。适用于肝肾阴虚所致骨蒸潮热,盗汗,五心烦热;心脾气虚之心悸怔忡,虚烦失眠,记忆力减退。

【方义】　生地大补肝肾之阴;乌雌鸡滋补精血。尤适用于阴虚之体的积劳虚损,或病后产后患者的调补滋养。

【使用注意】　脾气素弱,大便溏薄;外感未愈,湿盛之体;湿热病中均不宜用。

秋梨膏(《医学从众录》)

【配伍】　秋梨 3200g,麦冬 32g,款冬花 24g,百合 32g,川贝母 32g,冰糖 640g。

【制法服法】　梨切碎,榨取汁,梨渣加清水再煎煮 1 次,过滤取汁,二汁合并待用;麦冬、冬花、百合、贝母加 10 倍量的水煮沸 1 小时,滤出药液,再加 6 倍量的水煮沸 30 分钟,滤出药汁,二液混合,并兑入梨汁,文火浓缩至稀流膏时,加入捣碎之冰糖末,搅拌令溶,稍煮即成。每服 10~15ml,每日 2 次,温开水冲服。

【功效应用】　养阴生津,润肺止咳。适用于肺热伤津耗液所致咳嗽无痰,或痰少黏稠,甚则胸闷喘促,口干咽燥,心烦,音哑等证。

【方义】　秋梨生津润燥,清肺化痰;麦冬、百合滋燥泽枯,养阴生津;川贝母止咳化痰润肺;款冬花润肺下气,化痰止嗽。以上诸药食与润肺止咳化痰的冰糖炼膏服用,尤宜于阴虚肺燥证。

【使用注意】　脾胃虚寒,大便溏泄及肺寒咳嗽者不宜使用;不宜与蟹同食。

四、补阳

杜仲腰花(《华夏药膳保健顾问》)

【配伍】　杜仲 10g,猪肾 250g,料酒、葱、味精、酱油、醋、干淀粉等调料适量。

【制法服法】　杜仲以水 300ml 熬成浓汁,去渣取汁,加淀粉、料酒、味精、酱油、白砂糖拌兑成芡糊,分成 3 份待用。猪肾处理后切成腰花;生姜去皮,切片;葱洗净切成节,待用。炒锅烧熟入油,烧至八成热,放入花椒烧香,再投入腰花、葱、姜、蒜,快速炒散,沿锅倾入芡汁与醋,翻炒均匀,起锅装盘即成,佐餐食用。

【功效应用】 补肾益精,强筋健骨。适用于肾虚所致腰痛膝软、阳痿遗精、耳鸣眩晕、夜尿频多。

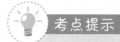
考点提示
杜仲腰花的功效应用

【方义】 猪肾补益肾气,增益精血;杜仲甘温,补肝肾、壮筋骨。二者配伍阴阳并调,而以滋化阳气偏重,故全方为助阳健身为主之药膳方,也可作为肾炎、高血压、性功能低下者的膳食。

【使用注意】 阴虚火旺者不宜食用。

附片羊肉汤(《三因极一病证方论》)

【配伍】 制附片15g,羊肉500g,羊排骨300g,木香7.5g,生姜、煨肉豆蔻各30g,川椒末6g,葱3茎,食盐适量。

【制法服法】 羊肉洗净切块,沸水焯,漂去浮沫;羊排骨水焯,切块备用;砂锅装满水,烧沸后加入附片,煮约2小时,至附片烂熟,加入羊肉、羊骨、豆蔻、木香、葱、姜、胡椒,加水烧沸,改文火炖至羊肉熟烂,加适量盐即成。佐餐食用,每日1次,每次服用量不宜过多。

【功效应用】 补益阳气,填补精血。适用于阳虚内寒,脾肾精亏所致的五脏六腑功能衰减,症见全身虚乏,四肢厥冷,体弱面黄,大便稀溏,阳痿遗精,女子宫冷不孕,带下清稀等证。

【方义】 附片壮阳补火,温中止痛;羊肉益气补虚,温中暖下;生姜散寒行气;豆蔻、川椒健胃下气,温中祛寒;木香行气止痛。诸药助附片以温阳行气,兼以调味。

【使用注意】 实热、湿热内蕴、阴虚内热、外感表证均不宜食;孕妇忌食。

第十二节 养生保健类

养生保健类药膳,是指具有强身健体、美体塑形、美容养颜,调养精神,增智识记,延缓衰老等作用,使人身心健康得到增强和调护的食疗药膳。

一、美体瘦身

荷叶减肥茶(《华夏药膳保健顾问》)

【配伍】 荷叶60g,生山楂10g,生薏苡仁10g,橘皮5g。

【制法服法】 将鲜嫩荷叶洗净晒干,研为细末;其余各药亦晒干研为细末,混合均匀。以上药末放入开水瓶,冲入沸水,加塞,泡约30分钟后即可饮用。以此代茶,日用1剂,水饮完后可再加开水浸泡。连服3~4个月。

【功效应用】 理气行水,化食导滞,降脂减肥。适用于单纯性肥胖、高脂血症。

【方义】 荷叶利水湿,升清阳,清热解暑;茯苓、薏苡仁健脾利湿,与荷叶共奏健脾利湿,降脂减肥之功。山楂长于消食积滞,助荷叶化湿降脂。橘皮开脾气,助运化。

【使用注意】 阴虚者不宜食用。

茯苓饼(《儒门事亲》)

【配伍】 白茯苓120g,精白面60g,黄蜡适量。

【制法服法】 将茯苓粉碎成极细末,与白面混合均匀,加水调成稀糊状,以黄蜡代油,制成煎饼,当主食食用。每周食用 1 ~ 2 次。

【功效应用】 补气健脾,饱腹减食。适用于单纯性肥胖,食欲旺盛者。

【方义】 重用茯苓,起健脾助运,运转水湿脂肪的作用。以蜡代油,有饱腹作用,抑制食欲。白面合茯苓,可维持人体必需的养分。

【使用注意】 营养不良、贫血、脾虚食欲不振、神经性厌食等禁用。老年人脱肛和小便多者不宜服食。

鲤鱼汤(《备急千金要方》)

【配伍】 鲤鱼 500g,白术 15g,生姜、白芍、当归各 9g,茯苓 12g。

【制法服法】 鲤鱼处理后备用。将后 5 味切成黄豆大小碎块,加水熬取汁,弃药以药汁煮鱼,鱼熟后加入调味品,食鱼喝汤,1 日内分 3 ~ 5 次服完。

【功效应用】 健脾养血,利水减肥。适用于肝脾不足,水气不化的痰湿型肥胖患者。

【方义】 鲤鱼下气利水;当归养血和营;白芍敛阴柔肝;白术健脾运湿;茯苓清肺健脾。熬药汁以煮鱼,使肝脾气调,小便通利,痰湿水气自小便而去,则浮肿肥胖得消。

二、润肤养颜

润肤鸡肉粥(《家庭中医食疗法》)

【配伍】 薏苡仁 200g,茯苓 10g,粳米 200g,鸡胸脯肉 100g,干香菇 4 个。

【制法服法】 薏仁热水浸泡过夜沥干;香菇泡发切丁;鸡脯肉入锅煮 30 ~ 40 分钟捞出切丁;茯苓研粉。薏仁用 7 倍水武火煮沸改文火慢煮,至能用手捏碎为度;粳米用 5 倍水煮 1 小时。两粥合一,加入香菇丁、鸡肉丁、茯苓粉再煮至稠糯,调味服食。

【功效应用】 补益气血,健脾利湿,润肤祛斑。适用于脾虚痰饮,气血不足,肌腠失养所致皮肤虚肿,面色晦暗,黄褐斑、扁平疣等。

【方义】 薏仁上清肺热,下渗脾湿;茯苓健脾祛湿,宁心安神。二者合用,加强健脾利湿功效,促进斑块疣子消除;香菇健脾开胃;粳米健脾益气;鸡脯肉益气养血。

【使用注意】 忌食辛辣燥热、肥厚油腻食物。

红颜酒(《万病回春》)

【配伍】 核桃仁、红枣各 60g,甜杏仁(去皮尖)、酥油各 30g,白蜜 80g,米酒 1500g。

【制法服法】 核桃仁、红枣捣碎;杏仁水煮 4 ~ 5 沸,晒干捣碎,以蜜、酥油溶开入酒中,加入核桃仁、红枣,浸 7 天后即成。每日早晚空腹饮用 10 ~ 20ml。

【功效应用】 补益脾胃,滋补肺肾,润肤泽颜。适用于肺肾两虚,脾胃失健所致面色憔悴,未老先衰,皮肤粗糙等证。

【方义】 核桃润肌,乌须发,补气养血;红枣补脾胃,滋阴血;杏仁润泽皮肤;酥油、白蜜润养肌肤以除皱纹,配合上药,使颜面娇美,细嫩如玉。

【使用注意】 阴虚火旺易上火者忌服。

三、养生益寿

益寿八宝饭（《方脉正宗》）

【配伍】 芡实、山药、莲子肉、茯苓、党参、白术、薏苡仁、白扁豆各6g，糯米150g，冰糖适量。

【制法服法】 党参、白术、茯苓煎煮取汁；芡实、山药、莲子、茯苓、薏仁、扁豆研为粗末，与糯米混合；加入药液、冰糖，上笼蒸熟或直接加水煮熟。作主食食用。

【功效应用】 益气健脾，养生延年。用于脾虚体弱，食少，便溏乏力者。

【方义】 党参、白术、茯苓益气健脾；山药平补脾肾；芡实、莲肉健脾涩精；扁豆、薏仁健脾渗湿；糯米润养脾胃。

【使用注意】 阴虚津枯者不宜久服；胃弱腹胀者不宜食用。

首乌肝片（《华夏药膳保健顾问》）

【配伍】 首乌液20ml，鲜猪肝250g，水发木耳25g，青菜叶少许，调料各适量。

【制法服法】 猪肝切片加入10ml首乌汁、盐、湿淀粉拌匀。剩余首乌汁、湿淀粉及酱油、料酒、盐、醋、高汤兑成汁。热锅放油，烧至七八成热，放入肝片滑透沥油。锅内余油50g，下蒜片、姜末略煸后，下入肝片、青菜叶，翻炒数下，倒入料汁炒匀，淋明油，下葱丝即成。佐餐食用，每周2~3次。

【功效应用】 滋养肾肝，填精补血。适用于肝肾不足所致的各种虚损证候或年老体衰者，症见头晕眼花，视力减退，须发早白，腰酸腿软等。

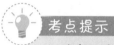
考点提示
首乌肝片的功效应用

【方义】 何首乌补血益精，乌须黑发，延年益寿；木耳滋阴润燥，通利血脉，与首乌合用，增强补血润燥荣发之力。猪肝补血养肝，与首乌、木耳相合，共补肝血，益肝阴，使肝肾精血充盛，外窍得养，视物清朗。本方亦可作为老年性白内障、青光眼、冠心病、高血压、高脂血症、神经衰弱症等患者的保健膳食。

本章小结

运用药膳配方时要"注重整体"、"辨证施食"，遵循因人用膳、因证用膳、因时而异、因地而异的原则。即首先要全面分析患者的体质、健康状况、疾病性质、季节时令、地理环境等多方面情况，判断其基本证候病机，然后再确定相应的食疗原则，给予适当的药膳治疗。

（王丽岩）

目标测试

A1 型题

1. 中医药膳讲究以下哪些的相互结合
 A. 色 B. 香 C. 味 D. 形 E. 以上均是
2. 秋梨白藕汁适用于

A. 肺热咳嗽咽干   B. 吐衄下血   C. 头目眩晕

D. 热病烦渴   E. 湿热黄疸

3. 首乌肝片的功效是

    A. 温肾助阳   B. 生津止渴   C. 滋补肝肾

    D. 清热凉血   E. 养心安神

4. 蛤蚧粥的功效是

    A. 利咽开音   B. 清热润肺   C. 纳气定喘

    D. 解表散寒   E. 活血止痛

5. 醒酒丹的功效是

    A. 疏风解表   B. 醒脾清胃   C. 清热利咽

    D. 醒脑避秽   E. 滋阴养血

6. 杜仲腰花的功效是

    A. 滋阴润燥   B. 生津止渴   C. 补肾益精

    D. 活血定痛   E. 活血祛瘀

A2 型题

7. 男,33 岁,自觉小便时尿道灼热刺痛,尿色黄赤,伴发热,体温 37.8℃,小腹拘急胀痛,口苦呕恶,腰痛拒按,大便秘结,苔黄腻,脉滑数。根据病人的临床表现,应考虑的诊断是

    A. 肝胆湿热   B. 膀胱湿热   C. 热入营血

    D. 阴虚内热   E. 心火下移小肠

A3 型题

(8~10 题共用题干)

女,46 岁,自述最近睡眠欠佳,多梦易醒,时有心悸,记忆力下降,头晕目眩,神疲倦怠,纳食无味,面色少华,舌淡,苔薄,脉细弱。

8. 根据病人的临床表现,应考虑的诊断是

    A. 肝阳上亢   B. 肾气亏虚   C. 心火亢盛

    D. 心脾气血两虚   E. 脾虚湿盛

9. 根据辨证结果,其辅助治疗的药膳配方原则应该是

    A. 健脾补气,养心安神   B. 温肾助阳,强腰膝   C. 清心安神助眠

    D. 平肝潜阳,重镇安神   E. 健脾化湿,利水消肿

10. 根据药膳配方原则,设计一个辅助治疗的药膳方案

    A. 杜仲腰花   B. 当归黄芪炖母鸡   C. 苓冬赤鲤汤

    D. 蛤蚧粥   E. 茯苓饼

B1 型题

(11~14 题共用备选答案)

    A. 化痰止咳   B. 发汗解表   C. 清热利咽

    D. 活血化瘀   E. 健脾消食

11. 葱豉粥的功效是

12. 百部生姜汁的功效是

13. 三七鸡的功效是

14. 白术猪肚粥的功效是

第八章　常见中医病证的药膳食疗

常见中医病证的药膳食疗是在中医基础理论指导下，根据药膳食疗的特殊性，以中医诊断为依据，以脏腑病机为指导，在辨证的基础上运用中医药膳食疗进行辨证施食的过程。

第一节　感　冒

案例

女，23 岁。昨天下午淋雨后出现发热，微恶风寒，头痛，鼻塞流涕，口渴欲饮，咽喉肿痛，咳嗽痰黄，舌苔薄黄，脉浮数。中医诊为感冒（风热型），予以银翘散。

请问：1. 该患者出现了什么健康问题？
　　　2. 如何指导患者正确施膳？

一、概述

感冒是感受风邪或时行病毒，引起肺卫功能失调，出现鼻塞，流涕，喷嚏，头痛，恶寒，发热，全身不适等主要临床表现的一种外感疾病。

感冒为临床常见多发病，有伤风、冒风、伤寒、重伤风等名称，分为普通感冒和流行性感冒。普通感冒，祖国医学称"伤风"，是由多种病毒引起的一种呼吸道常见病，一年四季均可发病，以冬春季为多。流行性感冒，是由流感病毒引起的急性呼吸道传染病，传染性较强，病毒容易变异，再次遇上，仍会感染，所以流行性感冒易引起暴发性流行。

二、饮食宜忌

（一）适宜食用

1. 宜食乌梅、山楂等酸的食品，以提高食欲。
2. 宜多饮开水，多食富含维生素的水果与蔬菜，如油菜、苋菜、菠菜、茭白、西瓜、冬瓜、丝瓜、黄瓜、西红柿、藕、苹果、杏、枇杷、甘蔗、荸荠等。

3. 宜食米汤、米粥、牛奶、烂面、蛋汤、藕粉糊、杏仁粉糊等清淡稀软饮食。感冒患者脾胃功能常受影响,稀软清淡的食物易于消化吸收,可减轻脾胃负担。

（二）不宜食用

1. 忌饮酒和浓茶。

2. 忌食大鱼大肉、糯米甜食、油炸糕点等油腻荤腥及甘甜食品。

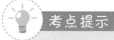

考点提示

感冒不宜食用的食品

3. 不宜食辣椒、狗肉、羊肉等辛热的食物,以免伤气灼津、助火生痰。

三、辨证施膳

（一）体实感冒

1. 风寒感冒

【临床表现】 恶寒重,发热轻,无汗,头痛,肢节酸疼,鼻塞声重,流清涕,喉痒,咳嗽,痰白稀薄,舌苔薄白,脉浮或浮紧。

【施食原则】 辛温解表,宣肺散寒。

【常用食疗药膳】

（1）生姜粥（《饮食辨录》）（见第七章 第一节 一、辛温解表）

（2）葱白粥（《饮食辨录》）

配伍:粳米50g,连须葱白3～5根。

制法:用水煮粳米做粥,粥熟加葱白煮二沸即可。

服法:不拘时食之,食后覆被得微汗。

功效:解表散寒通脉。

方义:葱白性温,味辛,解表散寒;粳米性温,味甘,益胃,助阳发汗。两者合用,既发汗解表,又益胃。

（3）生姜红糖方（民间验方）

配伍:生姜9g,红糖10g。

制法:将生姜捣烂加红糖,开水冲泡。或煮沸1分钟。

服法:趁热温服,服后盖被取汗。每天1次,连服2～3天。

功效:解表散寒。

方义:生姜性温,味辛,解表散寒;红糖性温,味甘,功能缓急和中,可防生姜发散太过。生姜还可止呕,故用于风寒感冒兼呕吐者最佳。

知识链接

感冒适宜吃什么水果?

　　感冒有风热感冒、风寒感冒等,感冒吃水果要视具体的情况而定。一般风热感冒适合吃一些凉性,有助于降火的水果,比如雪梨、火龙果等;风寒感冒适合吃些富含维生素C的水果,如猕猴桃、鲜枣、草莓等。

2. 风热感冒

【临床表现】 发热,微恶风寒,或有汗,鼻塞喷嚏,流稠涕,头痛,咽喉疼痛,咳嗽痰稠,舌苔薄黄,脉浮数。

【施食原则】 辛凉解表,宣肺清热。

【常用食疗药膳】

(1)菊花茶(民间验方)

配伍:菊花5g。

制法:沸水冲泡。

服法:频频饮用。亦可放冷后作饮料,大量饮用。连服2~3天。

功效:疏风清热解表。

方义:菊花性微寒,味甘,功能疏风清热,平肝明目。适用于风热表证。

(2)薄荷粥(《医余录》)(见第七章 第一节 二、辛凉解表)

(3)桑叶枇杷粥(民间验方)

配伍:桑叶18g,枇杷叶10g,甘蔗100g,生茅根30g,薄荷6g,粳米60g。

制法:将上述药物洗净切碎,加水适量,煎煮取汁,入粳米煮至稠粥即成。

服法:每日1剂,分2~3次服食。

功效:辛凉解表。

方义:桑叶、茅根、薄荷清热生津,枇杷叶肃肺止咳,甘蔗、粳米生津益胃,适用于风热感冒表证。

3. 暑湿感冒

【临床表现】 发生于夏季,身热汗出不畅,身热不扬,身重倦怠,头昏重痛,或有鼻塞流涕,咳嗽痰黄,胸闷欲呕,小便短赤,舌苔黄腻,脉濡数。

【施食原则】 清暑祛湿解表。

【常用食疗药膳】

(1)扁豆花藿香饮(民间验方)

配伍:扁豆花20g,藿香12g,金银花10g,白糖适量。

制法:将扁豆花、藿香、金银花洗净,加水适量煎煮取汁,以白糖调味即可。

服法:适量饮服。

功效:化湿解表。

方义:扁豆花健脾化湿,藿香化湿、止呕、解暑,二者与清热解毒、疏散风热的金银花合用,可起到很好的化湿解表效果,适用于暑湿感冒。

(2)藿香叶粥(民间验方)

配伍:鲜藿香叶20g,粳米100g。

制法:先用粳米100g煮粥,加入煎好的鲜藿香叶煮沸,即成藿香叶粥。

服法:每天1剂,分2次服食。

功效:化湿解表。

方义:藿香性微温,味辛,发散风寒,善治暑月有湿外感;粳米性温,味甘,益胃发汗。两者合用,适用于暑湿感冒。

(二)体虚感冒

1. 气虚感冒

【临床表现】 反复感冒,恶寒较重,或发热,热势不高,鼻塞流涕,头痛,汗出,倦怠乏力,气短,咳嗽咯痰无力,舌质淡苔薄白,脉浮无力。

【施食原则】 益气解表。

【常用食疗药膳】

(1)黄芪苏叶饮(民间验方)

配伍:黄芪20g,苏叶15g,大枣5个,生姜3片,红糖适量。

制法:共入锅加水,煮沸后文火煎煮片刻,加适量红糖即可。

服法:经常代茶饮。

功效:调和营卫。

方义:黄芪性温,味甘,补气升阳、益卫固表;苏叶性温,味辛,发散风寒;大枣性温,味甘,补中益气、养血健脾;生姜性温,味辛,发表散寒、温中和胃;红糖性温,味甘,补脾和中。合用共奏补中益气、调和营卫之功。

(2)葱白红枣鸡肉粥(民间验方)

配伍:红枣10枚(去核),连须葱白5根,鸡肉连骨100g,芫荽10g,生姜10g,粳米100g。

制法:将粳米、鸡肉、生姜、红枣先煮粥,粥成加葱白、芫荽,调味即成。

服法:每日1剂,分2次服食。

功效:益气解表。

方义:葱白性温,味辛,解表发散;芫荽性温,味辛,解肌透表、健胃理气,增葱白发汗解表之功;红枣性温,味甘,补中益气、养血健脾;生姜性温,味辛,发表散寒、温中和胃;鸡肉性温,味甘,温中益气,补精填髓;粳米性温,味甘,益胃发汗。六味合用,共达益气健脾、调和营卫之功。

2. 阴虚感冒

【临床表现】 身热,微恶风寒,无汗或微汗,头痛头晕,心烦口渴,手足心热,干咳少痰,舌红少苔,脉细数。

【施食原则】 滋阴解表。

【常用食疗药膳】

百合麦冬粥(民间验方)

配伍:鲜百合30g,麦冬10g,粳米50g,冰糖适量。

制法:上述原料加水1000毫升煮成粥,食时加适量冰糖即可。

服法:每日1剂,分2次服食。

功效:养阴润肺。

方义:百合、麦冬、粳米养阴和胃,有祛风和缓、解热不猛、养阴不腻的特点,适用于阴虚体质经常感冒患者。

第二节 发 热

 案例

男,35岁。发热一周,身热不扬,汗出热不解,胸腹胀满,纳呆呕恶,口渴不欲饮,舌苔白腻,脉濡数。中医诊为发热(脾胃湿热型)。

请问:1. 该患者可能患了什么病?确诊还需做哪些检查?

2. 如何指导患者正确施膳?

一、概述

发热分外感发热和内伤发热。

外感发热是指感受六淫之邪或温热疫毒之气,导致营卫失和,脏腑阴阳失调,出现体温升高,伴恶寒、面赤、烦躁、脉数等为主要临床表现的一类外感病证。一般起病较急,病程较短,发热初期大多伴有恶寒,其恶寒得衣被而不减,发热的热度大多较高,发热的类型随病种的不同而有所差异。相当于现代医学急性感染性疾病,如上呼吸道感染、肺部感染、胆道感染、泌尿道感染等。

内伤发热是指以内伤为病因,脏腑功能失调、气血水湿郁遏或气血阴阳亏虚为基本病机,以发热为主要临床表现的病证。一般起病较缓,病程较长,临床上多表现为低热,但有时也可高热。相当于现代医学功能性低热,肿瘤、血液病、结缔组织疾病、内分泌疾病,以及部分慢性感染性疾病所引起的发热和某些原因不明的发热等。

二、饮食宜忌

(一)适宜食用

1. 宜选择清淡而易于消化的流汁或半流汁,以补充人体消耗的水分,如汤汁、饮料、稀粥之类。

2. 宜吃具有清热、生津、养阴作用的食品。

3. 宜吃富含维生素及纤维素的蔬菜瓜果。

(二)不宜食用

1. 忌吃黏糯滋腻,难以消化的食品。

2. 忌吃高脂肪及油煎熏烤炒炸的食物。

三、辨证施膳

(一)外感发热

1. 卫表证　详见本章第一节感冒。

2. 肺热证

【临床表现】　壮热胸痛,咳嗽喘促,痰黄稠或痰中带血,口干,舌红苔黄,脉数。

【施食原则】　清热解毒,宣肺化痰。

【常用食疗药膳】

蒲公英芦根粥(民间验方)

配伍:蒲公英15g,芦根25g,杏仁10g,粳米60g,冰糖适量。

制法:将前3味加水煎取药汁,去渣,加入粳米煮成稀粥,纳入冰糖调味即可。

服法:每天1剂,连服3~5日。

功效:清热解毒,化痰止咳。

方义:蒲公英、芦根、杏仁清肺解毒,化痰止咳;粳米性平,味甘,益胃;共达清热解毒,化痰止咳之效。

3. 胃热证

【临床表现】　壮热,口渴引饮,面赤心烦,口苦口臭,舌红苔黄,脉洪大有力。

【施食原则】　清胃解热。

【常用食疗药膳】

(1)芦根竹茹粳米粥(民间验方)

配伍:鲜芦根 100g,竹茹 20g,粳米 100g,生姜 10g。

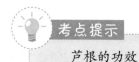

考点提示

芦根的功效

制法:将鲜芦根洗净切成小段,与竹茹同煎去渣取汁,加入粳米同煮成粥,粥将熟时加入生姜,略煮即可。

服法:每天 1 剂,连服 3～5 日。

功效:清胃解热。

方义:芦根性味甘寒,清热生津,除烦止呕;竹茹性味甘,微寒,清热化痰,除烦止呕;粳米性平,味甘,益胃。诸味合用共达清胃解热之功。

(2)石膏粳米绿豆粥(民间验方)

配伍:生石膏 30g,粳米、绿豆各 50g。

制法:先用水煎煮石膏,然后过滤去渣,取其清液,再加入粳米、绿豆煮粥食之即可。

服法:每日 1 剂,分 2 次服食。

功效:清泻胃火。

方义:生石膏性味甘寒,清热泻火,除烦止渴;绿豆性味甘,微寒,清热生津;粳米性平,味甘,益胃。三味合用共达清泻胃火之功。

4. 胆热证

【临床表现】 寒热往来,胸胁苦满,或胁肋肩背疼痛,口苦咽干,或恶心呕吐,或身目发黄,舌红苔黄腻,脉弦数。

【施食原则】 清热利胆。

【常用食疗药膳】

蕹菜荸荠冰糖饮(民间验方)

配伍:蕹菜 250g,荸荠 10 个,冰糖适量。

制法:蕹菜洗净切碎,荸荠洗净去皮,放锅内,加水适量,煎煮半小时,出锅前加冰糖适量即可。

服法:1 日分次食用,吃菜、荸荠和喝汤。

功效:清热利胆除湿。

方义:蕹菜性味甘淡凉,清热解毒,利尿;荸荠味甘,性寒,清热生津,化痰消积。两味合用共达清热利胆除湿之功。

5. 脾胃湿热

【临床表现】 身热不扬,汗出热不解,胸腹胀满,纳呆呕恶,口渴不欲饮,或目身发黄,舌苔白腻或黄腻,脉濡数。

【施食原则】 清热利湿,运脾和胃。

【常用食疗药膳】

(1)马齿苋蜜枣汤(民间验方)

配伍:鲜马齿苋 500g,蜜枣 2 个,大蒜 1 个,食盐适量。

制法:马齿苋洗净切成小段,大蒜剥皮拍碎,蜜枣去核,放锅里大火炖,然后转小火到熟,取汤。

服法:每日 1 剂,分 2 次服用。

功效:清热利湿,运脾和胃。

方义:马齿苋性寒,味甘酸,清热解毒,利水去湿;蜜枣味甘、性平,舒肝健胃,消食化积;大蒜性味甘温,解毒杀虫,除湿消食。共达清热利湿,运脾和胃之功。

(2)芦荟苦瓜排骨汤(民间验方)

配伍:苦瓜1根,芦荟叶2条,排骨500g,食盐适量。

制法:排骨洗净切小段,焯一下去油备用。苦瓜洗净去瓤切成小片,芦荟洗净去皮,切成小段,食材放锅里炖,排骨炖熟即可。

服法:每日分2次服食。

功效:清热利湿,运脾和胃。

方义:苦瓜性凉味苦,清热消暑、健脾明目;芦荟味苦、性寒,清肝泻火,清心除烦,止渴生津;排骨性平、味甘,益胃。诸味合用共达清热利湿,运脾和胃之功。

6. 大肠湿热

【临床表现】 发热,腹痛,泄泻或痢下赤白脓血,里急后重,肛门灼热,口干口苦,小便短赤,舌红苔黄腻,脉滑数。

【施食原则】 清利湿热。

【常用食疗药膳】

(1)马齿苋绿豆汤(《饮食疗法》)(见第七章 第二节 三、清热解毒)

(2)车前子粥(民间验方)

配伍:车前子30g,粳米100g。

制法:车前子包煎取汁300毫升,加粳米煮粥即成。

服法:每天分2次温服。

功效:清利湿热。

方义:车前子性微寒,味甘,清热解毒,渗湿止泻,利尿通淋;粳米性平,味甘,益胃。共达清利湿热之功。

7. 膀胱湿热

【临床表现】 寒热起伏,午后热甚,尿频尿急尿痛,小便灼热黄赤,或腰腹作痛,舌红苔黄,脉滑数。

【施食原则】 清利膀胱湿热。

【常用食疗药膳】

(1)通草绿豆粥(民间验方)

配伍:通草5g,绿豆50g,小麦50g。

制法:通草5g水煎取汁去渣,加入绿豆50g,小麦50g,煮成粥即可。

服法:作早餐食用。

功效:通淋利尿。

方义:通草性凉,味甘淡,清利小便;绿豆性凉味甘,清热解毒、利尿消暑;小麦味甘,性平,益胃,止汗除烦。共达通淋利尿之功。

(2)冬瓜汤(民间验方)

配伍:冬瓜50g。

制法:冬瓜切块,煮成清汤三碗。

服法:每日1剂,分2~3次服食。

功效:清利湿热。

方义:冬瓜性凉、味甘淡,归肺、大肠、小肠、膀胱经,清热解毒,利尿消肿,消痰。适用于膀胱湿热患者。

(二) 内伤发热

1. 气郁发热

【临床表现】 发热多为低热或潮热,热势常随情绪波动而起伏。精神抑郁,胁肋胀满,烦躁易怒,口干而苦,纳食减少,舌红,苔黄,脉弦数。

【施食原则】 疏肝理气,解郁泻热。

【常用食疗药膳】

(1)玫瑰花茶(民间验方)

配伍:玫瑰花10g。

制法:玫瑰花阴干,冲汤代茶饮服。

服法:频饮。

功效:疏肝解郁。

方义:玫瑰花性微温,味辛、甘,理气解郁,化湿和中。适用于气郁发热患者。

(2)杞菊绿茶(民间验方)

配伍:枸杞3g,菊花1g,绿茶2g。

制法:冲汤代茶饮服。

服法:频饮。

功效:疏肝解郁。

方义:绿茶清热解毒、消食解腻;菊花平肝明目;枸杞滋阴补肝肾;常喝有助于疏肝理气解郁。

2. 血瘀发热

【临床表现】 午后或夜晚发热,或自觉身体某些部位发热。口燥咽干,但不多饮,肢体或躯干有固定痛处或肿块,面色萎黄或晦暗,舌质青紫或有瘀点、瘀斑,脉弦或涩。

【施食原则】 活血化瘀。

【常用食疗药膳】

(1)丹参茶(民间验方)

配伍:丹参9g,绿茶3g。

制法:将丹参制成粗末,与茶叶以沸水冲泡10分钟即可。

服法:每日1剂,代茶饮。

功效:活血祛瘀。

方义:丹参活血化瘀;绿茶清热解毒、消食解腻。共达活血祛瘀之功。

(2)三七猪心(民间验方)

配伍:三七粉4g,猪心200g,黑木耳2g,蛋清50g,食盐、食用油适量。

制法:猪心切成薄片,用三七粉、蛋清、精盐上浆,炒勺内放油适量,烧至四五成热,把猪心片放油中滑开,倒入漏勺内,在原炒勺内放姜末少许,待炒出味后,把滑好的猪心片和黑木耳倒入,翻炒几下即成。

服法:佐餐食用,可常食。

功效:益气养血,活血化瘀。

方义:三七性温,味甘微苦,活血化瘀;黑木耳性味甘平,滋养益肾,活血祛瘀。共达益气养血,活血化瘀之功。

3. 气虚发热

【临床表现】 发热,热势或低或高,常在劳累后发作或加剧。倦怠乏力,气短懒言,自汗,易于感冒,食少便溏,舌质淡,苔白薄,脉细弱。

【施食原则】 益气健脾,甘温除热。

【常用食疗药膳】

(1)粟米粥(《本草纲目》)

配伍:粟米50g。

制法:粟米淘洗干净,放入锅中,加清水上武火煮开后,改用文火煮至粥成。

服法:经常食用。

功效:补中益气,甘温除热。

方义:粟米性平,味甘咸,补中益气,尤适于气虚发热者食用。

(2)参麦茶(《陕西中草药》)

配伍:太子参10g,浮小麦15g。

制法:将太子参、浮小麦切碎,放入茶杯中,用开水冲泡,温浸15分钟即可饮用。

服法:饮服,每日1剂,每日2次。

功效:补中益气,甘温除热。

方义:太子参味甘微苦,性平,补气生津,是补气药中一味清补之品;浮小麦味甘性凉,益气除热,止汗。二者相配,具有益气解热止汗之功,适用于气虚发热患者。

4. 血虚发热

【临床表现】 发热,热势多为低热,头晕眼花,身倦乏力,心悸不宁,面白少华,唇甲色淡,舌质淡,脉细弱。

【施食原则】 益气养血。

【常用食疗药膳】

鸡肝粥(《寿亲养老新书》)

配伍:鸡肝50g,粳米100g,豆豉、食盐适量。

制法:将鸡肝、粳米洗净煮粥,加入豆豉、食盐适量再煮沸即成。

服法:每日1剂,分2次服食。

功效:补血养肝、健脾益气、清热除烦。

方义:鸡肝补血养肝,粳米健脾益气,豆豉清热除烦。共达补血养肝、健脾益气、清热除烦之功。适用于血虚发热。

5. 阴虚发热

【临床表现】 午后潮热,或夜间发热,不欲近衣,手足心热,烦躁,少寐多梦,盗汗,口干咽燥,舌质红,或有裂纹,苔少甚至无苔,脉细数。

【施食原则】 滋阴清热。

【常用食疗药膳】

百合鸡子黄汤(出自《金匮要略》)

配伍:百合20g,鸡子黄1枚,冰糖适量。

制法:用水适量,煎煮百合,待其将熟时,加鸡蛋黄和冰糖,搅拌均匀,稍煮片刻即成。

服法:饮汤食百合,每日1剂,分2次服食。

功效:滋阴清热。

方义:百合润肺清心,鸡子黄滋阴清热,共达滋阴清热之功。适用于阴虚发热患者。

6. 阳虚发热

【临床表现】 发热而欲近衣,形寒怯冷,四肢不温,少气懒言,头晕嗜卧,腰膝酸软,纳少便溏,面色晄白,舌质淡胖或有齿痕,苔白润,脉沉细无力。

【施食原则】 温补阳气,引火归原。

【常用食疗药膳】

羊骨粥(民间验方)

配伍:新鲜羊骨100g,核桃肉15g,粳米100g,食盐等适量。

制法:新鲜羊骨洗净砍成小块,放入锅中加水熬汤,熬到羊骨烂后去骨取汤,加入核桃、粳米煮成粥,加入适量葱白、生姜、食盐煮沸即成。

服法:每日1剂,每日分2次服食。

功效:温补阳气,引火归原。

方义:羊骨味甘,性温,补肾,强筋骨;核桃性温,味甘,温补肺肾,温肺定喘;粳米性平,味甘,益胃。用于阳虚发热等证。

第三节 不 寐

案例

女,53岁。反复不寐1年多,近日因心情欠佳,病情加重,症见:不寐,性情急躁易怒,不思饮食,口渴喜饮,目赤口苦,小便黄赤,大便秘结,舌红,苔黄,脉弦而数。中医诊为不寐(肝郁化火)。

请问:1. 该患者出现了什么健康问题?

2. 如何指导患者正确施膳?

一、概述

不寐,是由于情志、饮食内伤,病后及年迈,禀赋不足,心虚胆怯等病因,引起心神失养或心神不安,从而导致经常不能获得正常睡眠为特征的一类病证。主要表现为睡眠时间、深度的不足以及不能消

考点提示

不寐的概念

除疲劳、恢复体力与精力,轻者难以入睡或睡而易醒、时睡时醒,或醒而不再睡;重者则彻夜不眠。通称失眠,又名不得卧、不得眠、不能眠等。现代医学中的神经官能症、高血压、贫血、更年期综合征等以失眠为主要临床表现时属本病范畴。

二、饮食宜忌

(一)适宜食用

1. **水果** 宜食苹果、香蕉、梨等属碱性的水果,有抗肌肉疲劳的作用。还可选用莲子、

酸枣、梅子、荔枝、龙眼、桑椹、葡萄、红枣、核桃等 B 族维生素丰富的食物。

2. 蔬菜　宜食茄子、番茄、芹菜、山药、黄花菜等含镁、钙、磷丰富的食物。

3. 主食及肉蛋奶　宜食小麦、小米、燕麦片、面条、荞麦等矿物质丰富的食物。宜食牛奶、鸡肉、奶酪、鹌鹑、猪心、牡蛎肉、黄鱼、青鱼、鲈鱼等卵磷脂、脑磷脂丰富的食物。

（二）不宜食用

1. 忌食酒、咖啡、茶等兴奋性食品。

2. 忌过多食用辣椒、大蒜及生洋葱等辛辣刺激性食物。

3. 晚餐忌过食易导致腹部胀气的食物，如豆类、包心菜、洋葱、椰菜、甘蓝、马铃薯、地瓜、芋头、玉米、香蕉、面包和添加山梨糖醇的饮料及甜点等。中医认为，"胃不和则卧不安"，故睡前不要吃得过多。

三、辨证施膳

1. 肝郁化火

【临床表现】　不寐，性情急躁易怒，不思饮食，口渴喜饮，目赤口苦，小便黄赤，大便秘结，舌红，苔黄，脉弦而数。

【施食原则】　疏肝泻火，清脑安神。

【常用食疗药膳】

（1）双花枯草茶（民间验方）

配伍：菊花 18g，素馨花 12g，夏枯草 15g，冰糖适量。

制法：水煎加冰糖调味。

服法：作茶饮。

功效：疏肝解郁，降火安神。

方义：菊花性凉，味甘，疏风清热明目；素馨花性平，味甘苦，舒肝解郁，行气止痛；夏枯草性寒，味苦辛，清肝明目。共达疏肝解郁，降火安神之功。

（2）丹核佛片汤（民间验方）

配伍：核桃仁 5 个，佛手片 6g，丹参 15g，白糖适量。

制法：先将丹参、佛手煎汤取汁，再将核桃仁、白糖捣烂如泥状，加入丹参、佛手汤汁中，用文火煎煮 3 分钟即成。

服法：每日 2 次，连服数日。

功效：疏肝理气，解郁安神。

方义：丹参性微寒，味苦，活血祛瘀，清心除烦；核桃性温，味甘，补肺肾润大肠；佛手性平，味甘，疏肝理气，健脾和胃。共达疏肝理气，解郁安神之功。

2. 阴虚火旺

【临床表现】　心烦不寐，心悸不安，头晕耳鸣，健忘腰酸，五心烦热，盗汗，口渴咽干，舌质红，少苔，脉细数。

【施食原则】　滋阴清心，养脑安神。

【常用食疗药膳】

（1）百合鸡蛋糖水（源自《金匮要略》百合鸡子黄汤）

配伍：百合 50g，鸡蛋 1 个，冰糖适量。

制法：先将百合煲至烂熟，打入鸡蛋煮熟，再加冰糖调味即可。

服法:每日分 1～2 次服食,或睡前 1 小时食用。

功效:养阴清热,滋阴安神。

方义:百合性微寒,味甘,养阴清火、除烦安神;鸡蛋滋补安神。共达滋阴清心,养脑安神之功。

（2）桑椹膏（《本草衍义》）

配伍:鲜桑椹 1000g,蜂蜜 300g。

制法:鲜桑椹加水适量煎煮取汁,以文火煎熬浓缩,加入蜂蜜成膏即可。

服法:每次 10 毫升,经沸水冲化饮用,每日 2 次。

功效:滋阴安神。

方义:桑椹性微寒,味甘酸,滋补强壮、养心益智;蜂蜜味甘,性平,润肺补中、润燥滑肠、清热解毒、健脾和胃。共达滋阴安神之功。

3. 心脾两虚

【临床表现】　不易入睡,或睡中梦多,易醒再难入睡,兼见心悸健忘,头晕目眩,肢倦神疲,饮食无味,面色少华,舌质淡,苔薄白,脉细弱。

【施食原则】　补益心脾,养血安神。

【常用食疗药膳】

（1）茯苓龙眼粥（民间验方）

配伍:茯苓 30g,龙眼肉 30g,粳米 100g,冰糖适量。

制法:将粳米洗净,放入砂锅,加适量水,再放入龙眼肉、茯苓末共煮成粥,加入冰糖调味即可。

服法:每日 1 剂,分 2 次服食。

功效:益心脾,安心神。

方义:茯苓性平,味甘淡,渗湿利水,健脾和胃,宁心安神;龙眼肉性温,味甘,益心脾、补气血、宁心智;粳米性温,味甘,益胃。共达益心脾,安心神之功。

（2）龙眼莲子羹（民间验方）

配伍:龙眼肉 20g,莲子 20g,百合 20g,冰糖适量。

制法:先用开水浸泡莲子,脱去薄皮备用,将龙眼肉、莲子、百合、冰糖放入大碗中,加足水蒸透即可。

服法:早晚服食或作点心服食。

功效:健脾安神,补益气血。

方义:龙眼肉性温,味甘,益心脾、补气血、宁心智;莲子性平、味甘涩,补脾益肾、养心安神;百合性微寒,味甘,养阴清火、除烦安神。共达健脾安神,补益气血之功。

4. 胃气失和

【临床表现】　不寐,脘腹胀满,胸闷嗳气,嗳腐吞酸,或见恶心呕吐,大便不爽,舌苔腻,脉滑。

【施食原则】　和胃化滞,宁心安神。

【常用食疗药膳】

半夏秫米粥（源自《黄帝内经》）

配伍:秫米 100g,制半夏 10g,萝卜 150g。

制法:半夏煎汤取汁,加秫米煮粥,待粥五成熟时加入切碎的萝卜 150g,再煮到粥熟即成。

服法:空腹分 2 餐食用。

功效:和胃安眠。

方义:半夏燥湿化痰;萝卜下气消食,祛痰和中;秫米健脾渗湿和胃。共达消食化痰,和胃安神之功。适用于食滞不化、胃气失和引起的失眠。

 知识链接

正确的睡姿有利于睡眠

向右侧卧的睡姿有利于睡眠。如此,心脏处于高位,不受压迫;肝脏处于低位,供血较好;胃内食物借重力作用,向十二指肠推进,可促进消化吸收。同时,全身处于放松状态,呼吸匀和,心跳减慢,大脑、心、肺、胃肠、肌肉等得到充分的休息和氧供给。

5. 心胆气虚

【临床表现】 不寐多梦,易于惊醒,胆怯心悸,遇事善惊,气短倦怠,小便清长,舌淡,脉弦细。

【施食原则】 益气镇惊,安神定志。

【常用食疗药膳】

(1)参枣米饭(《醒园录》)

配伍:党参 10g、大枣 30g、糯米 150g,白糖适量。

制法:先将党参、大枣共煎半小时,捞出党参、大枣,加白糖煎成浓汁备用,再将大枣、糯米共蒸熟后扣在盘中,将药汁倒在枣饭上即成。

服法:可当饭食用,分 2~3 次食用。

功效:益气安神。

方义:党参益气;大枣补血健脾、养心安神;糯米补中益气,药食共用以达益气安神之功。

(2)酸枣仁粥(《饮膳正要》)

配伍:酸枣仁末 15g,粳米 100g。

制法:先以粳米煮粥,下酸枣仁末再煮即成。

服法:空腹食用。

功效:宁心安神。

方义:酸枣仁味甘、性平,入心肝经,养心安神,敛汗生津;粳米性温,味甘,益胃。共达宁心安神之功。

第四节 胃 痛

 案例

男,48 岁。近月来,胃脘冷痛隐隐,喜温喜按,空腹痛甚,得食则缓,神疲乏力,手足不温,大便溏薄,舌淡苔白,脉虚弱。中医诊为胃痛(脾胃虚寒型),予以理中丸。

请问:1. 该患者出现了什么健康问题?

2. 如何指导患者正确施膳?

一、概述

胃痛，又称胃脘痛，是以胃脘近心窝处常发生疼痛为主的疾患。胃痛是临床上常见的一个症状，由胃气阻滞，胃络瘀阻，胃失所养，不通则痛所致。多见于现代医学的急慢性胃炎，胃、十二指肠溃疡病，胃神经症等疾病。

二、饮食宜忌

胃痛的饮食宜忌，当根据中医传统理论，分别类型，选择食物。

1. 寒性胃痛　宜食具有温胃散寒的热性食品，忌食寒凉生冷饮食。
2. 热性胃痛　宜食清凉蔬食，忌食肥甘油腻、荤腥煎炸以及辛辣香燥之物。
3. 气虚胃痛　宜多食补气养胃食品，忌食生冷或辛辣刺激性食物。
4. 阴虚胃痛　宜食酸性甜性食品，中医认为酸甘可以化阴，忌食香燥辛辣之物。
5. 气滞胃痛　宜选食有行气消胀作用的食品，忌食滋腻黏糯壅滞的食物。
6. 食积胃痛　宜选食消食导滞的食品，忌食油腻荤腥之物。
7. 血瘀胃痛　宜选食活血化瘀，和胃止痛的食物，忌食收涩性寒和辛辣刺激性食品。

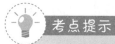

考点提示

食积胃痛宜选食品

三、辨证施膳

1. 寒邪客胃

【临床表现】　胃痛暴作，甚则拘急作痛，得热痛减，遇寒痛增，口淡不渴，或喜热饮，苔薄白，脉弦紧。

【施食原则】　温胃散寒，理气止痛。

【常用食疗药膳】

大枣胡椒汤（《百草镜》）

配伍：胡椒 7 粒，大枣 10 个（去核），红糖适量。

制法：胡椒、大枣煎汤加红糖调味即可。

服法：饮汤食枣。

功效：温胃散寒止痛。

方义：大枣性温，味甘，补脾暖胃；胡椒性温，味辛，温胃散寒止痛；红糖性温，味甘，温胃调味。共达温胃散寒止痛之功。

2. 饮食停滞

【临床表现】　暴饮暴食后，胃脘疼痛，胀满不消，疼痛拒按，得食更甚，嗳腐吞酸，或呕吐不消化食物，其味腐臭，吐后痛减，不思饮食或厌食，大便不爽，得矢气及便后稍舒，舌苔厚腻，脉滑有力。

【施食原则】　消食导滞，和胃止痛。

【常用食疗药膳】

五得槟榔（《六科准绳》）

配伍：槟榔 200g，陈皮 20g，丁香、草豆蔻各 10g，食盐适量。

制法：以上食材加水和食盐适量，煎至药液干涸，将槟榔剉成黄豆大小即成。

服法:饭后嚼食 5 至 10 块。

功效:健胃消食、下气导滞。

方义:槟榔消积导滞;陈皮、丁香、豆蔻健胃行气止痛。共达健胃消食,下气导滞之功。

3. 肝气犯胃

【临床表现】 胃脘胀满,攻撑作痛,脘痛连胁,胸闷嗳气,喜长叹息,大便不畅,得嗳气、矢气则舒,遇烦恼郁怒则痛作或痛甚,苔薄白,脉弦。

【施食原则】 疏肝理气,和胃止痛。

【常用食疗药膳】

(1)佛手玫瑰茶(民间验方)

配伍:佛手 5g,玫瑰花 10g。

制法:佛手切碎,加玫瑰花,以沸水冲泡即可。

服法:代茶饮用。

功效:疏肝解郁、理气止痛。

方义:佛手、玫瑰花均能舒肝解郁,理气止痛,相须为用,以增强疗效。适用于肝气犯胃患者。

(2)佛手砂仁瘦肉汤(《养胃营养食谱》)

配伍:佛手 15g,砂仁 5g,猪瘦肉 100g。

制法:先将佛手片与猪瘦肉洗净,同放进汤煲内,用中火煲汤,1 小时后,放进砂仁,再煲 5 分钟,停火待温,调味即可。

服法:饮汤食猪瘦肉。

功效:疏肝解郁、理气止痛。

方义:佛手、砂仁均能舒肝解郁,理气止痛;猪瘦肉养胃,相须为用,以增强疗效。适用于肝气犯胃患者。

4. 肝胃郁热

【临床表现】 胃脘灼痛,痛势急迫,喜冷恶热,得凉则舒,心烦易怒,泛酸嘈杂,口干口苦,舌红少苔,脉弦数。

【施食原则】 疏肝理气,泄热和中。

【常用食疗药膳】

苦瓜青果炖猪肚(民间验方)

配伍:苦瓜 100g,青果 30g,猪肚 1 个。

制法:苦瓜切块盐酿片刻,加青果、猪肚,水炖至猪肚烂熟即可。

服法:吃猪肚喝汤。

功效:泄热和胃。

方义:苦瓜、青果均能清泄热邪;猪肚健脾养胃。共达泄热而不伤脾胃之效。

5. 瘀血停滞

【临床表现】 胃脘疼痛,痛如针刺刀割,痛有定处,按之痛甚,食后加剧,入夜尤甚,或见吐血、黑便,舌质紫暗或有瘀斑,脉涩。

【施食原则】 活血化瘀,理气止痛。

【常用食疗药膳】

桃仁粥(《圣惠方》)(见第七章 第十节 一、活血化瘀)

6. 胃阴亏虚

【临床表现】 胃脘隐隐灼痛,似饥而不欲食,口燥咽干,口渴思饮,消瘦乏力,大便干结,舌红少津或光剥无苔,脉细数。

【施食原则】 养阴益胃,和中止痛。

【常用食疗药膳】

银耳红枣粥(民间验方)

配伍:银耳 20g,红枣 10g,糯米 150g。

制法:按常法煮粥即成。

服法:每日分 2~3 次食用。

功效:滋阴润燥,益胃止痛。

方义:银耳性平味甘,滋阴润肺、补气益胃;红枣性温、味甘,补中益气;糯米性温、味甘,补虚健脾。共达滋阴润燥,益胃止痛之功。

7. 脾胃虚寒

【临床表现】 胃痛隐隐,绵绵不休,冷痛不适,喜温喜按,空腹痛甚,得食则缓,劳累或食冷或受凉后疼痛发作或加重,泛吐清水,食少,神疲乏力,手足不温,大便溏薄,舌淡苔白,脉虚弱。

【施食原则】 温中健脾,和胃止痛。

【常用食疗药膳】

(1)熟附片煲狗肉汤(民间验方)

配伍:熟附片 10g,狗肉 500g,生姜 20g,陈皮 9g,食盐适量。

制法:把以上材料放进汤煲内,先用武火,水开后改为中火煲汤,煲至狗肉软烂即可(煲 2 小时以上)。

服法:饮汤食狗肉。

功效:温中健脾,和胃止痛。

方义:熟附片性温,味辛,温肾暖脾,祛寒止痛;狗肉性温,味甘,温补脾胃;生姜性温,味辛,温中散寒,和胃止呕;陈皮性温,味辛苦,理气止痛。共奏温补脾胃,散寒止痛之功。

(2)大麦汤(《饮膳正要》)

配伍:大麦 200g,羊肉 500g,草果 5 个,食盐适量。

制法:先将大麦煮汤备用,再将羊肉、草果煮至羊肉熟时,将羊肉、草果捞起,余汤与大麦汤合熬至大麦熟透,将羊肉切成小块,入汤内,加盐调味即可。

服法:饮汤食羊肉。

功效:温中补虚、散寒止痛。

方义:羊肉补虚温中;大麦益气养胃;草果温中运脾。共达温中补虚,散寒止痛之功。

第五节 泄 泻

 案例

　　男,41 岁。昨天下午解水样便,腹痛肠鸣,脘闷食少,伴恶寒发热,肢体酸痛,苔白腻,脉濡缓。中医诊为泄泻(寒湿型)。

　　请问:1. 该患者可能患了什么病? 确诊还需做哪些检查?

　　　　　2. 如何指导患者正确施膳?

一、概述

泄泻,亦称"腹泻",以大便次数增多,粪质稀薄,甚至泻出如水样为临床特征的一种病证。古人将大便溏薄者称为"泄",大便如水注者称为"泻"。本病一年四季均可发生,但以夏秋两季多见。本证多见于现代医学的急慢性肠炎、胃肠功能紊乱、过敏性肠炎、溃疡性结肠炎、肠结核等。临床分为急性泄泻和慢性泄泻两类。

二、饮食宜忌

(一)适宜食用

1. 宜清淡,细软,易于消化之食物。
2. 宜多饮淡盐、糖水。

(二)不宜食用

1. 不宜食用煎、炸、烙之食物;
2. 忌食生冷、不易消化的食物。

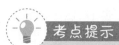

考点提示
泄泻不宜食用的食物

三、辨证施膳

(一)急性泄泻

1. 寒湿泄泻

【临床表现】 泄泻清稀,甚则如水样,腹痛肠鸣,脘闷食少,苔白腻,脉濡缓。若兼外感风寒,则恶寒发热头痛,肢体酸痛,苔薄白,脉浮。

【施食原则】 芳香化湿,解表散寒。

【常用食疗药膳】

(1)生姜草果红糖饮(民间验方)

配伍:生姜10g,草果5g,红糖适量。

制法:生姜、草果煎汤,加入红糖调味即可。

服法:频饮。

功效:散寒化湿止泻。

方义:生姜散寒解表;草果化湿;红糖温中调味。共达散寒化湿止泻之功。

(2)干姜粥(《寿世青编》)(见第七章 第四节 一、温中祛寒)

2. 湿热泄泻

【临床表现】 泄泻腹痛,泻下急迫,或泻而不爽,粪色黄褐,气味臭秽,肛门灼热,或身热口渴,小便短黄,苔黄腻,脉滑数或濡数。

【施食原则】 清肠利湿止泻。

【常用食疗药膳】

(1)马齿苋粥(《食医心鉴》)

配伍:粳米60g,鲜马齿苋50g,食盐适量。

制法:粳米煮粥,将熟时加入鲜马齿苋,煮沸食盐调味即可。

服法:每日分2~3次服食。

功效:清热利湿止泻。

方义:马齿苋性寒,味甘酸,清热解毒,利湿止泻;粳米性温,味甘,益胃和中。共达清热利湿止泻之功。

（2）青蒿绿豆粥（民间验方）

配伍：青蒿5g，西瓜翠衣60g，鲜荷叶适量，绿豆50g，赤茯苓12g。

制法：青蒿、西瓜翠衣、赤茯苓入锅加水煮沸取汁备用；绿豆、荷叶共煮为稀粥，粥成后去荷叶，加入药汁，再沸即成。

服法：每日1剂，分2次服食。

功效：清热利湿止泻。

方义：青蒿性寒，味苦、辛，清热解暑、除湿；西瓜翠衣、荷叶、绿豆，性味甘凉，清暑解热，健脾利湿；赤茯苓性平，味甘淡，行水，利湿热。共达清热利湿止泻之功。

3. 伤食泄泻

【临床表现】 泻下稀便，臭如败卵，伴有不消化食物，脘腹胀满，腹痛肠鸣，泻后痛减，嗳腐酸臭，不思饮食，舌苔垢浊或厚腻，脉滑。

【施食原则】 消食导滞。

【常用食疗药膳】

（1）神曲茯苓粥（民间验方）

配伍：神曲15g，茯苓15g，粳米50g。

制法：神曲捣末，与茯苓粉、粳米共煮粥即可。

服法：每日1剂，连服2~3天。

功效：消食导滞止泻。

方义：神曲性温，味甘、辛，健脾和胃，消食调中；茯苓性味甘淡平，渗湿利水，健脾和胃；粳米性温，味甘，益胃。共达消食导滞止泻之功。

（2）茶茗粥（民间验方）

配伍：陈茶叶10g，茯苓10g，粳米50g。

制法：开水冲泡陈茶叶取浓汁，茯苓研粉，与粳米共煮粥即成。

服法：上、下午温服，睡前不宜吃。

功效：消食导滞止泻。

方义：陈茶叶味涩气浊，健胃消食，下气止泻；茯苓性味甘淡平，渗湿利水，健脾和胃；粳米性温，味甘，益胃。共达消食导滞止泻之功。

（二）慢性泄泻

1. 脾虚泄泻

【临床表现】 稍进油腻食物或饮食稍多，大便次数即明显增多而发生泄泻，伴不消化食物，大便时泻时溏，迁延反复，饮食减少，食后脘闷不舒，面色萎黄，神疲倦怠，舌淡苔白，脉细弱。

【施食原则】 健脾益气，和胃渗湿。

【常用食疗药膳】

（1）莲肉糕（《士材三书》）

配伍：莲子、糯米（或粳米）各200g，茯苓100g，白糖适量。

制法：莲子、糯米（或粳米）炒香，与茯苓共研为细末，加白糖适量，混合加水适量，揉成泥状，蒸熟冷却切块即可。

服法：当点心食用。

功效:补脾利湿、收涩止泻。

方义:莲子补脾涩肠;茯苓健脾利湿;糯米(或粳米)性温,味甘,益胃。共达补脾利湿、收涩止泻之功。

（2）白术饼（《古食谱》）

配伍:生白术250g,大枣250g,面粉500g。

制法:生白术研细末,焙熟,大枣煮熟去核,与面粉共同混合制成饼即可。

服法:当点心食用。

功效:健脾止泻。

方义:白术性温,健脾益气,化湿止泻;大枣性温,味甘,补脾益气;面粉性平,味甘,益胃。共达健脾止泻之功。适用于脾虚食少久泄患者。

2. 肾虚泄泻

【临床表现】 黎明之前脐腹作痛,肠鸣即泻,泻下完谷,泻后即安,小腹冷痛,形寒肢冷,腰膝酸软,舌淡苔白,脉细弱。

【施食原则】 温补脾肾,固涩止泻。

【常用食疗药膳】

（1）补骨脂炖猪腰（《得配本草》）

配伍:补骨脂15g,猪腰1个,食盐适量。

制法:猪腰洗净切成小块,与补骨脂水煎成汤,加食盐少许调味即成。

服法:食猪腰饮汤。一日2次。

功效:补肾止泻。

方义:补骨脂温补脾肾止泻,辅以补肾之猪腰,共达补肾止泻之功。

（2）附子茯苓粥（民间验方）

配伍:熟附子6g,茯苓20g,粳米60g。

制法:先将熟附子煎煮50~60分钟,取汁,加入茯苓、粳米煮粥即可。

服法:分早、晚餐食用。

功效:温阳止泻。

方义:附子大辛大热,温阳逐寒,温补脾肾;茯苓性味甘淡平,渗湿利水,健脾和胃;粳米性温,味甘,益胃。共达温阳止泻之功。

3. 肝郁泄泻

【临床表现】 每逢抑郁恼怒,或情绪紧张之时,即发生腹痛泄泻,腹中雷鸣,攻窜作痛,腹痛即泻,泻后痛减,矢气频作,胸胁胀闷,嗳气食少,舌淡,脉弦。

【施食原则】 抑肝扶脾,调中止泻。

【常用食疗药膳】

乌梅粥（民间验方）

配伍:乌梅20g,粳米100g,冰糖适量。

制法:先将乌梅煎熬取汁,加入粳米煮沸成粥,调入冰糖即成。

服法:每日2次,趁热服食,可作早晚餐服食。

功效:泻肝补脾,涩肠止泻。

方义:乌梅性平,味酸、微涩,敛肺泻肝,涩肠止泻;粳米性温,味甘,益胃补脾。共达泻肝补脾,涩肠止泻之功。

第六节 便 秘

案例

　　女,50 岁。自述便秘 3 年余,自服"通便药"效果欠佳。经询问,大便不甚干结,但临厕排解无力,努挣汗出,平素肢倦乏力,少气懒言。面色无华,舌淡,苔薄白,脉细弱。

　　请问:1. 该患者出现了什么健康问题? 中医辨证分型是什么?

　　　　　2. 如何指导患者正确施膳?

一、概述

　　便秘是指大便秘结,排便周期延长;或周期不长,但粪质干结,排出艰难;或粪质不干结,虽有便意,但便而不畅的病证。便秘属大肠传导功能失常,但与脾胃及肾脏功能失调关系密切。

　　本节所述便秘包括西医所称的单纯性便秘及病后便秘、产后便秘、习惯性便秘或老年性便秘等。

二、饮食宜忌

（一）适宜食用

1. 高纤维膳食。如新鲜蔬菜、水果、谷薯类、粗杂粮、杂豆。

2. 保持足量饮水。

3. 补充富含维生素的食物,如番茄、猕猴桃、酸枣、沙棘、西兰花等。

4. 益生菌促进身体健康,可适当服用。

5. 宜吃种子类食物如芝麻或其他润肠之品如蜂蜜等,有利于缓解、预防便秘。

（二）不宜食用

1. 减少肉类摄入。肉类、鸡蛋、奶酪等都会加重便秘程度,不宜过多食用。推荐用量:肉每天不超过 150g,鸡蛋 1 个,可喝酸奶 200ml。

2. 热性便秘不宜饮用白酒、咖啡,不宜食用大蒜、辣椒及其他辛辣、刺激性食品;虚寒性便秘不宜食用生冷瓜果及冷饮。

三、辨证施膳

（一）实秘

1. 肠胃积热

【临床表现】　大便秘结,身热面红,口干口臭,齿龋牙宣,心烦不安,小便短赤,或兼有腹痛,舌红、苔黄燥、脉滑数。

【施食原则】　泻热通便。

【常用食疗药膳】

（1）荸荠空心菜汤（民间验方）

配伍:鲜空心菜 200~250g,荸荠 10 个(去皮)。

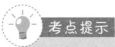
考点提示
空心菜、菠菜焯水目的

制法:将鲜空心菜沸水焯(以去除草酸,提高钙、铁的吸收)后与荸荠煮汤。

服法:每日分 2 ~ 3 次服食。

功效:泻热通便。

方义:空心菜清热解毒、润肠通便、解暑止血,荸荠清热化痰、生津润燥,两者合用可以清热、散结、通便。适用于肠热便秘较轻者。

(2)番泻鸡蛋汤(民间验方)

配伍:番泻叶 5g,鸡蛋 1 个,菠菜少许,盐适量。

制法:菠菜焯水备用。鸡蛋磕入碗中搅散备用。番泻叶水煎去渣留汁,加菠菜,煮沸,倒入鸡蛋,盐调味。

服法:每日分 2 ~ 3 次服食。不可长期服用。

功效:泻热通便。

方义:番泻叶清热泻下,鸡蛋益气养血,菠菜润燥通便。三者合用共奏泻热通便之功。

2. 气机郁滞

【临床表现】 大便秘结,或不甚秘结,欲便不得出,或便而不爽,肠鸣矢气,腹胀腹痛,胀甚于痛,胸胁满闷,嗳气频作,嗳气后稍舒,纳食减少,苔薄腻,脉弦。

【施食原则】 顺气导滞。

【常用食疗药膳】

(1)香槟粥(民间验方)

配伍:木香、槟榔各 5g,粳米 50g,冰糖适量。

制法:水煎木香、槟榔,去渣留汁,入粳米煮粥,加入适量冰糖即成。

服法:每日分 2 次食用。

功效:顺气导滞。

方义:木香有行气调中之功,槟榔有行气导滞、缓泻通便之效,粳米、冰糖既能健脾调中,又可缓木香、槟榔之香燥兼以调味。合用有顺气导滞的功效。

(2)油焖枳实萝卜(民间验方)

配伍:枳实 10g,白萝卜、虾米、猪油、葱、姜丝、盐适量。

制法:水煎枳实,取汁备用。将白萝卜切块,用猪油煸炒,加虾米,浇药汁适量,煨至极烂,加葱、姜丝、盐适量调味,即可食之。

服法:随餐服食。

功效:顺气、导滞、通便。

方义:枳实破气消积、化痰散痞,白萝卜下气宽中,猪油润肠通便。合用有顺气导滞之功。

3. 阴寒积滞

【临床表现】 大便艰涩,腹痛拘急,胀满拒按,手足不温,呃逆呕吐,苔白腻,脉弦紧。

【施食原则】 散寒通便。

【常用食疗药膳】

姜蜜茶(民间验方)

配伍:生姜 2 片,干姜 5g,陈皮 5g,蜂蜜适量。

制法:水煎生姜、干姜、陈皮,去渣留汁,待温,入蜂蜜搅匀即成。

服法:每日分2次饮用。

功效:温中散寒,通便止痛。

方义:生姜散寒健胃止痛,干姜温中散寒,蜂蜜润肠通便缓急、调味。合用有散寒通便之功。

(二) 虚秘

1. 气虚便秘

【临床表现】 大便秘结,并不干硬,虽有便意,但临厕努挣乏力,挣则汗出短气,便后疲乏,面白懒言,神疲肢倦,舌淡苔薄,脉弱。

【施食原则】 益气润肠。

【常用食疗药膳】

(1)黄芪苏麻粥(民间验方)

配伍:黄芪5g,紫苏子10g,火麻仁10g,粳米50g。

制法:将黄芪、紫苏子、火麻仁打碎,水煎去渣取汁,入粳米煮粥。

服法:适量服食。

功效:益气、润肠、通便。

方义:黄芪补中益气,紫苏子下气宽肠,火麻仁润肠通便,粳米补脾和胃。合用有益气润肠之功。

(2)人参黑芝麻饮(民间验方)

配伍:人参5g,黑芝麻15g,白糖适量。

制法:黑芝麻研末备用。水煎人参,去渣留汁(渣亦可服食),加入黑芝麻末及白糖,煮沸即可。

服法:适量服食。

功效:益气润肠。

方义:人参补气健脾,黑芝麻补肾润肠,白糖补虚。合用有益气润肠之功。

2. 血虚便秘

【临床表现】 大便秘结,面色无华,口唇色淡,心悸气短,健忘,失眠多梦,女子经少经闭,舌淡苔白,脉细。

【施食原则】 养血润燥。

【常用食疗药膳】

(1)猪血菠菜汤(民间验方)

配伍:猪血200g,菠菜250g,盐、香油、味精适量。

制法:将猪血切成小方块,菠菜切段焯水备用。水煮猪血加盐,沸后放入菠菜,加入味精调匀并淋上香油即可。

服法:随餐食用。

功效:养血润燥。

方义:猪血补血行血,菠菜养血通肠,香油润肠。合用养血润肠。

(2)当归柏子仁粥(民间验方)

配伍:当归10g,柏子仁10g,粳米50g,冰糖适量。

制法:水煎当归、柏子仁,去渣留汁。入粳米煮粥,加冰糖适量。

服法:适量服用。

功效:养血、润燥、通便。

方义:当归补血活血、润肠通便,柏子仁润肠通便、养心安神,粳米、冰糖和中调味。诸药合用,有养血润燥通便之功。

(3)首乌红枣粥(《本草纲目》)

配伍:何首乌 15g,红枣 3 枚,大米 50g,冰糖适量。

制法:水煎何首乌,去渣留汁,加大米、红枣(掰开),煮粥,入冰糖即成。

服法:每日分 2 次服用。

功效:养血润燥。

方义:何首乌补血通便,红枣补益气血,大米、冰糖健脾和中,共奏养血通便润燥之功。

3. 阴虚便秘

【临床表现】 大便秘结,形体消瘦,潮热盗汗,两颧红赤,心烦少眠,头晕耳鸣,腰酸膝软,舌红少苔脉细数。

【施食原则】 滋阴通便。

【常用食疗药膳】

(1)桑椹地黄蜜膏(民间验方)

配伍:桑椹 500g,生地黄 200g,蜂蜜适量。

制法:水煎桑椹、生地黄,50 分钟取汁 1 次,加水再煎,共取汁 2 次,合并药汁,再以小火煎熬浓缩,至较黏稠时,加蜂蜜,至沸,关火,冷却,装瓶备用。

服法:每日 3 次,每次 1 汤匙,温水调服。

功效:滋阴、清热、通便。

方义:桑椹补血滋阴、生津润肠,生地清热凉血、养阴生津,蜂蜜润肠通便,三者合用有滋阴清热、润肠通便之功。

(2)生地炖香蕉(民间验方)

配伍:生地黄 15g,香蕉 2 只,冰糖适量。

制法:水煎生地黄去渣取汁,入香蕉(去皮切段)同煮,加冰糖调味。

服法:每日分 2 次服用。

功效:养阴通便。

方义:生地黄清热凉血、养阴生津,香蕉润肠通便,冰糖和中调味,合用有滋阴通便之功。

4. 阳虚便秘

【临床表现】 大便秘结或不甚秘结,排出困难,面色㿠白,四肢不温,腹冷疼痛,喜温喜按,腰酸膝冷,小便清长,舌淡苔白,脉沉迟。

【施食原则】 温阳通便。

【常用食疗药膳】

(1)胡桃仁粥(《海上集验方》)

配伍:胡桃仁 15g,粳米 100g。

制法:将胡桃仁打碎,与粳米一起煮粥。

服法:每日服用 1~2 次。

功效:补肾、温阳、通便。

方义:胡桃仁补肾温阳、润肠通便,粳米健脾调中,合用有温阳通便之功。

（2）肉苁蓉羊肾汤（民间验方）

配伍:肉苁蓉 30g,羊肾 1 对,葱、姜、盐、酱油、料酒、淀粉、味精适量。

制法:羊肾剔去筋膜切细,用酱油、料酒、淀粉拌匀备用。水煎肉苁蓉,去渣留汁,再入羊肾同煮至水沸,加葱、姜、盐、味精调味即可。

服法:每日 1 ~ 2 次,随餐服用。

功效:补肾、温阳、通便。

方义:肉苁蓉补肾助阳、润肠通便,羊肾补肾益气,合用有温阳通便之功。

第七节 消 渴

 案例

患者,男性,50 岁。近 2 个月来发现乏力、体重减轻。症见尿频量多,口干欲饮、饮而不多,皮肤干燥,五心烦热,腰膝酸软,舌红少苔,脉沉细数。有糖尿病家族史。

请问:1. 该患者可能患了什么病? 确诊该病要做哪些检查?

2. 怎样给该患者做正确的饮食指导? 如何辨证施膳?

一、概述

消渴是以多饮、多食、多尿、身体消瘦,或尿浊、尿有甜味为临床特征的病证。本病证主要是由于素体阴虚,饮食不节,复因情志失调,劳欲过度所致。其中,多饮症状较突出者称为上消;多食症状较突出者称为中消;多尿症状较突出者,称为下消。

根据消渴病的临床特征,主要是指西医学的糖尿病。

二、饮食宜忌

饮食治疗是消渴病最基本的治疗措施。消渴病患者饮食控制必须长期坚持,严格执行。控制饮食的关键在于控制总热量。在保持总热量不变的原则下,凡增加一种食物时应同时减去另一种食物,以保持饮食平衡。

（一）适宜食用

1. 提倡食用绿叶蔬菜、豆类、粗谷物、含糖成分低的水果。如小白菜、油菜、菠菜、芹菜、大白菜、卷心菜、韭菜、西红柿、冬瓜、黄瓜、茄子、茭白、丝瓜、猕猴桃等。按时进食。

2. 宜用植物油烹调。

3. 为满足甜味口感,可适当使用甜味剂。

（二）不宜食用

1. 严格限制各种甜食。如各种食糖、糖果、甜点心、饼干、冷饮及各种含糖饮料。

2. 忌食肥甘厚味,以防助湿生热。少用动物油烹调。

3. 炙煿、辛辣之品可助热伤阴,加重病情,属忌食之列。限制酒的摄入。

4. 少吃动物内脏、蟹黄、虾子、鱼子等含胆固醇高的食物。

三、辨证施膳

（一）上消

【临床表现】 口渴多饮，口舌干燥，尿频量多，舌边尖红，苔薄黄，脉洪数。

【施食原则】 清热润肺，生津止渴。

【常用食疗药膳】

（1）止消渴速溶饮（民间验方）

配伍：鲜冬瓜皮 1000g，西瓜皮 1000g，天花粉 250g。

制法：天花粉捣碎，冷水泡透，水煎，去渣留汁。入鲜冬瓜皮、西瓜皮煎煮，去渣留汁，小火煎煮浓缩，至较稠将要干锅时停火。将煎液干燥，压碎装入瓶中。

服法：每次 10g，用沸水调服，随渴随饮。

功效：清热、生津、止渴。

方义：冬瓜皮清热利水、除烦止渴，西瓜皮清热生津、解暑，天花粉清热生津、消肿排脓，三者合用，有清热生津止渴之功。

（2）冬瓜汁（民间验方）

配伍：鲜冬瓜适量。

制法：将新鲜冬瓜捣碎取汁。

服法：随渴随饮。

功效：清热、除烦、止渴。

方义：冬瓜清热化痰、除烦止渴，清降胃火。适用于肺热津伤消渴较轻者。

（二）中消

1. 胃热炽盛

【临床表现】 多食易饥，口渴，尿多，形体消瘦，大便干燥，苔黄，脉滑实有力。

【施食原则】 清胃泻火，养阴增液。

【常用食疗药膳】

葛根粥（《太平圣惠方》）

配伍：葛根粉 10g，粳米 50g。

制法：粳米煮粥，快出锅时加葛根粉。

服法：每日 1~2 次服食。

功效：清胃泻火、养阴生津。

方义：葛根清热生津、解肌退热。现代药理研究，其具有降血压、降血糖、降血脂、解酒、解热等作用。粳米和胃。两者合用有清胃泻火、养阴生津之功。

2. 气阴亏虚

【临床表现】 口渴欲饮，饮而不多，能食与便溏并见，或饮食减少，倦怠懒言，四肢乏力，多梦少寐，小便频数，舌红少苔脉细数。

【施食原则】 益气健脾，滋阴生津。

【常用食疗药膳】

猪胰炖山药（民间验方）

配伍：猪胰 1 条，鲜山药 200g，枸杞 10g，盐适量。

制法:猪胰切块,山药去皮切块,与枸杞一起煮汤,盐调味。

服法:每日 3 次,餐前温热食用。两天吃完。

功效:益气健脾,滋阴生津。

方义:猪胰补脾胃、益肺、润燥,山药健脾润肺、固肾填精,枸杞滋肾补肝。三者合用,有健脾益气,滋阴生津之功。

(三)下消

1. 肾阴亏虚

【临床表现】 尿频量多,混浊如脂膏,或尿甜,腰膝酸软,乏力,头晕耳鸣,口干唇燥,皮肤干燥、瘙痒,舌红少苔,脉细数。

【施食原则】 滋阴固肾。

【常用食疗药膳】

蒸枸杞鸡蛋(民间验方)

配伍:枸杞子 10g,鸡蛋 1 个。

制法:鸡蛋磕入碗内,搅散,加入枸杞子、适量水,搅匀,隔水蒸熟。

服法:每日 1 次服用。

功效:滋阴补肾。

方义:枸杞子为补养肝肾的要药,配以鸡蛋,则滋阴补肾之功更著。

2. 阴阳两虚

【临床表现】 小便频数,混浊如膏,甚至饮一溲一,面容憔悴,耳轮干枯,腰膝酸软,四肢欠温,畏寒肢冷,阳痿或月经不调,舌淡苔白而干,脉沉细无力。

【施食原则】 滋阴温阳,补肾固摄。

【常用食疗药膳】

(1)高粱枸杞粥(民间验方)

配伍:高粱米 100g,枸杞子 30g,桑螵蛸 20g。

制法:桑螵蛸泡透,水煎,倒出汁液;加水再煎,去渣留汁。两次药液合并。将高粱米、枸杞子、桑螵蛸药液、适量水共煮粥。

服法:每日 1~2 次服食。

功效:滋阴温阳,补肾固摄。

方义:桑螵蛸固精缩尿、补肾助阳,枸杞子补肾益精、益阴扶阳,高粱米益脾强胃,三者合用有滋阴温阳之功。

(2)鲜奶玉露(民间验方)

配伍:鲜牛奶 1000g,炸核桃仁 40g,鲜核桃仁 20g,粳米 50g。

制法:粳米淘净,用水浸泡 1 小时,捞起沥干水分。将所有原料放在一起搅拌均匀,用小石磨磨细,再用细筛筛出细茸待用。锅内加水煮沸,将细茸慢慢倒入锅内,边倒边搅拌,稍沸即成。

服法:酌量服食,每日 1~2 次。

功效:滋阴温阳,补脾益肾。

方义:鲜牛奶甘润益阴,核桃仁滋肾润燥、双补阴阳,粳米和中。四者合用有滋阴温阳、补脾益肾之功。

第八节 虚 劳

　　患者女性,52 岁。肿瘤手术后头晕无力,食欲不振,稍动则汗出,睡眠、二便尚可。面色萎黄,舌淡苔薄白,脉弱。
　　请问:1. 该患者的中医诊断及辨证分型是什么?
　　　　　2. 该患者宜用哪类食疗药膳进行调理?

一、概述

　　虚劳又称虚损。是以脏腑亏损,气血阴阳虚衰,久虚不复成劳为主要病机,以五脏虚证为主要临床表现的多种慢性虚弱证候的总称。

　　凡禀赋不足,后天失养,病久体虚,积劳内伤,久虚不复等所致的多种以脏腑气血阴阳的亏损为主要表现的病证,均属本病证的范围。

二、饮食宜忌

(一) 适宜食用

1. 饮食宜多样化,保证营养均衡。

2. 宜进食富含优质蛋白、碳水化合物的食品,如瘦肉、鸡蛋、鱼类、豆类等。

3. 宜进食适量新鲜的蔬菜、水果,以补充足够的维生素、矿物质。

4. 温补宜用牛、羊、狗、鸡等家畜肉类、禽类及乌鱼、鲤鱼、黄鱼、韭菜、大豆、洋葱等;清补宜用精瘦猪肉、海参、鸭、甲鱼、鳝鱼、蚌肉、百合、藕等;平补宜用鸡蛋、花生、土豆等。

(二) 不宜食用

1. 不宜挑食偏食。

2. 不宜食用辛香燥烈及过用肥甘厚腻之品。

三、辨证施膳

(一) 气虚

1. 心气虚

【临床表现】 心悸,气短,劳则尤甚,神疲体倦,自汗,舌质淡,脉弱。

【施食原则】 益气养心。

【常用食疗药膳】

(1)人参粳米粥(《食鉴本草》)(见第七章 第十一节 一、补气)

(2)黄芪汽锅鸡(《随园食单》)(见第七章 第十一节 一、补气)

2. 肺气虚

【临床表现】 神疲气短,自汗畏风,易感外邪,声音低怯,咳喘无力,痰液清稀,时寒时热,平素易于感冒,面白,舌质淡,脉弱。

【施食原则】 益气补肺。

【常用食疗药膳】

人参红糖饮（民间验方）

配伍：生晒参 5g，陈皮 5g，紫苏子 5g，红糖 20g。

制法：水煎生晒参、陈皮、紫苏子，去渣留汁（参可服用），入红糖即成。

服法：每日晨起餐前服用。

功效：益气补肺，健脾化痰。

方义：生晒参配陈皮益肺健脾、补气化痰，紫苏子定喘，配红糖增健脾益气之力。四者合用有益气补肺、健脾化痰之功。

3. 脾气虚

【临床表现】 饮食减少，腹胀，食后尤甚，大便溏薄，倦怠乏力，面色萎黄，舌淡苔薄，脉弱。

【施食原则】 健脾益气。

【常用食疗药膳】

山药茯苓包子（《儒门事亲》）

配伍：山药粉、茯苓粉各 100g，面粉 200g，白糖 300g，猪油、青丝、红丝适量。

制法：山药粉、茯苓粉加水浸泡成糊，蒸 30 分钟，待凉，调入白糖、猪油、青丝、红丝（或其他果料）成馅备用。面粉发酵，与馅料包成包子，蒸熟即可。

服法：每日服食。

功效：健脾益气。

方义：山药健脾补肺、益肾固精，茯苓健脾宁心、利水渗湿，做成包子常食有健脾益气之功。

4. 肾气虚

【临床表现】 腰膝酸软，小便频数而清，白带清稀，神疲乏力，舌质淡，脉弱。

【施食原则】 益气补肾。

【常用食疗药膳】

菟丝子人参粥（民间验方）

配伍：菟丝子 15g，人参 5g，粳米 50g，白糖适量。

制法：水煮菟丝子、人参，去渣留汁（人参可食用），入粳米煮粥，加入白糖即成。

服法：每日 1~2 次服食。

功效：益气补肾，固精缩尿。

方义：菟丝子补肝肾、固精缩尿、安胎明目，人参补气，粳米健脾和胃，白糖补虚。合用有益气补肾之功。

（二）血虚

1. 心血虚

【临床表现】 心悸怔忡，健忘，失眠，多梦，面色不华，舌质淡，脉细或结代。

【施食原则】 养血安神。

【常用食疗药膳】

柏子仁炖猪心（民间验方）

配伍：柏子仁 30g，猪心 1 个，盐、味精适量。

制法：柏子仁捣碎备用。猪心洗净、剖开，填入柏子仁，封好后放入盆内，隔水蒸熟。吃时调味。

服法:随餐食用。

功效:养心安神,补血润肠。

方义:柏子仁养心安神、润肠通便,猪心有养心安神、补血润肠之功。合用有养心安神、补血润肠之功。

2. 肝血虚

【临床表现】 头晕目眩,胁肋疼痛,肢体麻木,筋脉拘急,或筋惕肉瞤,妇女月经不调甚则闭经,面色无华,舌质淡,脉弦细或细涩。

【施食原则】 补血养肝。

【常用食疗药膳】

桂圆桑椹粥(民间验方)

配伍:桂圆肉15g,桑椹30g,糯米100g,蜂蜜适量。

制法:桂圆肉、桑椹、糯米洗净,一同入锅,加适量清水煮粥,待温,调入蜂蜜即可。

服法:每日1~2次服食。

功效:补血养肝,润肺滋肾。

方义:桂圆肉补心血、益心脾,桑椹补肝养血、滋阴益肾、黑发明目、祛斑延年,糯米补虚。三者合用有补血养肝、润肺滋肾之功。

(三)阴虚

1. 心阴虚

【临床表现】 心悸,失眠,烦躁,潮热,盗汗,或口舌生疮,面色潮红,舌红少津,脉细数。

【施食原则】 滋阴养心。

【常用食疗药膳】

玉竹焖猪心(民间验方)

配伍:玉竹50g,猪心1个,葱、姜、盐适量。

制法:玉竹加水3000ml,煎取药液1500ml,入猪心、葱、姜、盐同煮至猪心熟软。取出猪心,切片即成。

服法:随餐食用,汤汁亦可服用。一周2次。

功效:滋阴养心,生津宁神。

方义:玉竹养阴生津,用于煮猪心则入心滋补心之阴血。二者合用有养阴生津、补心宁神之功。

2. 肺阴虚

【临床表现】 干咳,咽燥,甚或失声,咯血,潮热,盗汗,面色潮红,舌红少津,脉细数。

【施食原则】 养阴润肺。

【常用食疗药膳】

(1)秋梨膏(《医学从众录》)(见第七章 第十一节 三、补阴)

(2)玉参焖鸭(民间验方)

配伍:玉竹50g,北沙参50g,老鸭1只,葱、姜、盐、味精适量。

制法:将老鸭宰杀后,去除毛和内脏,洗净,放入砂锅内,入玉竹、沙参、葱、姜,加适量的水,先用大火煮沸后,改用小火慢炖至肉烂,调味即可。

服法:随餐食用。

功效:养阴润肺。

方义:玉竹养阴润燥、生津止渴,北沙参润肺止咳、益胃生津,老鸭滋阴养胃、利水消肿,三者合用有养阴润肺之功。

3. 脾胃阴虚

【临床表现】　口干唇燥,不思饮食,大便燥结,甚则干呕、呃逆,面色潮红,舌干少苔或无苔,脉细数。

【施食原则】　养阴和胃。

【常用食疗药膳】

麦冬石斛乌梅饮(民间验方)

配伍:麦冬、石斛、乌梅各30g。

制法:将麦冬、石斛、乌梅冷水泡透,水煎30分钟,去渣留汁。

服法:代茶饮,每日服用。

功效:养阴和胃。

方义:麦冬养阴润肺、益胃生津,石斛养胃生津、滋阴除热,乌梅生津和胃。三者合用有养阴和胃之功。

4. 肝阴虚

【临床表现】　头痛、眩晕、耳鸣,目干畏光,视物不明,急躁易怒,或肢体麻木,筋惕肉瞤,面红舌干,脉弦细数。

【施食原则】　滋养肝阴。

【常用食疗药膳】

芹菜肉丝(民间验方)

配伍:芹菜250g,瘦猪肉50g,葱、姜、盐、味精、食用油适量。

制法:芹菜连叶切段焯水、瘦猪肉切丝备用。炒锅烧热放油,入葱、姜、肉丝煸炒至肉熟,加盐、味精、芹菜,翻炒均匀出锅即可。

服法:每日适量,随餐食用。

功效:滋阴平肝。

方义:芹菜平肝清热、祛风利湿,猪肉滋阴润燥,合用有滋养肝阴,平肝清热的作用。

5. 肾阴虚

【临床表现】　腰酸遗精,两足痿弱,眩晕耳鸣,甚则耳聋,口干咽痛,潮热颧红,舌红少津脉细数。

【施食原则】　滋补肾阴。

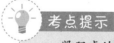

考点提示

肾阴虚的表现

【常用食疗药膳】

枸杞子瘦肉甲鱼汤(民间验方)

配伍:枸杞子15g,猪瘦肉100g,甲鱼1只,盐适量。

制法:甲鱼去内脏、切块,猪瘦肉切细丝,与枸杞子一同炖熟,盐调味。

服法:吃肉喝汤,可随餐食用。

功效:滋补肝肾。

方义:枸杞子滋补肝肾,甲鱼滋阴养血,猪肉滋阴润燥。三者合用有滋补肝肾之功。

(四) 阳虚

1. 心阳虚

【临床表现】　心悸,自汗,心胸憋闷疼痛,神倦嗜卧,形寒肢冷,面色苍白,舌淡或紫黯,脉细弱,或沉迟。

【施食原则】 温补心阳。

【常用食疗药膳】

灵桂羊肉汤(民间验方)

配伍:仙灵脾 30g,肉桂 10g,羊肉 100g,葱、姜、盐适量。

制法:水煎仙灵脾、肉桂,去渣留汁;羊肉切条与药液同煮,至熟,调味即成。

服法:吃肉喝汤,隔日 1 次。

功效:温补心阳。

方义:仙灵脾振奋心肾之阳,与肉桂同用,温阳活血,加羊肉更助温补心阳之力。本药膳是调理心阳虚心胸憋闷疼痛的理想之剂。

2. 脾阳虚

【临床表现】 面色萎黄,形寒食少,神倦乏力,少气懒言,大便溏泄,肠鸣腹痛,喜温喜按,受寒或饮食不慎则加剧,舌质淡,苔白,脉弱。

【施食原则】 温中健脾。

【常用食疗药膳】

法制猪肚(《养老奉亲书》)

配伍:猪肚 1 个,人参 5g,干姜 10g,胡椒 2g,糯米 50g,葱白 7 根。

制法:人参、干姜、胡椒研末,葱白切碎,糯米泡透捞出沥干。将药末、葱白与糯米拌匀,纳入洗净的猪肚中,扎紧口。加适量水,小火炖熟。

服法:空腹分次服食。

功效:温中健脾,补气暖胃。

方义:人参补气健脾,干姜温中暖胃,胡椒、糯米暖脾,与猪肚合用有温中健脾,补气暖胃之功。

3. 肾阳虚

【临床表现】 腰膝酸冷,男子阳痿遗精,女子宫寒不孕,多尿或尿不禁,面色苍白,畏寒肢冷,下利清谷或五更泄泻,舌淡胖,边有齿痕,苔白,脉沉迟。

【施食原则】 温补肾阳,兼养精血。

【常用食疗药膳】

鹿鞭壮阳汤(民间验方)

配伍:鹿鞭 2 条,枸杞子 15g,菟丝子 30g,山药 50g,狗肾 100g,巴戟天 10g,猪肘肉 800g,母鸡肉 800g,料酒 50ml,胡椒粉、花椒粉、盐、葱、姜适量。

制法:鹿鞭洗净切段;狗肾用油砂炒烫,再用温水浸泡洗净;猪肘肉、鸡肉洗净切块;山药润软;枸杞子、菟丝子、巴戟天用布袋扎紧。锅内放入鹿鞭、葱、姜、料酒,加适量清水,武火煮沸 15 分钟,捞出鹿鞭,原汤不用,如此反复 2 次。另取一砂锅,放入猪肘肉、鸡肉、鹿鞭、狗肾,加清水适量,烧沸后,撇去浮沫,加入料酒、葱、姜、花椒粉,文火炖 90 分钟,取出猪肘(另作他用)、葱、姜,再将山药、药袋、盐、胡椒粉,放入锅内,用武火炖至山药熟烂,汤汁浓稠即成。

服法:适量佐餐食用。

功效:温肾壮阳,补血益精。

方义:鹿鞭、狗肾峻补肾阳,益精填髓;巴戟天、菟丝子、枸杞子、山药补肾益精,配以猪肘肉、鸡肉等血肉有情之品更添滋补之力。本方对肾阳虚弱、精血不足所致各种病证,效专力宏。

第九节 腰 痛

 案例

　　患者女性,50岁。腰部冷痛重着,转侧不利,阴雨天加重,痛处喜温,下肢困重。舌淡苔白腻,脉沉紧。
　　请问:1. 该患者的中医诊断及辨证分型是什么?
　　　　　2. 如何指导该患者进行食疗药膳调理?

一、概述

　　腰痛,又称"腰脊痛",是指因外感、内伤或闪挫致腰部气血运行不畅,或失于濡养所引起的以腰部一侧或两侧或正中发生疼痛为主要症状的一类病证。

　　"腰为肾之府",故腰痛与肾的关系最为密切。内伤腰痛多责之于肾精亏虚,腰府失养;外感腰痛则为风、寒、湿、热诸邪痹阻经脉;若闪挫扭伤,气滞血瘀,经脉不通亦可致腰痛。

二、饮食宜忌

(一)适宜食用

1. 饮食宜多样化,避免偏食,保证营养均衡。保持适当体重。

2. 宜多吃新鲜蔬菜、水果。

3. 宜多吃含钙丰富的食物,如牛奶及奶制品、豆类及豆制品、虾皮、芝麻酱等。

4. 肾虚腰痛宜选虾肉、羊肉、牛肉、核桃等强筋骨、益精血。

(二)不宜食用

1. 不宜吃过于寒凉的瓜果、蔬菜。

2. 不宜吃辛辣、刺激性食物。

3. 不宜喝可乐、汽水、咖啡等饮料。

4. 少吃油炸食品。

三、辨证施膳

1. 寒湿腰痛

【临床表现】　腰部冷痛重着,转侧不利,逐渐加重,遇阴雨天加剧,热敷后痛缓,手足不温,舌淡苔白腻,脉沉紧。

【施食原则】　散寒除湿,温通经络。

【常用食疗药膳】

伸筋汤(民间验方)

配伍:猪蹄2只,伸筋草、宣木瓜、千年健各50g,生薏米10g,生姜、盐适量。

制法:猪蹄去毛洗净切小块,四种中药用纱布包好,连同生姜一起放入瓦罐,加水用小火煨烂,去药包,加盐调味即成。

服法:吃肉喝汤,随餐食用。

功效:散寒除湿,温通经络。

方义:伸筋草祛风除湿、舒筋活络,千年健祛风湿、强筋骨,宣木瓜舒筋活络、散寒除湿,生薏米健脾除湿,生姜散寒,猪蹄舒缓挛缩,合用有散寒除湿,温通经络之功。

2. 湿热腰痛

【临床表现】 腰部疼痛,有热感,夏天或热敷后痛剧,遇冷则舒,口渴不欲饮,小便短赤,苔黄腻,脉濡数或弦数。

【施食原则】 清热利湿,舒经活络。

【常用食疗药膳】

竹叶酒(《饮食辨录》)

配伍:淡竹叶 30g,白酒 500g。

制法:淡竹叶剪成2cm长的节,放入纱布袋内,扎紧口,放入酒中浸泡,3日即成。

服法:每日适量饮用。

功效:清热利湿,舒经活络。

方义:淡竹叶清凉、解热、利尿,白酒舒经活络,两者共用有清热利湿,舒经活络之功。

3. 瘀血腰痛

【临床表现】 腰部疼痛,痛处固定,痛如针刺,昼轻夜重,活动不利,甚则难以转侧,痛处拒按,舌紫暗或有瘀斑、瘀点,脉涩。常有外伤、劳损史。

【施食原则】 活血化瘀,理气止痛。

【常用食疗药膳】

(1)桃仁粥(《太平圣惠方》)(见第七章 第十节 一、活血化瘀)

(2)筋骨疼痛酒(民间验方)

配伍:当归 50g,木香 40g,玉竹 20g,续断 100g,枸杞子 50g,红花 100g,白酒 1000ml。

制法:将全部药物用白酒浸渍 20 天即可。

服法:每日 1~2 次,每次 10~20ml,饮用。

功效:活血化瘀,理气止痛。

方义:当归、续断、红花舒筋活血,枸杞子滋补肝肾,玉竹养阴生津,木香行气。诸药用白酒浸渍后,化瘀止痛之效更强。适用于曾有外伤史腰痛者。

4. 肾虚腰痛

【临床表现】 腰部疼痛,以酸软为主,喜按喜揉,下肢无力,遇劳更甚,卧则减轻,反复发作。偏阳虚者,则少腹拘急,面色㿠白,手足不温,少气乏力,舌淡脉沉细;偏阴虚者,则心烦失眠,口燥咽干,面色潮红,手足心热,舌红少苔,脉弦细数。

【施食原则】 偏阳虚者,宜温补肾阳;偏阴虚者,宜滋补肾阴。

【常用食疗药膳】

(1)杜仲腰花(《华夏药膳保健顾问》)(见第七章 第十一节 四、补阳)

(2)枸杞叶羊肾粥(民间验方)

配伍:鲜枸杞叶 250g,大米 100g,羊肾 1 个。

制法:鲜枸杞叶洗净切碎,羊肾洗净,去筋膜、骚腺,切碎,两者与大米共煮粥。

服法:每日食用 1~2 次。

功效:滋补肾阴。

方义:枸杞叶补益肝肾、生津润燥,羊肾补肾气、益精髓,合用于调理腰痛偏肾阴虚者。

第十节 单纯性肥胖

案例

患者女性,20 岁,身高 1.6m,体重 89kg。多食善饥,脘腹胀满,口苦,间有口中甜腻,小便黄,大便干,舌红苔黄腻,脉弦滑。该患者体型与父母相似。

请问:1. 该患者的体重指数是多少?是肥胖症吗?

2. 怎样指导患者食疗及辨证施膳?

一、概述

肥胖症是一种慢性代谢性疾病,以体内脂肪细胞的体积和细胞数增加致体脂占体重的百分比异常增高并在某些局部过多沉积为特点。

单纯性肥胖主要是由于日常进食高热量食物过多,超过了人体所需要的消耗量,致多余的热量转化为脂肪,储存于皮下组织间。单纯性肥胖患者全身脂肪分布较均匀,没有内分泌紊乱现象,也无代谢障碍性疾病,其家族往往有肥胖史。

单纯性肥胖属中医"痰饮"、"水肿"、"虚劳"范畴。内因为禀赋脾虚,外因为过食肥甘,少劳多卧致脾虚痰浊内生,或因年长肾亏,阴阳失调,痰瘀内积,均可致浊邪内生,壅积体内,而致肥胖。

二、饮食宜忌

(一)适宜食用

1. 主食宜粗细搭配,控制总热量,晚餐宜少食。

2. 宜用植物油烹调。

3. 提倡多食用新鲜的蔬菜、低糖水果,如冬瓜、黄瓜、菠菜、油菜、西红柿、猕猴桃等;多食用藻类。

4. 宜清淡饮食,少食多餐,控制进食的速度。

(二)不宜食用

1. 限制纯糖及甜食。如甜薯、马铃薯、糖果等。

2. 不宜肥甘厚味、辛辣刺激性食物。不宜多食含热量高的食物,限制动物性脂肪和其他饱和脂肪摄入,如巧克力、肥肉、肥鹅、油炸食品、奶油、全脂牛奶、黄油等。

3. 戒酒。不宜盲目戒食。

> **考点提示**
>
> 单纯性肥胖患者的饮食宜忌

三、辨证施膳

1. 脾虚湿困

【临床表现】 肥胖臃肿,但饮食偏少,既往多有暴饮暴食史,神疲乏力,胸闷脘胀,身重困倦,四肢浮肿,晨轻暮重,劳累后明显,小便不利,便溏,偶有便秘,舌淡胖边有齿痕,脉濡细。

【施食原则】 健脾益气,渗利水湿。

【常用食疗药膳】

(1)参苓粥(民间验方)

配伍:党参10g,白茯苓15g,生姜3g,粳米50g。

制法:水煎党参、白茯苓,去渣留汁,入生姜、粳米,加适量水同煮成粥。

服法:每日早晚各1次服用。

功效:健脾益气,渗利水湿。

方义:党参健脾益气,白茯苓健脾、渗湿、利水,生姜温胃、利水,粳米和中。四者合用有健脾利湿之功。

(2)鸡肉薏苡仁冬瓜汤(民间验方)

配伍:鸡肉350g,薏苡仁30g,冬瓜500g,党参10g,葱、姜、盐适量。

制法:鸡肉、冬瓜切条备用。旺火将水和鸡肉一起烧开,撇去浮沫,入薏苡仁、党参、姜、葱,小火慢炖至鸡肉熟时,入冬瓜,稍煮,放入盐调味即可。

服法:随餐食用。

功效:健脾益气,利湿消肿。

方义:鸡肉补中益气,配伍党参益气效果更佳,薏苡仁健脾利湿,冬瓜利水减肥,几味合用,益脾气、利水湿,常食能利水消肿,轻身减肥健身。

2. 胃热湿困

【临床表现】 形体肥胖,多食善饥,面红腹胀,口干口苦,有时甜腻,胃脘疼痛嘈杂,得食则缓,小便黄,大便干或黏滞不爽,舌红苔黄腻,脉弦滑。

 知识链接

体 重 指 数

体重指数(BMI)等于体重(kg)除以身高(m)的平方,即 BMI = kg/m^2。最理想的 BMI 为 22;BMI≥24 为超重;BMI≥28 为肥胖;BMI≤18 为体重过低。

【施食原则】 清胃泻火,健脾除湿。

【常用食疗药膳】

(1)荷叶减肥茶(《华夏药膳保健顾问》)(见第七章 第十二节 一、美体瘦身)

(2)竹笋银耳鸡蛋汤(民间验方)

配伍:竹笋250g,银耳15g,鸡蛋1个,盐、味精适量。

制法:竹笋浸泡、洗净,银耳浸泡、洗净、去蒂备用;鸡蛋磕入碗中搅散。水煮竹笋、银耳,断生,入鸡蛋液,待沸,盐、味精调味即成。

服法:每日1次,宜常服。

功效:清胃健脾。

方义:竹笋清热化痰、滋阴凉血、通利二便,银耳滋阴清胃,鸡蛋滋阴清热。三者合用有清胃健脾的作用。

3. 肝郁气滞

【临床表现】 形体肥胖,胸胁苦满,胃脘痞满,女性月经不调或闭经,失眠多梦,舌质暗,苔薄,脉细弦。

【施食原则】 疏肝解郁,健脾祛湿。

【常用食疗药膳】

茯苓红花合欢饮(民间验方)

配伍:茯苓 15g,红花 9g,合欢花 9g,红糖适量。

制法:水煎三药,去渣留汁,加红糖即可。

服法:每日分 2 次饮用。

功效:疏肝解郁,健脾祛湿。

方义:茯苓利水渗湿、益气健脾,红花通经活血,合欢花疏肝解郁,红糖补益活血。合用有疏肝解郁,健脾祛湿之功。

4. 脾肾阳虚

【临床表现】 形体肥胖,颜面虚浮,神疲嗜卧,畏寒肢冷,下肢浮肿,五更泄泻,小便昼少夜频。舌淡胖苔薄,脉沉细。

【施食原则】 温补脾肾,利水化饮。

【常用食疗药膳】

鲤鱼汤(《饮膳正要》)

配伍:鲜鲤鱼 1000g,荜茇 5g,川椒 10g,生姜、香菜、料酒、葱、味精、醋适量。

制法:将鲤鱼去鳞剖腹去肠杂,切成小块,姜、葱洗净拍破,把鲤鱼、川椒、荜茇、葱、姜放入锅内,加水适量,武火烧开,文火上炖约 40 分钟,加入其他调料即可。

服法:吃鱼肉喝汤,可单吃,也可佐餐。

功效:温补脾肾,利水化饮。

方义:鲤鱼补虚、利水消肿,荜茇、川椒温补脾胃,生姜温胃利水。合用有温补脾肾,利水化饮之功。

 本章小结

　　本章重点讲述了感冒等十个常见病证的概念、饮食宜忌、辨证施膳。一般来讲,患病期间患者宜食清淡、易消化、营养丰富的食品,忌食生冷、油腻、腥膻、辛辣等食品。具体应根据患者的不同病证进行合理的指导。不同的病证,食疗药膳有异;即使是同一病证,食疗药膳也有所不同。要因人因病,辨证施膳;因时因地,灵活施膳。不能人云亦云,千篇一律。

　　常见病证药膳食疗调理的关键是必须正确辨证,只有在正确辨证的基础上,制定施食原则,根据施食原则合理使用药膳食疗配伍原料,才能正确施膳。只有正确施膳,充分发挥药膳食疗的优势,才能补偏救弊,有助于促进机体的康复。

(伍利民　祁青娥)

 目标测试

A1 型题

1. 风寒感冒的施食原则是

A. 辛凉解表,宣肺清热 　　B. 辛温解表,宣肺散寒 　　C. 滋阴解表

D. 化湿解表 　　E. 益气解表

2. 外感发热肺热证宜选用

A. 香槟粥 　　B. 蒲公英芦根粥 　　C. 苁蓉羊肾汤

D. 油焖枳实萝卜 　　E. 番泻鸡蛋汤

3. 鸡肝粥的主要原料是

A. 鸡肝、粳米、豆豉 　　B. 鸡肝、玉米、食盐 　　C. 鸡肝、香槟酒、粳米

D. 鸡肝、小茴香、小米 　　E. 鸡肝、槟榔、小米

4. 五得槟榔的主要原料是

A. 槟榔、陈皮、枸杞子 　　B. 槟榔、高粱、枸杞子 　　C. 槟榔、丁香、茯苓

D. 槟榔、高粱、枸杞子、大豆 　　E. 槟榔、陈皮、丁香、草豆蔻

5. 湿热泄泻的施食原则是

A. 清肠利湿止泻 　　B. 散寒化湿止泻 　　C. 健脾益气,和胃渗湿

D. 温补脾肾,固涩止泻 　　E. 消食导滞

6. 血虚便秘宜选用

A. 香槟粥 　　B. 当归柏子仁粥 　　C. 苁蓉羊肾汤

D. 油焖枳实萝卜 　　E. 番泻鸡蛋汤

7. 高粱枸杞粥的原料是

A. 高粱米、枸杞子 　　B. 高粱米、枸杞子、山茱萸 　　C. 高粱米、枸杞子、茯苓

D. 高粱米、枸杞子、大豆 　　E. 高粱米、枸杞子、桑螵蛸

8. 参苓粥适合下列哪一型肥胖病人

A. 脾虚湿困 　　B. 胃热湿困 　　C. 肝郁气滞

D. 脾肾阳虚 　　E. 以上都不是

9. 以下哪项不是参苓粥的原料

A. 党参 　　B. 茯苓 　　C. 生姜

D. 大米 　　E. 葱白

10. 枸杞叶羊肾粥适用于哪型腰痛

A. 湿热 　　B. 肾虚 　　C. 寒湿

D. 瘀血 　　E. 以上都可以

A2 型题

11. 女,35 岁。症见发热,微恶风寒,或有汗,鼻塞喷嚏,流稠涕,头痛,咽喉疼痛,咳嗽痰稠,舌苔薄黄,脉浮数。辨证分型为

A. 风寒感冒 　　B. 阳虚感冒 　　C. 风湿感冒

D. 风热感冒 　　E. 阴虚感冒

12. 男,57 岁。症见不易入睡,或睡中梦多,易醒再难入睡,兼见心悸健忘,头晕目眩,肢倦神疲,饮食无味,面色少华,舌质淡,苔薄白,脉细弱。施食原则为

A. 补益心脾,养血安神 　　B. 疏肝泻火,清脑安神 　　C. 和胃化滞,宁心安神

D. 养阴清热,滋阴安神 　　E. 益气镇惊,安神定志

13. 男,51 岁。饮食减少,腹胀,食后尤甚,大便溏薄,倦怠乏力,面色萎黄,舌淡苔薄,脉弱。辨证为

    A. 心气虚　　　　　　　B. 肺气虚　　　　　　　C. 脾气虚
    D. 心血虚　　　　　　　E. 肝血虚

14. 女,43 岁。心悸怔忡,健忘,失眠,多梦,面色不华,舌质淡,脉细或结代。其施食原则为

    A. 益气养心　　　　　　B. 养血安神　　　　　　C. 滋阴养心
    D. 温补心阳　　　　　　E. 活血通脉

A3 型题

(15 ~ 17 题共用题干)

男,23 岁。大便干结难解,1 ~ 2 次/周,面赤身热,平素嗜酒,嗜食辛辣,食欲好,口干,口中有异味,小便短少,舌红苔黄,脉滑数。

15. 根据患者的临床表现,应辨证为哪一证型

    A. 肠胃积热　　　　　　B. 气机郁滞　　　　　　C. 阴寒积滞
    D. 气虚便秘　　　　　　E. 血虚便秘

16. 该患者欲用饮食调理,不宜哪类饮食

    A. 辛辣刺激　　　　　　B. 高纤维膳食　　　　　C. 白开水
    D. 益生菌　　　　　　　E. 蜂蜜

17. 该患者的施食原则为

    A. 益气润肠　　　　　　B. 泻热通便　　　　　　C. 顺气导滞
    D. 散寒通便　　　　　　E. 养血润燥

实 训 指 导

实训 1 人参粥的制作

【实训目的】

1. 了解和掌握人参等主要用料的性味、归经及功效。

2. 掌握该药膳的配伍、实验程序和操作方法。

【实训准备】

1. 物品 人参 8g,粳米 100g,冰糖适量。

2. 器械 灶具 1 付,砂锅 1 只,大碗 2 只,汤勺 1 只,竹筷 1 双,平盘 1 只。

【实训学时】

2 学时。

【实训方法与结果】

（一）实训方法

1. 将人参切成薄片或打粉。

2. 粳米淘洗干净,用冷水浸泡半小时,捞出,沥干水分。

3. 将二者同入砂锅,先用旺火烧沸,再改用小火熬煮成粥,加入冰糖拌匀,即可盛起食用。

（二）实训结果

1. 通过实训,掌握传统药膳粥的烹调方法。

2. 通过药膳粥的烹调,进一步熟悉人参的性味功效。

【实训评价】

1. 药粥,是将部分药物的治疗作用和米粥健脾养胃、补中益气的食疗效果有机地结合起来,寓药物于米粥之中,具有扶正、祛邪、不伤正气、易于消化的特点,是年老体衰和病后食少常用的膳型。

2. 本药膳具有大补元气,健脾益肺,生津安神之功效。因人参性温,属大补元气之品,本药膳不适宜热证及平素体质燥热者服用。

（李新玥）

实训 2 制作一款春季养生药膳

（荠菜水饺）

【实训目的】

1. 根据人体的生理特点,结合春季的气候变化制作出合理的养生保健药膳。

2. 掌握药膳的应用特点。

3. 熟练选择合理的食物类原料制作药膳。

【实训准备】

1. 物品　荠菜 500g、猪肉 250g、面粉 500g、鸡蛋 2 只。盐、香油、葱、姜适量。

2. 器械　灶具 1 付,砂锅 1 只,面盆 2 只,擀面杖 1 根,砧板 1 块,汤勺 1 只,竹筷 1 双,托盘 1 只,大碗数个。

3. 环境　清洁卫生的厨房。

【实训学时】

2 学时。

【实训方法与结果】

（一）实训方法

1. 分组:五人一组,根据实验要求选择物品。

2. 将荠菜择洗干净,放入沸水中略焯,捞出,放入冷水浸透,再捞出,挤干水分,切碎;猪肉洗净,剁成肉泥;葱、姜去皮,洗净,均切成末,备用。

3. 将猪肉剁成肉馅,放入盆内,加入葱末、姜末、精盐、香油拌匀,再放入荠菜末,拌匀成馅料。

4. 将面粉放入盆内,倒入水和成面团,饧约 1 个小时,揉透搓成长条,分成每个约 10g 的小剂子,逐个按扁,擀成圆形,边缘较薄,中间较厚的饺子坯皮,包入馅料,捏成饺子生坯。

5. 将锅放在火上,倒入水烧沸,分散下入饺子生坯,边下边用勺轻轻顺一个方向推动,直到饺子浮出水面,盖上锅盖,用沸而不腾的火候,焖煮四五分钟,倒入少许冷水,再沸再倒入冷水,煮至水饺熟透,即可食用。

（二）实训结果

1. 通过实训,掌握春季药膳的应用特点。

2. 通过药膳的烹调,进一步熟悉对食物类原料的正确选择。

【实训评价】

1. 本药膳具有补肾益血、健脾养胃、清热消食的功效。

2. 荠菜含有丰富的维生素、纤维素,能开胃助消化,素有"三月三,荠菜当灵丹"的美誉。

3. 组与组交叉品尝,学生互评,写出实训体会,教师总结。

（王晓春）

实训 3　药材与食材的搭配制作

【实训目的】

1. 掌握食材和药材的性味归经、功效、应用;常用药材与食材的搭配、加工制作方法。

2. 熟悉药膳配方的组成、使用注意事项。

3. 了解各种病证的适宜食疗药膳方。

【实训准备】

1. 物品　食物类原料有生姜 30g、羊肉 200g、花椒 3g、胡椒 2g、料酒 10ml、食盐 2g;药物类原料有当归 200g。

2. 操作用具　液化气罐和灶,抽油烟机,砂锅,砧板,菜刀,汤盆,勺子、筷子、碗若干。

3. 环境 独立干净的实训室,配有操作台、水龙头、电源等。

【实训学时】

2 学时。

【实训方法与结果】

（一）实训方法

1. 教师示教

（1）讲解：当归的药性特点、主治和应用,当归生姜羊肉汤的作用、适应证及制作加工方法;安全事项如防止刀具的划伤,安全正确用火、用电。

（2）操作演示：羊肉剔骨去筋,切成2cm见方的块,入沸水锅内焯去血水,捞出备用;花椒和胡椒装入纱布袋。砂锅内加适量清水,下入羊肉,放当归、生姜及装有花椒和胡椒的纱布袋,武火烧至沸腾,撇去浮沫,文火炖约1个小时,至羊肉熟烂。倒入汤盆,加食盐调味即可。

2. 学生操作练习

（1）学生分组练习：分工合作共同完成药材与食材的搭配制作。

（2）教师巡视指导：学生操作过程中,教师巡视引导,正确使用操作用具。

（二）实训结果

1. 学生根据教师提供的材料,制作出色、香、味、形、效俱备的食疗药膳。

2. 根据制作的药膳,学生能说出适合食用的病情。

【实训评价】

1. 观察学生的操作过程正确规范度。

2. 学生善于观察,体悟感受,总结实践的能力

3. 同学之间协作实干、善于奉献的精神。

（朱文慧）

实训4 食疗药膳配方的制作

【实训目的】

1. 掌握药膳配方的组成、药材和食材的加工处理方法及药膳的用法、功效与应用。

2. 熟悉药膳配方的组方原则及方解、使用注意事项。

【实训准备】

1. 环境 独立实训室,室内清洁;具有多媒体设备及相应课件,可以教、学、做一体化完成;配置电压稳定的多个电源、多个水龙头。

2. 炉灶、炊具 电磁炉、微波炉、电烤箱、各种锅具(电压力锅、炒锅、砂锅、多屉蒸锅,适宜蒸、煮、炖、炒、熬)及电煎药锅(壶)等。

3. 食品加工器 食物混合器、绞肉机、切片机、豆类切片机、土豆剥皮机、磨碎器与切碎器、漏斗等。

4. 药膳食品盛具 2L广口瓶数个,广口杯、盘、碗、碟、勺、筷若干,菜刀、砧板、炒勺、铲若干。

5. 药膳食材、调料(根据烹饪的药膳配方准备)。

【实训学时】

2 学时。

【实训方法与结果】

（一）实训方法

1. 学生分组对提供的患者病例进行分析讨论,讨论内容:患者的基本健康情况、症状分析、辨证分型。

2. 讨论制定药膳配方,进行药食材料的选择。

3. 学生每 4 人一组,进行分工,合作完成药膳制作。

4. 教师指导操作,进行成品的品尝,引导学生延展思考。

（二）实训结果（以补益类药膳首乌肝片制作为例）

1. 学生根据教师提供的病例,收集到患者的基本健康状况信息　病后体弱、头晕眼花,视力减退,须发早白,腰酸腿软等。

2. 进行辨证分型　肝肾不足所致的虚损证候。

3. 确定药膳配方的调制原则　滋肾养肝,填补精血。

4. 选定药膳方剂　首乌肝片。

5. 食材、药材的选择　首乌液 20ml,鲜猪肝 250g,水发木耳 25g,青菜叶少许,料酒、醋、盐、淀粉、酱油、葱、蒜、姜、油各适量。

6. 进行制作并指导服用方法　猪肝切片;葱切成段,蒜切成片,姜切末,青菜叶洗净备用。将肝片中加入 10ml 首乌汁,盐少许,湿淀粉拌匀。将余下的首乌汁、湿淀粉及酱油、料酒、盐、醋和汤兑成汁。炒锅置武火上烧热,放入油,烧至七八成热,放入拌好的肝片滑透,用漏勺沥去油。锅内余油 50g,下入蒜片、姜末略煸,后下入肝片,同时将青菜叶下入锅内,翻炒数下,倒入料汁炒匀,淋入明油少许,下入葱丝,起锅即成。佐餐食用,每周 2~3 次,经常食用。

7. 能思考回答出教师设置的相关问题　如何将首乌用煮提法制成浓度为 1:1 的药液。

【实训评价】

写出本次实训报告,实训报告要求:

1. 实训目的与要求;

2. 实训所需仪器设备;

3. 实训步骤和内容,重点记录药膳配方的组成、制作方法及功效应用;

5. 注意事项;

6. 实训体会。

（王丽岩）

实训 5　常见中医病证的药膳食疗

【实训目的】

1. 熟练运用所学中医药膳食疗知识,辨别分析日常生活所见案例或临床病例,正确诊断、辨证分型。

2. 学会根据辨证的结果,确定施食原则、制定药膳调养。

3. 制作符合要求的食疗药膳。

【实训准备】

1. 第 1 节实训课前按照学生人数,将学生每 8~10 人分为一个小组。

2. 第 2 节实训课前按第 1 节实训课分组,到超市、药店完成原料购买,要求列表记账。

3. 环境　食疗、药膳制作实验室。

【实训学时】

2 学时。

【实训方法与结果】

（一）实训方法

第 1 学时:讨论。

1. 以日常生活案例或临床病例为资料,选择典型的案例、病例,经过小组讨论,作出诊断、辨证分型。

2. 根据辨证分型的结果,确定施食原则、制定药膳调养。

3. 列出食疗药膳所需配伍原料。

第 2 学时:制作。

4. 根据第 1 节实训课讨论结果,利用所采购原料,制作符合要求的食疗药膳。

（二）实训结果

1. 案例的辨证分型。

2. 每组一份食疗药膳。

【实训评价】

1. 小组自我评价。

2. 小组互评。

3. 指导老师给予总结点评。

4. 学生分享实训成果。

5. 写出实训报告。

6. 老师批阅实训报告,记录成绩。

案例举例:

男,60 岁。面色苍白,身体虚弱,四肢乏力,少气懒言,头晕,动则汗出,舌淡脉弱。

中医诊断及辨证分型:虚劳(气虚证)。

虚劳是指脏腑亏损,气血阴阳虚衰,久虚不复成劳为主要病机,以五脏虚证为主要临床表现的多种慢性虚弱证候的总称。气是构成和维持人体生命活动的最基本物质之一。气虚一般指人体脏腑功能的衰退,抗病和适应能力的下降。气虚证的主要症状有面色㿠白或萎黄,气短懒言,精神萎靡,语声低微,头晕,四肢无力,舌淡苔白,脉细软弱。

施膳原则:补脾益肺。

"虚则补之",虚劳患者除了均衡膳食外,应适当进补。鹌鹑、木耳、蜂蜜、人参、党参、西洋参、黄芪、山药、甘草等有补气作用,气虚人群应酌情选用。

常用食疗药膳:黄芪软炸里脊。

(1)配伍原料:猪里脊肉 400g,黄芪 50g,蛋黄 1 个,水淀粉 20g,葱、姜各 10g,酱油 12g,料酒 50g,植物油 500g,味精、盐适量。

(2)制法:水煎黄芪,去渣留浓汁备用;将葱(切段)、姜(切片)、酱油、味精、盐、料酒调成汁;猪里脊肉去筋切条;碗内放蛋黄、水淀粉,搅成糊;将猪里脊肉条放入糊内搅匀;锅内放植物油,油热后将裹糊的猪里脊肉条逐条下锅,炸成金黄色,捞出,将黄芪浓缩汁和调好的调料汁洒在肉上即成。

（3）服法：随餐食用。

（4）功效：益气固表。

（5）方义：黄芪益气、固表、止汗，猪里脊肉补虚。合用可用于自汗、盗汗、浮肿、内伤劳倦、脾虚泄泻、脱肛等一切气血衰弱之症。对年老体虚、产后或病后体弱者更为适宜。

（祁青娥）

参 考 文 献

1. 杨世忠. 中医膳食食疗学. 北京:中医古籍出版社,2015.

2. 倪世美. 中医食疗学. 北京:中国中医药出版社,2009.

3. 陈岩. 中医养生与食疗. 北京:人民卫生出版社,2012.

4. 周俭. 中医药膳学. 北京:人民卫生出版社,2011.

5. 周俭. 中医营养学. 北京:中国中医药出版社,2012.

6. 马继兴. 中医药膳学. 北京:人民卫生出版社,2009.

7. 汪碧涛. 中医食疗药膳技术. 北京:化学工业出版社,2014.

8. 张清河. 中药学. 北京:学苑出版社,2002.

9. 陈静. 中医药膳学. 北京:中国中医药出版社,2013.

10. 杨丽. 中药学. 2 版. 北京:人民卫生出版社,2010.

11. 张树生,傅景华. 中华养生药膳大典. 北京:中国国际广播出版社,1992.

12. 周文泉. 中国药膳辨证治疗学. 北京:人民卫生出版社,2002.

13. 冷方南,王凤歧,王洪图. 中华临床药膳食疗学. 北京:人民卫生出版社,1993.

14. 项平,等. 中医食疗方全录. 北京:人民卫生出版社,1997.

15. 何晓晖. 中医基础学. 北京:学苑出版社,2002.

16. 郭瑞华,等. 中医饮食调护. 北京:人民卫生出版社,2006.

17. 韦绪性,孙世山. 中医内科学. 北京:军事医学科学出版社,2013.

18. 贾春华. 中医护理. 北京:人民卫生出版社,2000.

19. 倪世美,金国梁. 中医食疗学. 北京:中国中医药出版社,2004.

20. 解秸萍. 解密家常药膳食疗妙方. 上海:上海科学普及出版社,2009.

21. 伍利民,吴恒. 中医学基础. 第 3 版. 北京:科学出版社,2012.

22. 易蔚,邓沂. 中医药膳学. 西安:西安交通大学出版社,2015.

23. 易蔚,邓沂. 中医药膳学. 北京:中国中医药出版社,2012.

24. 刘继林. 中医食疗学. 济南:山东科学技术出版社,2013.

25. 谭兴贵. 中医药膳与食疗. 北京:中国中医药出版社,2009.

26. 谭兴贵. 中医药膳学. 北京:中国中医药出版社,2013.

27. 谢梦洲. 中医药膳学. 第 2 版. 北京:中国中医药出版社,2013.

28. 刘继林. 中医食疗学. 济南:山东科学技术出版社,2013.

目标测试参考答案

第一章

1. B   2. A   3. B   4. D   5. E

第二章

1. A   2. E   3. E   4. E   5. D

第三章

1. E   2. A   3. A   4. B   5. C   6. B   7. C   8. C   9. B   10. A
11. C   12. B   13. B   14. D   15. E   16. D

第四章

1. C   2. E   3. D   4. E   5. C   6. C   7. E   8. A   9. D   10. A
11. C   12. A   13. B

第五章

1. A   2. C   3. B   4. C   5. B   6. C   7. D   8. B   9. A   10. B
11. A

第六章

1. B   2. C   3. A   4. C   5. C   6. D   7. C   8. B   9. A   10. D

第七章

1. E   2. A   3. C   4. C   5. B   6. C   7. B   8. D   9. A   10. B
11. B   12. A   13. D   14. E

第八章

1. B   2. B   3. A   4. E   5. A   6. B   7. E   8. A   9. E   10. B
11. D   12. A   13. C   14. B   15. A   16. A   17. B

《中医食疗药膳》教学大纲

一、课程性质

《中医食疗药膳》是中等卫生职业教育三年制营养与保健专业一门重要的专业核心课程，也适用于护理、助产、农村医学等专业学习。本课程主要内容包括中医食疗药膳的基本理论、基本知识与基本技能，常用食物类、药物类原料，食疗药膳配方和常见病证的药膳食疗等。本课程的主要任务是以中医学理论为指导，研究食物特别是食疗性药物，与人类健康保健和疾病防治的关系，以及常用药膳的制作和常见中医病证的防治方法，为今后实践奠定基础。

二、课程目标

通过本课程的学习，学生能够达到下列要求：

（一）职业素养目标

1. 具有尊重科学、崇尚自然，全心全意为人类健康服务的科学态度。
2. 具有学习中医食疗药膳的浓厚兴趣和运用药膳养生防病的良好习惯。

（二）专业知识和技能目标

1. 具备中医食疗药膳的基本理论知识。
2. 具有运用中医理论制作常用药膳的能力。
3. 具有运用药膳养生、预防和治疗常见病证的技能。

三、学时安排

教学内容	学时		
	理论	实践	合计
第一章　中医食疗药膳的概念及发展简史	2		2
第二章　中医食疗药膳的特点、分类和应用原则	2		2
第三章　中医食疗药膳的基本理论	4		4
第四章　药膳制作的基本技能	4	2	6
第五章　食物类原料	6	2	8
第六章　药物类原料	6	2	8
第七章　食疗药膳配方	6	2	8
第八章　常见中医病证的药膳食疗	8	2	10
合计	38	10	48

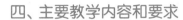

四、主要教学内容和要求

单元	教学内容	教学目标		教学	参考学时	
		知识目标	技能目标	活动参考	理论	实践
第一章 中医食疗药膳的概念及发展简史	第一节 中医食疗药膳的概念 第二节 中医食疗药膳的发展简史 第三节 中医食疗药膳的现代研究与应用进展	1. 掌握：中医食疗药膳的概念 2. 熟悉：中医食疗药膳的发展简史 3. 了解：食疗药膳的研究进展		理论讲授 讨论教学 启发教学	2	
第二章 中医食疗药膳的特点、分类和应用原则	第一节 中医食疗药膳的特点 第二节 中医食疗药膳的分类 第三节 中医食疗药膳的应用原则	1. 掌握：中医食疗药膳的应用原则 2. 熟悉：中医食疗药膳的特点 3. 了解：中医食疗药膳的几种分类方法		理论讲授 启发教学 理论讲授	2	
第三章 中医食疗药膳的基本理论	第一节 食疗药膳的中医基本特点 第二节 中医食疗药膳的基础理论 第三节 中医食疗药膳的药性理论 第四节 中医食疗药膳的配伍理论 第五节 中医食疗药膳的治法理论	1. 掌握：中医食疗药膳的基础理论、药性理论、治法理论 2. 熟悉：中医食疗药膳的配伍理论 3. 了解：食疗药膳的中医基本特点		理论讲授 案例教学 角色扮演 理论讲授	4	
第四章 药膳制作的基本技能	第一节 药膳原料的炮制 第二节 药膳的制作工艺	1. 掌握：药膳的常用制作方法和药膳的制作要求 2. 熟悉：药膳原料的炮制方法和药膳原料的炮制目的 3. 了解：药膳制备的常用方法		项目教学 情境教学	4	

单元	教学内容	教学目标		教学活动参考	参考学时	
		知识目标	技能目标		理论	实践
第四章 药膳制作的基本技能	实验/实训1:人参粥的制作		能:熟练掌握人参粥的制作方法 会:一般掌握人参粥的配伍、实验程序	技能实践		2
第五章 食物类原料	第一节 粮食类 第二节 蔬菜类 第三节 野菜类 第四节 食用菌类 第五节 果品类 第六节 禽肉类 第七节 畜肉类 第八节 奶蛋类 第九节 水产类 第十节 调味品与其他佐料	1. 掌握:食物类原料的功效和主治 2. 熟悉:食物类原料的性能 3. 了解:食物类原料的日常应用		理论讲授 项目教学 教学录像 理论讲授 教学录像 项目教学 教学录像 理论讲授 教学录像 启发教学	6	
	实验/实训2:制作一款春季养生药膳		能:熟练掌握选择合理的食物类原料制作药膳 会:一般掌握根据人体的生理特点,制作出合理的养生保健药膳	技能实践		2
第六章 药物类原料	第一节 根和根茎类 第二节 果实和种子类 第三节 茎叶类 第四节 全草类 第五节 花类 第六节 树皮和根皮类	1. 掌握:常用药物类原料的功效和主治 2. 熟悉:常用药物类原料性味归经和药膳应用		项目教学 教学录像 教学录像 理论讲授 教学录像 项目教学	6	

续表

单元	教学内容	教学目标		教学活动参考	参考学时	
		知识目标	技能目标		理论	实践
第六章 药物类原料	第七节 菌类 第八节 动物类	3.了解:常用药物类原料的使用注意。		教学录像 教学录像		
	实验/实训3:药材与食材的搭配制作		能:熟练掌握常用药材与食材的加工制作方法 会:一般掌握药膳配方的组成、使用注意事项	技能实践		2
第七章 食疗药膳配方	第一节 解表类 第二节 清热类 第三节 泻下类 第四节 温里祛寒类 第五节 祛风湿类 第六节 利水祛湿类 第七节 化痰止咳平喘类 第八节 消食解酒类 第九节 理气类 第十节 理血类 第十一节 补益类 第十二节 养生保健类	1.掌握:重点药膳配方的配伍、制法服法、功效应用 2.熟悉:一般药膳配方的配伍、制法服法、功效应用及各类药膳配方的使用注意 3.了解:各类药膳配方的方义、来源		理论讲授 案例教学 理论讲授 案例教学 理论讲授 案例教学 理论讲授 案例教学 理论讲授 案例教学 理论讲授 启发教学	6	
	实验/实训4:食疗药膳配方的制作		能:熟练掌握药膳配方的组成、药材和食材的加工处理方法 会:一般掌握几个常用食疗药膳方	技能实践		2

续表

单元	教学内容	教学目标		教学活动参考	参考学时	
		知识目标	技能目标		理论	实践
第八章　常见中医病证的药膳食疗	第一节　感冒 第二节　发热 第三节　不寐 第四节　胃痛 第五节　泄泻 第六节　便秘 第七节　消渴 第八节　虚劳 第九节　腰痛 第十节　单纯性肥胖	1. 掌握:常见中医病证的辨证施食 2. 熟悉:常见中医病证的饮食宜忌 3. 了解:常见中医病证的概念		理论讲授 案例教学 理论讲授 案例教学 理论讲授 案例教学 理论讲授 案例教学 理论讲授 启发教学	8	
	实验/实训5:常见中医病证的药膳食疗		能:熟练掌握日常生活所见案例或临床病例,正确诊断、辨证分型 会:一般掌握制作符合需求的食疗药膳	技能实践		2

五、说明

（一）教学安排

本课程标准主要供中等卫生职业教育营养与保健专业教学使用,第三学期开设,总学时为48学时,其中理论教学38学时,实践教学10学时,机动0学时。

（二）教学要求

1. 本课程对知识部分教学目标分为掌握、熟悉、了解三个层次。掌握:指对基本知识、基本理论、有较深刻的认识,并能综合、灵活地运用所学的知识解决实际问题。熟悉:指能够领会概念、原理的基本含义,解释现象。了解:指对基本知识、基本理论能有一定的认识,能够记忆所学的知识要点。

2. 本课程重点突出以岗位胜任力为导向的教学理念,在技能目标分为能和会两个层次。能:指能独立、规范地解决实践技能问题,完成实践技能操作。会:指在教师的指导下能初步实施实践技能操作。

（三）教学建议

1. 本课程依据营养与保健专业岗位的工作任务、职业能力要求,强化理论实践一体化,突出"做中学、学中做"的职业教育特色,根据培养目标、教学内容和学生的学习特点以及执

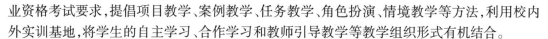

业资格考试要求,提倡项目教学、案例教学、任务教学、角色扮演、情境教学等方法,利用校内外实训基地,将学生的自主学习、合作学习和教师引导教学等教学组织形式有机结合。

2. 教学过程中,可通过测验、观察记录、技能考核和理论考试等多种形式对学生的职业素养、专业知识和技能进行综合考评。应体现评价主体的多元化,评价过程的多元化,评价方式的多元化。评价内容不仅关注学生对知识的理解和技能的掌握,更要关注知识在临床实践中运用与解决实际问题的能力水平,重视职业素质的形成。